我的自述　　朱良春

我的一生是平凡的，也似乎是顺坦的。作为一

名医生，我一直遵循先严遗训公"职徒行善济

世活人"的嘱咐，先师章次公先生的教导"发皇古

义，融会新知"，从医以来我竭尽全力践行，但由于

学养诸趣，成就不多，遗憾义少，有此谦虚

经验也有不少教训，反诸回视自省，争取在有

生之年有所弥补，聊尽善心。乙未正月

国医大师

朱良春 全集

医案选按卷

中南大学出版社
www.csupress.com.cn

余行医八十载，临证所积医案，乃毕生心血所系。幸得门人弟子整理选编，择其精要，辑录成卷，内、外、妇、皮肤、肿瘤诸科咸备。医案者，临证实录也，辨证遣药，务求其真；圆机活法，不拘一格。吾一生循章次公师"发皇古义，融会新知"教诲，崇尚"辨证与辨病相结合"，既遵古法，亦重新知，望读者能于案中悟其理、得其法、明其变。薪火相传，继往开来。医学之道，贵在传承与创新，愿后学能由此得启思，进而超迈前辈，则吾心甚慰矣！

九九叟 朱良春 谨志 甲午秋月于南通

《医案选按卷》编辑人员名单

（按姓氏笔画排序）

主　编	朱良春　朱建华
主　审	朱步先
副主编	高　想　吴　坚　郭建文　杨悦娅

编　委　马继松　田　华　冯蓓蕾　朱金凤　朱剑萍　朱幼春　朱胜华
　　　　朱婉华　孙珊珊　李　靖　李亚平　吴艳秋　谷万里　沈小珩
　　　　张海波　陈党红　陈淑范　林明欣　郁兆婧　郑晓丹　赵　旭
　　　　姜　丹　姜兴俊　钱小雷　徐俊伟　潘　峰

参写者　李梦真　杨杰聪　罗杰莲　周粤湘　郭绮华　龚宝莹　薛念慈

秘书组　朱　韧　张　茜

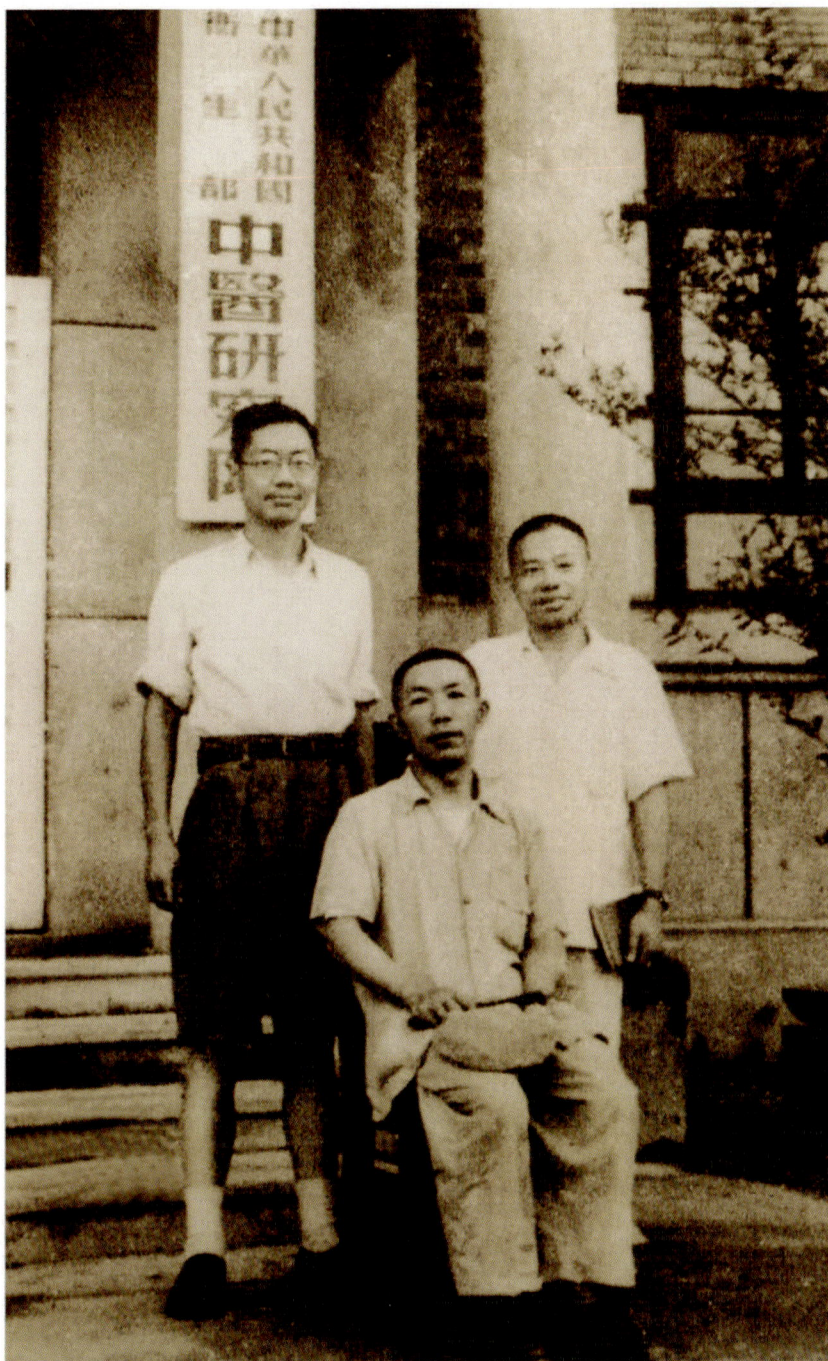

1956年7月敬侍老师章次公先生　摄于中华人民共和国卫生部中医研究院
（右立者为同学萧熙，左为朱良春）

良春賢弟 鑒之

發皇古義
融會新知

章次公 戊寅年

1939年初章次公校长亲笔题上海国医学院的校训赠与即将毕业的朱良春，朱良春将其奉为从医生涯的座右铭

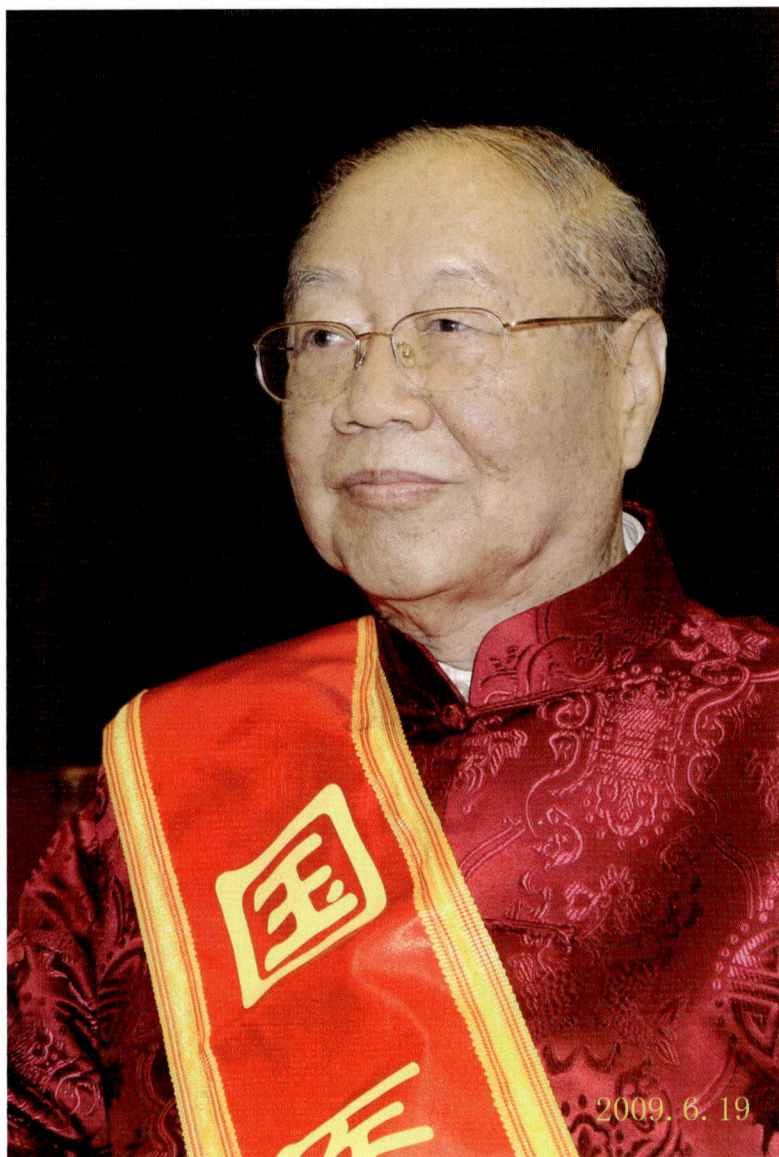

2009年，92岁的朱良春教授荣获首届国医大师荣誉称号

读书以修理，勤求古训为致用；博极群书而得取，
屡积宣蓄发。传古而泥古，师心勿蹈迹；
求新而骛新，思变而思邪，继承需
发扬，厚古而薄今，传授调心力育
才争成荫。经验必保守，知后必学，
走弘扬致贵术济世尽吾心。欣逢
江苏省中医药学会、中西医结合学会、针灸学会
会员代表大会暨江苏省中医药发展研究中
心成立大会召开，十分欣怀，谨祝继往开来再创辉
煌，愿吾年返欲与张公共勉！

2011年国医大师朱良春为江苏省中医药学会、中西医结合学会、针灸学会会员代表
大会暨江苏省中医药发展中心成立大会的召开题贺词

弘扬岐黄
传承薪火

贺《朱良春
全集》梓行

陈竺

二零一五年
七月二十三日

为天地立心，为生民立
命，为往世继绝学，为
万世开太平。

甲辰秋月

国医大师朱良春教授乃我中
医人万世之楷模 书北宋张载句

敬贺 国医大师朱良春医案选按出版 施杞

朱良春国医大师

医道精湛除病有方
医德高尚普惠众生

程开甲 敬题
二〇〇九年·六月·二十日

2009年 6月 20日程开甲院士在北京宾馆，请已开完会的朱老复诊，并赠送亲笔题词，以感谢朱老一年多来的有效治疗

勤求古训博采众方
实践出真知乃后学
者楷模

朱良春教授从医六十周年纪念
吕炳奎 敬贺

1997年前国家卫生部首任中医司司长、前中国中医研究院副院长吕炳奎题词

良春学兄 八秩寿延 志喜

才智元生
善于继承
勇于创新
辨证辨病
见解英明
出类研究
誉满杏林

虞山 江育仁

1997年南京中医药大学教授、博导、全国名老中医学术继承人导师 江育仁题词

章朱学派守正創新
傳承弘揚惠澤四方

賀第二屆章朱学派学术思想班暨及临证经验传承研讨班开幕之慶

九九醫苑路志正正

辛丑
春月

国医大师路志正题词

朱氏良方全集首發式暨慶

承孟河馬氏君醫醇德術

醫馨 傳婺源朱文公家

風古今一貫

九五叟李濟仁拜賀

国医大师李济仁题词

祝贺章朱学派研究室成立

章朱学派 国之瑰宝
弘扬光大 造福人民

张琪

丙申年四月

国医大师张琪题词

章朱学派 源于孟河
传创发展 医之典范

邹燕勤

二〇一九年九月廿日

国医大师邹燕勤贺词

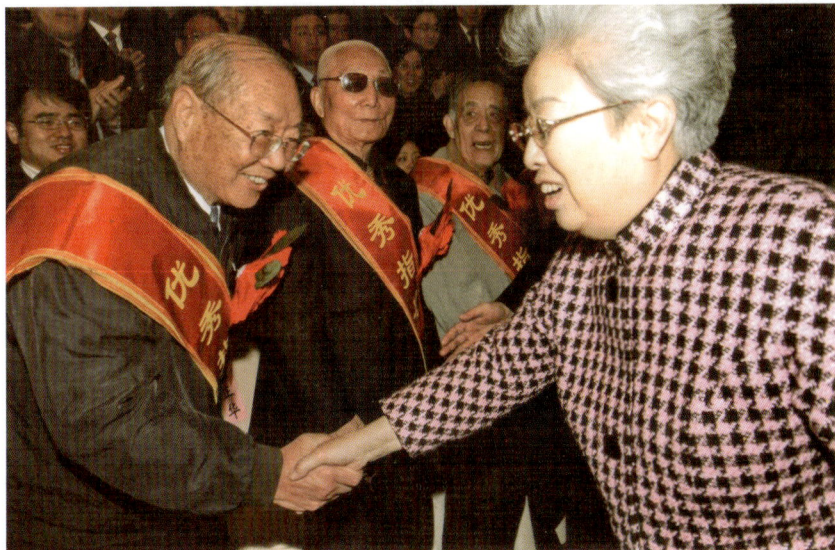

2008年1月在"全国中医药工作会议"上，被评为"全国名老中医药专家学术经验继承工作优秀指导老师"，吴仪副总理向朱老表示热烈祝贺

2014年2月国家卫计委副主任、国家中医药管理局局长王国强视察、指导南通卫生及中医药工作，并专程到家中看望朱老，与朱老促膝交谈中国中医药的传承与发展，右一为江苏省卫生厅副厅长陈亦江

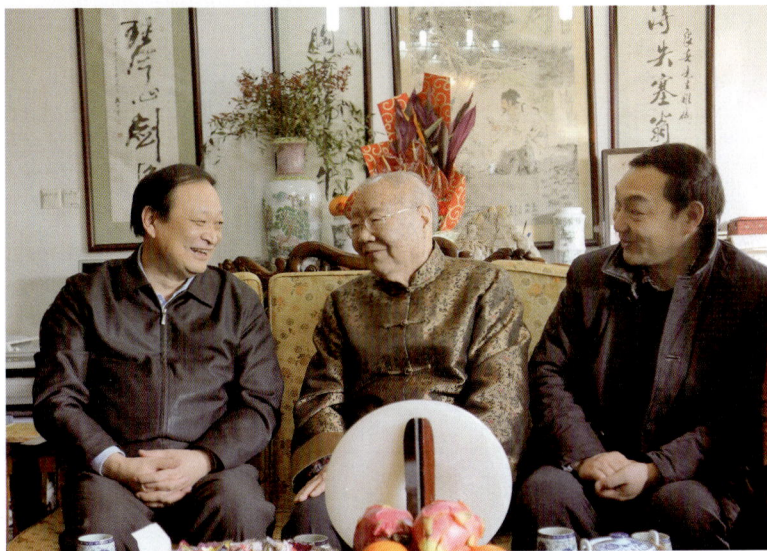

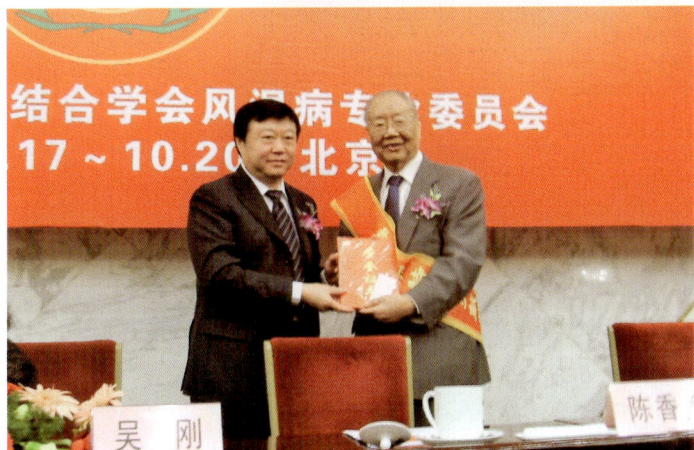

2008年10月在北京人民大会堂召开的中国中西医结合学会风湿病专业委员会成立二十周年庆典上，朱良春教授荣获"推动学术发展特殊贡献奖"。图为吴刚副局长为朱老颁奖

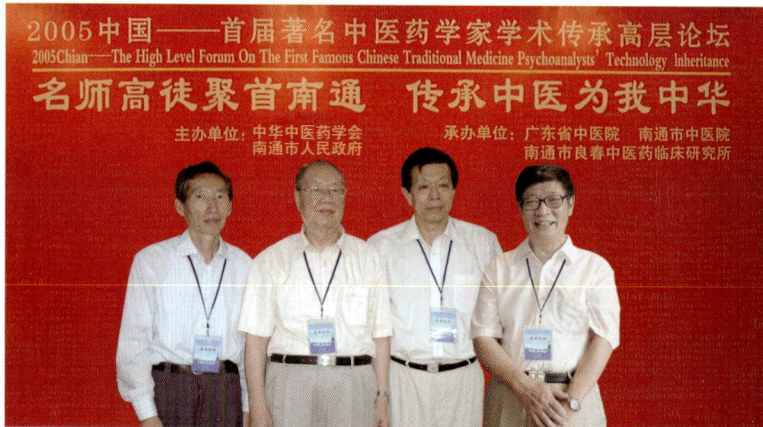

朱良春教授与三位早年高徒合影：朱步先（英国.左一）、何绍奇（香港.右一）、史载祥（北京.右二）2005.6

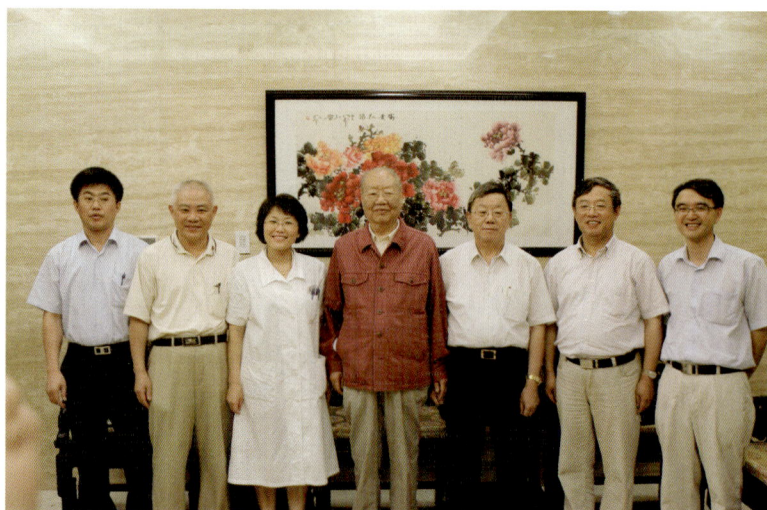

2009年7月朱良春教授应邀在上海龙华医院作学术讲座，与龙华医院院长郑锦（左三）、上海中医学院原院长施杞教授（右三）等合影

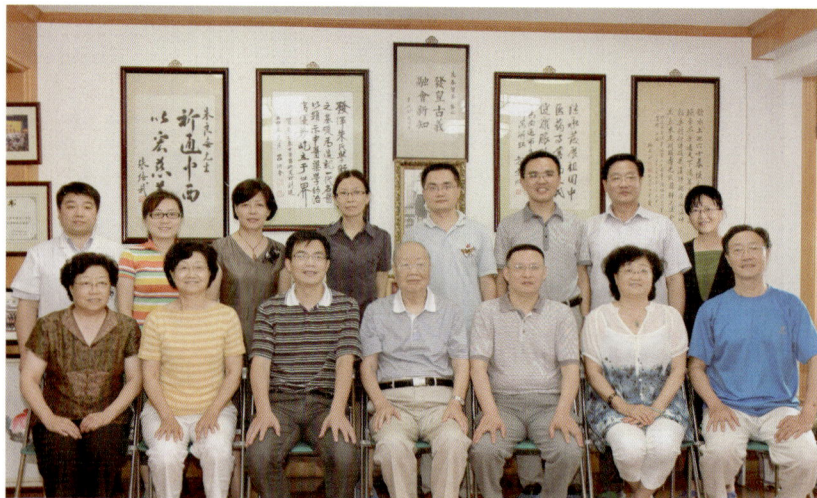

2011年8月国医大师朱良春教授学术经验传承研究室成立合影

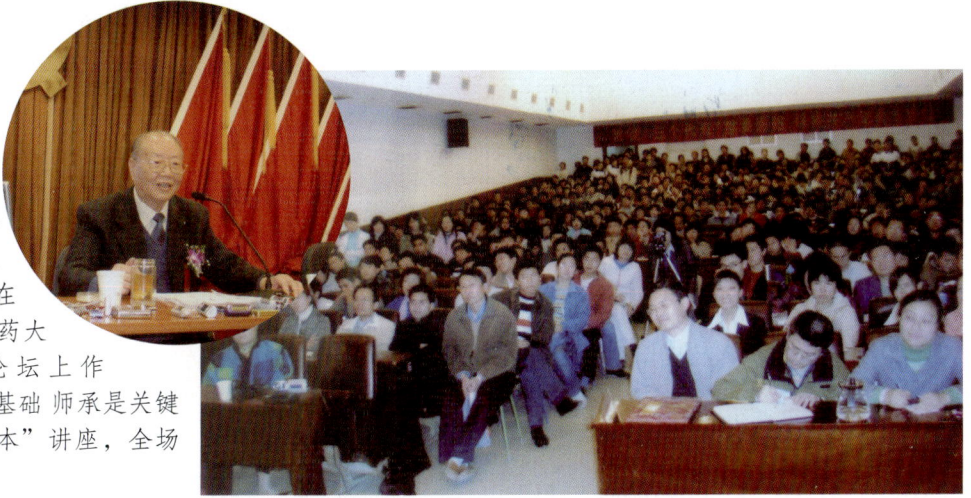

2005年89岁的朱良春教授在北京中医药大学博导论坛上作"经典是基础 师承是关键 实践是根本"讲座，全场座无虚席

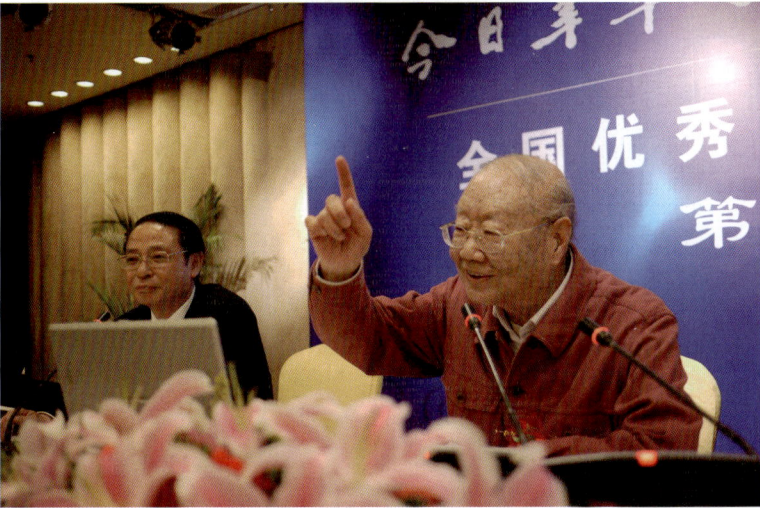

2010年11月朱良春教授在全国优秀中医临床人才研修班授课

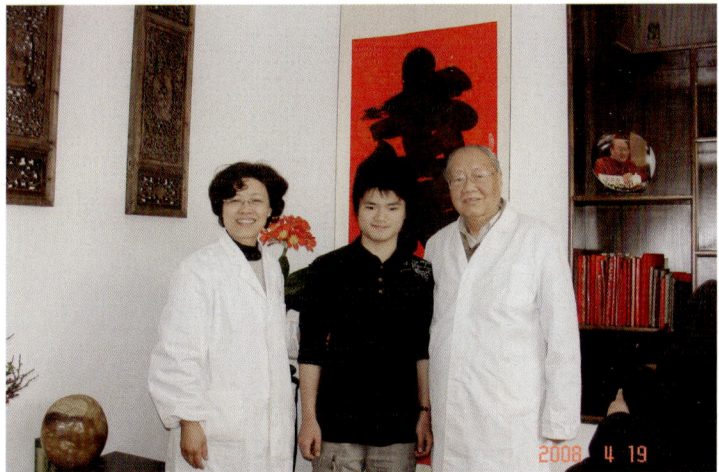

2008年被朱老用中药治愈手术后复发多个脑瘤的学生专程来看望、感谢朱老

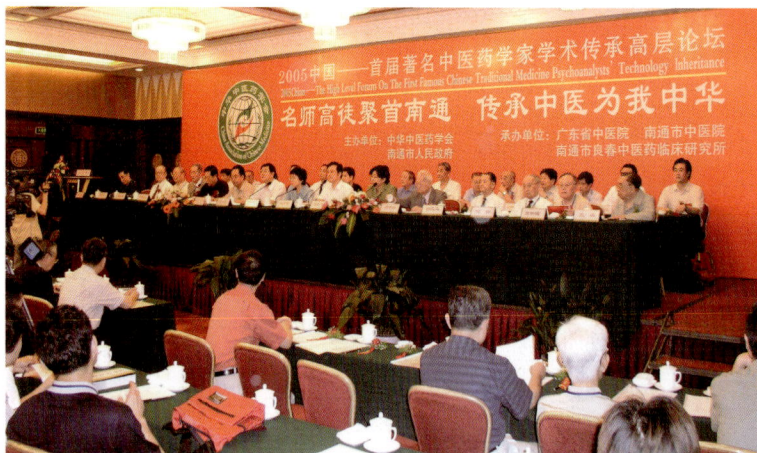

2005年6月，由邓铁涛、朱良春等十位名老中医倡议、由中华中医药学会、南通市人民政府主办的"首届著名中医药学家学术传承高层论坛"在南通有斐大酒店隆重召开，云集国内外300多名学者和领导，学术氛围之浓，会议层次之高，被中医界誉为"盛世盛举"

在广东省中医院名师带高徒结业仪式上，邓铁涛、唐由之、朱良春三位导师登台接收中央电视台节目主持人洪涛的访谈

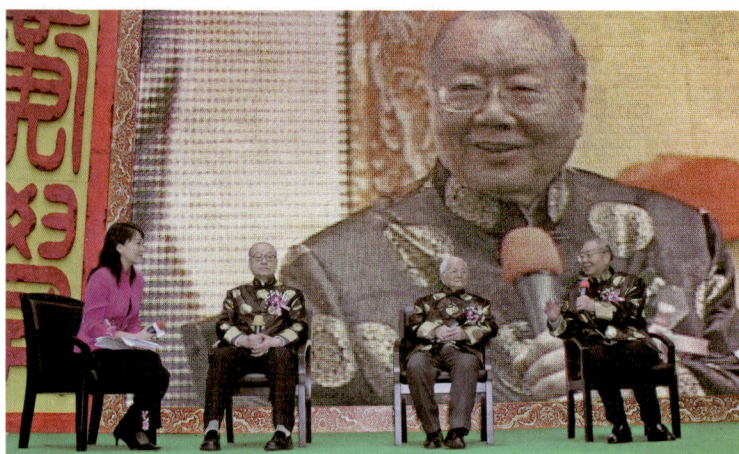

朱良春国医大师学术经验传承研修班暨第二届章朱派学术思想及临证经验传承研讨班 江苏 南通

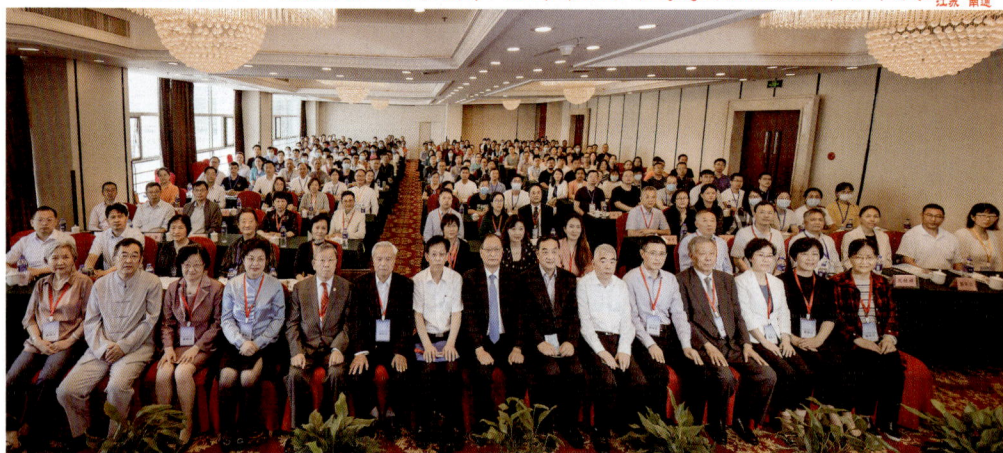

2021年5月由中华中医药学会等主办的国家级中医药继续教育学习班"朱良春国医大师学术经验传承研修班暨第二届章朱学派学术思想与临证经验传承研讨班"在南通市隆重召开。照片前排左起：黄柳华、曹东义、朱建华、陈冬梅、施杞、诸国本、王国辰、王国强、陈亦江、赵闻斌、乔学斌、史载祥、周艳杰、朱剑萍、朱韧

序

医案是医家的写照。不读其案，不知其人；不读其案，不知其心法。名家的医案不同凡响，证治的委蛇曲折，医家的随机应变，备见匠心，可窥其学识、经验的深厚功力。不同时期的医案各具风貌，可以从中体悟中医学术演变的轨迹，进而知古鉴今，面向未来。历史悠久、博大精深的传统文化孕育了中医，医与文可分而不可分，且相互影响。医案中的精品理法严谨，文辞高妙，表达精确，令人爱不释手。近代王仲奇、程门雪诸公还是书法的高手，他们的方笺宛如珍贵的艺术品，为收藏家所青睐。仰望先贤的风采，吾辈徒增汗颜。

医案是临证的实录，"证"变动不居，"法"因证而立，"方"自出机杼，没有机械的分型，也没有刻板的模式，豁人心胸，启人心智，欲提高临证水平，非研读医案不可。清代叶天士治温热病、杂病开一代风气，影响深远，然而叶氏平生忙于诊务，著述甚少，故《叶案》备受推崇，后之学者通过研读《叶案》，得其片言，可启悟机；得其至精，而成名家者不知凡几。吾师朱良春先生造诣精深，是海内外享有盛名的一代大师，八十年的医学生涯建树良多。朱师师承章次公先生，与章公辉映后先，风格独特，"章朱学派"也应运而生，后学追慕者众。现在问世的这部《朱良春全集·医案选按卷》，精选了先生内、外、妇、皮肤、肿瘤等科的 269 则医案，分 13 章 83 节，洋洋洒洒，蔚为大观，是迄今为止收录最全的朱氏医案。

整理者又根据自己的学习体会，加写了按语，力图阐发案中的精义，以供读者参考，故此书价值的崇高自不待言。回顾笔者于20世纪80年代曾协助朱师整理《章次公医案》，为章先生的远见卓识所折服，如今又获观吾师医案的出版，因缘际会，感慨万千！

这两部医案都具有鲜明的时代精神，次公先生生当西学东渐，中医学风雨飘摇之际，提倡"发皇古义，融会新知"，立足传统，旁采西说，大胆革新，独辟蹊径，在医林独树一帜。朱师继之而起，在中医学不断发展、科学日益昌明的今天，率先提出"辨证与辨病相结合"的主张。是以先生的医案诊断明确，辨证精当，思路清晰，疗效确切，反映了时代的进步。朱师还认为，辨病是相对的，辨证是绝对的，强调从中医学的自身特点出发，而不是盲目"西化"，迷失自我。章、朱二位先生力主中医自强自立，心灵相契。

朱师勤求古训，博采众方，精研药性，见解独到。先生博览群书，对经典著作致力尤深。他勤于搜罗历代名方，对民间验方以及同道的经验方亦收入囊中，以供临证时采用。他对虫类药的应用早已誉满医林，而对其他药物乃至鲜为人知的"冷药"亦悉心探究，把握其独特的性能。先生对某病某证的效药了然胸中，使其成为立方的主干，克疾的利器。他的处方常不拘常制，每能出奇制胜，应手收效。朱师以"学到知羞"为座右铭，毕生治学精勤不倦。这部医案时间跨度很长，可以看到先生早年、中年、晚年学术风格的细微差异，唯一不变的是先生永不满足现状、不断进取的治学精神，这正是先生留给后人的巨大精神财富。

朱师晚年的医案，多由门人代笔，用辞不假修饰，朴实无华，但处方用药均出自先生的精心构思，譬如肿瘤门，先生对多种癌症的独特治法很值得关注和学习。我们研读先生的医案，刻意模仿，追求"形似"是不够的，反复研索，得其神髓方能登堂入室，领略先生学术的幽深妙境。不畏艰辛，循道而行，不求"工"而自工，不求"奇"而自奇。

　　先生毕生济世救人，具有高尚的情操，在先生辞世九年后，医案卷终于完成，视为"活人书"当不为过，堪以告慰先生九天之上之英灵！

2024 年仲夏门人 朱步先 拜序

前　言

医生在施展仁术天职下，还以立论、传方和留案为愿。章太炎先生说："中医之成绩，医案最著。"此非虚言。司马迁《史记》，以医案为扁鹊和仓公立传，协和医院以病案室、图书馆和专家为"三宝"，良春大师的医案是他的贡献之一。

当年陆渊雷先生最欣赏的《素问》名言语曰："神转不回，回则不转。"在从医近 80 年里，良春大师亲历了疾病谱的演变，诊治潮流的浪进，信息的广泛传播，以及流派间的交融碰撞等，其医案件更是风采异常。

这集医案有时代的印迹，也有流派的习惯，但最多的还是大师把理论用于治病的技巧。在中医临床学科中，大师在各学科皆有治验，是优秀的全才。用药有孟河苏吴的轻细精灵，也有乃师的准健直捷。治案中鲜有一方到底者，而是每一案都是一个证治体系，如阳虚水停的心悸案，从初诊到六诊，在温阳通脉的总则下，每次以药物加减逐次缓解怯冷、胸闷、心悸、浮肿，堪称一个系统工程。这类医案很多，当读到用药时再查他的药书，便会大悟而叹赞。案中有数个朱老创制的名方，如仙桔汤等，若都能像益肾蠲痹丸那样，开发为新药，就更好了。

《易经》最后一卦的第六十四卦"未济"卦，说事物总是不尽完，此卷医案也如是，这些医案搜集得还不够全面。他在苏州、上海向学都是带艺投师，那时就边治边学，有医案；成名后当院长期

1

间有医案；数次到国外讲学治病也有医案。这就期待我们还要挖掘整理，这是宝藏。

《易经·未济》的六五爻曰："贞吉，无悔，君子之光，有孚，吉。"此语正好敬献给案主与读者诸君。

孟庆雲

2022 年 4 月 27 月于中国中医科学院

目　录

第十章　内科其他病证

第一节　阴阳毒

第一章

肺系病证

（18 例）

第一节　咳　嗽

【咳嗽案 1】痰湿咳嗽（上呼吸道感染）

褚某，女，60 岁。1984 年 9 月 17 日初诊。

〔主诉〕咳嗽 5 日。

初起感冒，近日来呛咳、痰多，鼻流浊涕，困倦纳呆。苔白微腻，脉濡。此痰湿内阻之证，治宜化痰燥湿，而利肺脾。予杏苏二陈汤加减。处方：

姜半夏 10 g	化橘红 6 g	茯苓 12 g	炒白术 12 g	甜杏仁 15 g
苏子 10 g	前胡 10 g	桔梗 8 g	黄荆子 15 g	薏苡仁 15 g
甘草 6 g	4 剂，每日 1 剂，水煎分 2 次服			

9 月 21 日二诊：药后呛咳渐瘥，纳可，鼻塞未已，苔微腻，脉濡。上方加苍耳子 10 g。5 剂。

9 月 26 日三诊：咳已，唯口黏不爽，苔微腻，脉细。此余湿尚未悉化之证，再予芳化和中，以善其后。处方：

藿梗 10 g	佩兰 10 g	陈皮 6 g	谷芽 12 g	麦芽 12 g
熟薏苡仁 20 g	紫苏梗 8 g	桔梗 8 g	瓜蒌皮 10 g	佛手 8 g
5 剂				

【按】肺失宣降，上逆作声谓之咳，咯吐痰液谓之嗽，一般以咳嗽并称。《素问·咳论》指出："皮毛先受邪气，邪气以从其合也""五脏六腑皆令人咳，非独肺也"。咳嗽的病变主脏在肺，与肝、脾有关，久则及肾。病因分外感及内伤，常互为因果。外感咳嗽，风为先导，须分清寒、热、燥、湿；内伤咳嗽，多属邪实正虚。标实为主者，治以祛邪止咳；本虚为主者，治以扶正补虚。

本案患者咳而痰多，鼻流浊涕，困倦纳呆，苔白微腻，脉濡，乃痰湿之征。方选杏苏二陈汤降气化痰，宣肺止咳；配合前胡、桔梗宣畅肺气，以祛痰涎；薏苡仁清肺利湿；《唐本草》谓黄荆子"祛风，祛痰，镇咳，行气"，朱老习用之，为涤痰镇咳之要药。二诊呛咳渐瘥，鼻塞未已，加苍耳子以通鼻窍。三诊时患者仍有湿邪留恋、中焦不运之象，予藿梗、佩兰芳香化湿；谷芽、麦芽合陈皮、熟薏苡仁健脾和中，以断生痰之源。本案痰湿偏盛，标实为主，咳嗽痰多，通过宣肺、运脾、豁痰、祛湿而奏功。

〔朱金凤　整理〕

【咳嗽案 2】痰热蕴肺（急性支气管炎）

金某，男，65 岁。1999 年 3 月 13 日初诊。

〔主诉〕咳嗽半个月。

咳嗽、痰多已起半个月，苔白腻，脉细小弦。此痰浊壅肺，肺气失肃。治宜清化痰浊，肃降肺气。处方：

金荞麦 30 g	鱼腥草 30 g	甜葶苈子 15 g	杏仁 15 g	生薏苡仁 15 g
姜半夏 8 g	陈胆星 8 g	白苏子 12 g	甘草 4 g	7 剂，每日 1
剂，水煎分 2 次服				

3 月 20 日二诊：药后咳嗽减轻，近几日痰中带血、色暗紫、量少，唯夜寐不实，多梦纷纭，气短。舌质淡紫、苔薄白，脉细小弦。续当原法出

入，上方加煅花蕊石 15 g，炙紫菀 10 g。21 剂。

4 月 7 日三诊：药后诸症已失，唯动则气短，苔薄白，脉细小弦。续当益肺宁心。处方：

太子参 15 g	生黄芪 15 g	炙款冬花 10 g	合欢皮 15 g	怀山药 30 g
川百合 15 g	炙紫菀 10 g	甘草 6 g	14 剂	

【按】本案病史记录虽显简略，但从朱老辨证为痰浊壅肺并重用清肺化痰药，二诊时又见痰中带血之症来看，其病变部位当在肺与支气管，系痰浊壅肺、郁结生热之候。故初诊时用金荞麦、鱼腥草、甜葶苈子、姜半夏、陈胆星清肺涤痰；杏仁、白苏子与甘草宣通肃降，共奏止咳宁嗽之功。二诊时则加用煅花蕊石与炙紫菀止咯血。药证契合，故三诊时"诸症已失"，转予益肺宁心方善后。

〔姜兴俊　整理〕

【咳嗽案 3】脾虚痰湿（支气管炎）

吴某，男，36 岁。2009 年 3 月 24 日初诊。

〔主诉〕咳嗽、咳痰 3 个多月。

近 3 个月来咳嗽阵作，咳声重浊，咳痰色白，纳谷不馨，大便数日一行，口唇时起溃疡，常自咬舌，伴见耳鸣。察其体胖面白，语声颤。舌体胖大满口、苔薄黄，脉象沉弱。此脾虚湿盛，痰饮内生，有化热之势。治以健脾化饮、化痰止咳，兼以清热。处方：

法半夏 9 g	陈皮 10 g	生白术 20 g	桔梗 12 g	干姜 20 g
紫菀 15 g	款冬花 15 g	炒黄芩 10 g	金荞麦 30 g	枳壳 12 g
生姜 7 片	大枣 5 枚	甘草 6 g	7 剂，每日 1 剂，水煎分 2 次服	

4 月 2 日二诊：药后吐出大量白痰，咳嗽明显减轻，大便通畅，口唇溃疡向愈。上方加石斛 15 g，继进 7 剂。此后以健脾化痰调治而愈。

【按】此证若因大便数日一行、口唇溃疡、舌苔薄黄而妄用清热解毒、苦寒攻下之品，则犯虚虚实实之戒。纵观全身，细察其舌，详辨其脉，患者体胖面白，舌体胖大，脉沉弱，正是中阳不足，脾胃虚弱，水湿不运，

3

痰浊内生，肺失宣降，故而咳嗽。治拟扶中健脾，利湿化痰，兼以清热。取二陈汤理气健脾，燥湿化痰；桔梗、枳壳升降兼行，以利胸膈；紫菀、款冬花、黄芩、金荞麦清肺化痰止咳，湿痰为阴邪，得温则化，故参入干姜。全方寒热并用，标本兼顾而奏效。

〔朱金凤　整理〕

【咳嗽案4】肺气不足（间质性肺炎）

渠某，男，69岁。2011年6月20日初诊。

〔主诉〕咳嗽，活动时气短2个多月。

患者在当地医院检查肺部计算机断层扫描（CT）诊断为"双肺间质性炎性改变"。经治咳嗽已减轻，唯活动时气短，疲乏，精神不振，无胸闷及胸痛，纳谷欠佳，大便尚调。舌质淡红、苔薄，脉细。证属肺气亏虚，络脉失和。予补益肺气，宽胸和络。处方：

黄芪30 g	党参20 g	穿山龙50 g	蜂房10 g	五味子10 g
丹参20 g	赤芍20 g	桃仁10 g	红花10 g	合欢皮15 g
甘草6 g	30剂，每日1剂，水煎分2次服			

7月25日二诊：患者精神明显改善，活动后气短疲乏已不明显，唯胃纳仍不馨。舌质红、苔薄，脉细。上方加鬼箭羽15 g，炒谷芽、炒麦芽各20 g。30剂。咳嗽、气短渐臻。

【按】间质性肺炎发病原因较多，有的因多种病原微生物感染，有的因吸入各种有机或无机粉尘和有毒气体，还有的因药物及风湿免疫性疾病等。根据其病程长，咳嗽反复发作，痰黏难咳或活动气短等临床特征，朱老从"肺病日久，耗伤肺气；气机失调，肺络失和"论治。方用黄芪、党参补益肺气；穿山龙具祛风除湿、活血通络、化痰止咳之功；蜂房治咳，仅《本草述》提及"治积痰久嗽"，但民间相传其有治咳定喘之功，朱老验之临床，信不诬也；丹参、赤芍、桃仁、红花活血通络；合欢皮有止咳和血之功。本例治咳而不重止咳，辨证为先也。

〔朱金凤　整理〕

【咳嗽案5】肺脾两虚（右中肺炎）

施某，女，65岁。2009年8月12日初诊。

〔主诉〕咳嗽1个多月。

患者1个多月前因咳嗽咳痰，伴发热，在本市某医院住院，诊断：右中肺炎。迭经亚胺培南、头孢西丁、沐舒坦（现通用名为氨溴索）* 等抗炎、化痰药物治疗后，热退，咳减，痰少。胸部CT检查示：肺部炎症略有吸收，大部分未见吸收，遂行纤维支气管镜检查，未见异常；痰培养无细菌生长。故予以出院，求助中医治疗。刻下：咳而无痰，气喘，活动后加剧，神疲倦怠，肢体乏力，身无寒热，纳可，便调。舌质红、苔薄，脉虚弱。既往有"糖尿病"病史。此为年老久病，肺脾两虚，气阴不足，痰瘀内阻，肺气不利所致。治当健脾益肺，补气养阴，化痰行瘀。处方：

生黄芪 30 g	潞党参 15 g	南沙参 15 g	北沙参 15 g	生地黄 10 g
山茱萸 10 g	怀山药 15 g	蒸百部 15 g	浙贝母 12 g	法半夏 10 g
茯苓 12 g	丹参 30 g	当归 15 g	川芎 10 g	煅龙骨 30 g(先煎)
煅牡蛎 30 g(先煎)		7剂，每日1剂，水煎分2次服		

8月19日二诊：7剂药后，咳嗽已除，气喘不显，仍觉神疲乏力，舌苔薄，脉细弦。此乃气血亏虚，络脉不和之故，治同前法。上方去龙骨、牡蛎，加赤芍、白芍各10 g。7剂。

8月26日三诊：药后颇适，咳喘已平，精神较振，不觉疲倦，舌苔薄白，脉弦细。复查胸部CT：右肺中叶及左肺上叶感染，较8月5日CT片已大部分吸收。空腹血糖6.1 mmol/L。效不更方，前治巩固，原方7剂。

【按】朱老指出，西医所称之"炎症"，莫概以热证视之。由于人体禀赋各异，病因不同，病程不一，治疗有别，因此虽然同为炎症，但中医辨证大有不同。常见的是表证、热证、实证，亦有不少是里证、寒证、虚证。若辨证不明，妄投苦寒清热之品，焉能中的？如耗伤正气，更易缠绵难解；况且西医之抗生素，乃大寒之品，易伤阳气，不可久用。本案患者

---

* 为保持医案原貌，原药名不变，括内标示现通用名，以后同。

年过花甲，宿有消渴，体弱久病，正气受戕，临证虽有咳嗽、气喘，更见神疲倦怠，肢体乏力，脉虚弱之候，综合观之，实属本虚标实。本虚为肺脾两虚，气阴不足，标实为痰瘀内阻，肺气不利。治疗重在益肺健脾、益气养阴以治其本，化痰行瘀、活血通络以治其标。方中生黄芪、潞党参、南沙参、北沙参、生地黄、山茱萸、怀山药、白芍补肺健脾、益气养阴；合龙骨、牡蛎收敛固涩；百部、浙贝母、法半夏、茯苓化痰止咳；丹参、当归、川芎、赤芍祛瘀通络，促使炎症吸收。标本兼治，故疗效显著。

〔朱金凤　整理〕

【咳嗽案6】肺热阴虚（急性咽炎）

裘某，男，23岁。1984年8月20日初诊。

〔主诉〕咳嗽2周。

患者干咳无痰，咽痒则咳，咽部充血，口干欲饮，便干。舌质红、中裂，苔净，脉细小数。此属肺热阴虚，肺失润降，热灼咽喉，治宜清肺热、养肺阴、利咽喉。予沙参麦冬汤合黛蛤散加减。处方：

川百合10g	北沙参12g	麦冬10g	炙款冬花10g	炙紫菀10g
炒黄芩5g	炙僵蚕10g	黛蛤散15g(布包)	5剂，每日1剂，水煎分2次服	

8月31日二诊：药后咳渐平，咽痒减，大便调。唯口干，掌心烘热，神疲，舌质红、苔少，脉细。阴虚未复，再予养阴调肺之品。处方：

川百合15g	北沙参12g	麦冬10g	生地黄15g	玄参12g
知母12g	十大功劳叶12g	甘草6g	5剂	

9月6日三诊：口干不著，掌心烘热已瘥，舌质红、苔薄，脉细弦。药既奏效，不宜更替，以冀全功。上方续服7剂。

【按】外感咳嗽属于邪实，六淫外邪犯肺，肺气壅遏不畅所致。亦有属肺阴亏虚，肺失濡润所致。若外邪未能及时解散，则发生演变转化，如风寒久郁化热，风热灼津化燥，肺热蒸液为痰等。该患者恙起于初秋，燥邪当令，易伤肺阴；若素体阴虚，为象更著，症见干咳无痰，口干便干，舌质红、中有裂纹，脉细小数，乃阴虚肺热之征象。故以沙参麦冬汤合黛蛤散加减，参入炒黄芩清化肺热；炙紫菀、炙款冬花止咳化痰；炙僵蚕化痰止咳、散风泄热。二诊之后，咳渐平，咽痒减，仍苔少质红，脉细弦，阴虚未复，予养阴润肺，原方去黄芩、黛蛤散等清泄之品，加生地黄以滋补肾阴、知母生津清热、玄参滋阴清热、十大功劳叶清热养阴，以善其后。热伤肺阴，余邪留恋，治当清润并举，并以养阴为主，切勿妄投大量寒凉之品。

〔朱金凤　整理〕

【咳嗽案7】阴虚痰热（支气管扩张症）

刘某，女，72岁。2009年5月11日初诊。

〔主诉〕咳嗽、吐脓痰反复10余年，加重10日。

患者有"支气管扩张症"病史10余年，10日前又见反复咳嗽，咳吐少量脓痰，胸部不适。舌质红，苔薄、根黄腻，脉细。乃肺阴不足，痰热内蕴。治以养阴清热，化痰止咳。处方：

金荞麦40 g	鱼腥草30 g	川百合30 g	北沙参15 g	麦冬15 g
天竺子15 g	甜杏仁15 g	炙紫菀15 g	煅花蕊石20 g	甘草6 g
14剂，每日1剂，水煎分2次服				

5月25日二诊：服药以来，咳嗽减，痰量渐少，唯又合并尿路感染，尿频、尿急。苔薄，脉细。前方增减。处方：

金荞麦40 g	鱼腥草30 g	川百合30 g	炙紫菀12 g	小蓟15 g
木槿花12 g	甘草6 g	14剂		

6月10日三诊：晨间稍咳，痰白兼黄，活动时气短，乏力，尿频、尿急缓解。舌苔薄黄腻，脉细。既往有鼻炎史，偶鼻塞、流涕。前方参入通窍之品。处方：

金荞麦40 g	鱼腥草30 g	北沙参15 g	川百合30 g	炙紫菀12 g
苍耳子15 g	辛夷12 g	甘草6 g	14剂	

6月24日四诊：咳嗽偶作、咳痰亦少，无鼻塞、流涕。舌苔薄、舌质

红衬紫，脉细。治守原法，兼以补益肺气。上方加太子参30 g。14 剂。

守法调治1个多月，精神渐振，气短改善。

【按】支气管扩张症多由感受热邪，或风寒之邪化热，蕴遏肺络；饮食不节，膏粱厚味，湿热内蕴，上蒸肺络；情志不遂，气郁化火，灼伤肺络；久病体虚，阴虚火旺，损伤肺络等而致病。咳痰频频，络伤血溢。病常反复发作，时轻时剧，一般疗法恒不易奏效，亟须全面考量，克臻全功。此例阴虚痰热，初诊以百合、北沙参、麦冬等滋耗损之肺阴；以金荞麦、鱼腥草、杏仁、紫菀、天竺子等清肺热、肃肺气；伍以花蕊石化瘀止血宁络以防出血。二诊有尿路感染，下焦湿热，加木槿花、小蓟清利湿热。三诊因有鼻炎，加苍耳子、辛夷宣通鼻窍。四诊症情显缓，加太子参益气养阴；若肺热甚者，亦可加入桑白皮、黄芩等清泄肺经之郁热；木火刑金者，宜用黛蛤散、焦栀子之类泄热平肝；久咳阴损及阳者，当扶正培本，阴阳并补。

〔朱金凤　整理〕

第二节　喘　证

【喘证案1】痰浊壅肺（慢性阻塞性肺疾病）

许某，男，68 岁。1999 年2 月26 日初诊。

〔主诉〕反复咳喘5 年，加重7 日。

原有慢性支气管炎、肺气肿与冠心病史。经常咳嗽，吐泡沫样痰，咳剧则气短不续，甚则腋下、胸背部胀闷不舒，局部拍打后好转。舌苔薄，脉细弦不匀。证属痰浊蕴肺，肺气失肃。治宜清化痰浊，肃降肺气。处方：

金荞麦30 g	鱼腥草30 g	甜葶苈子15 g	天冬10 g	麦冬10 g
广郁金15 g	丹参15 g	北沙参12 g	泽兰15 g	泽泻15 g
炙甘草6 g	14 剂，每日1 剂，水煎分2 次服			

3 月15 日二诊：药后咳嗽日轻，原方续服7 剂。

4 月9 日三诊：咳嗽已瘥，唯痰多，活动后气短，仍易胸胁胀闷不舒，舌苔薄，脉细弦。前法治之。处方：

金荞麦 30 g	鱼腥草 30 g	甜葶苈子 15 g	广郁金 15 g	佛耳草 15 g
炙款冬花 10 g	杏仁 15 g	生薏苡仁 15 g	合欢皮 15 g	化橘红 8 g
甘草 6 g	14 剂			

药后服咳喘胶囊，每次 4 粒，每日 3 次，巩固治疗 1 个月，症情稳定。

【按】 本案慢性支气管炎、肺气肿，因痰浊蕴肺，肺气上逆则咳嗽，并吐泡沫样痰；咳剧时则气促，气郁不行，腋下、胸背不适，须拍打消散方适。痰浊久郁生热，朱老用金荞麦、鱼腥草清肺化痰，宿痰夹饮，用甜葶苈子蠲除停饮。三药合用，痰饮显著减少，故三诊时咳嗽大减。继而针对痰气阻滞之病机，用广郁金、佛耳草、橘红化痰理气；杏仁、款冬花润肺消痰，止咳平喘，终使病情缓解。

金荞麦又名野荞麦、开金锁等，《新修本草》载其治痢疾、带下，《本草拾遗》载其治痈疽恶疮，《本草从新》载其治风湿等，但均无治疗肺系病证的记载。朱老在 20 世纪 70 年代，挖掘出民间医生成云龙用野荞麦根治疗肺脓肿的方法之后，将金荞麦用于治疗多种肺疾咳喘，又以治疗肺热咳喘者效果较好。随后朱老又将金荞麦与鱼腥草相伍，用于治疗肺热咳喘；并以二药为主药，拟定清肺定咳汤，用于治疗风热流感、支气管炎与肺炎偏于痰热壅肺者而奏效。若遇痰饮咳喘之重症，朱老则将金荞麦、鱼腥草与甜葶苈子三药相伍为用，本案即属例证之一。今年（2020 年）春季疫情期间，我们学习运用朱老经验，将此三药用于治疗新型冠状病毒感染证属肺热痰饮者，亦取得一定疗效。

〔姜兴俊　整理〕

【喘证案 2】痰热郁肺（慢性阻塞性肺疾病急性加重期）

羌某，男，69 岁。2010 年 11 月 22 日初诊。

〔主诉〕咳嗽、气喘 10 余年，加重 2 周。

患者逢冬季即发咳喘，近 2 周来受凉后咳嗽、气喘加重，咽中痰鸣，咳痰不爽，痰色由白转黄，胸胁胀满，咳时引痛。胸部 X 线片示：两肺纹理增粗，透亮度增加。舌质红、苔黄腻，脉细滑数。此中医"喘病"是也，宿痰之体复感风寒，化热郁肺。治宜清热化痰、宣肺平喘。处方：

桑白皮 10 g	炒黄芩 10 g	知母 10 g	金荞麦 30 g	瓜蒌 10 g
浙贝母 10 g	桔梗 10 g	前胡 10 g	甘草 6 g	7 剂，每日 1
剂，水煎分 2 次服				

11 月 29 日二诊：服药后黄腻苔退之大半，咳痰爽、色微黄，气喘、胸胁胀闷减轻，口干咽燥，脉细滑。痰热伤阴，当予顾护。原方加南沙参15 g，麦冬 10 g。7 剂。

12 月 6 日三诊：咳痰症减，但见语言声低，疲倦无力，食少，喘息时断时续，动辄尤甚，咳嗽或伴小便自遗，舌质淡红、苔薄，脉细弱。乃肺气虚弱，肾气不固，投六君子汤合参蛤散 1 个月以收功。

【按】肺为气之主，肾为气之根；肺主呼气，肾主纳气。本例患者年迈体弱，肺肾俱虚，固本之法，宜金水同调。然外邪侵袭，郁里化热，肺脏受灼，清肃之令不行，水津四布失度，酿痰生热，痰热壅肺，此标急于本也。急则治其标，故选用桑白皮伍黄芩、前胡、桔梗以清肺化痰，宣肺利气；并以知母、金荞麦、瓜蒌、浙贝母之品以增强清肺化痰之功。二诊腻苔退半，痰色转淡，但口干咽燥，为肺阴被灼，故以甘寒之南沙参、麦冬滋阴生津。其后投六君子汤合参蛤散脾肾同调，培本固元。

〔朱金凤　整理〕

【喘证案 3】气陷喘咳（急性支气管炎）

张某，女，55 岁。1989 年 11 月 4 日初诊。

〔主诉〕咳嗽气短半个多月。

素有喘病，形瘦弱，常感冒风寒，因劳累并饥饱无时，多年胃病发作，食少吞酸，半个月前又因风寒诱发喘咳，有稀白痰，胸满不能平卧。胸部 X 线片示双肺纹理增粗，西医按常规"急性气管炎"治疗，用青霉素、链霉素、氨茶碱等，中药用苏子降气汤之属，中西药结合治疗半个月未效。刻诊：诉其背常发紧，捶之则稍轻，呼吸亦稍舒畅，气短似喘，头晕纳少，四肢无力，舌淡、苔薄白润，脉细弱。责之肺气亏虚，气陷喘咳，宜升陷汤加味。处方：

黄芪 30 g	知母 10 g	柴胡 6 g	升麻 6 g	桔梗 6 g
人参 6 g	桂枝 10 g	当归 10 g	浙贝母 12 g	5 剂，每日 1
剂，水煎分 2 次服				

5 剂药后，喘平咳消。

【按】气逆则喘，气陷亦为喘，盖气虚下陷，宗气不升，气短不足以息。即张锡纯所谓"大气下陷"，并创制"升陷汤"。本案患者素体亏虚，头晕、纳少、四肢无力，舌淡、苔薄白润，脉细弱，乃一派正虚气弱之象。气虚之体，外感风寒，经降气化痰治疗，则胸中大气下陷，气短似喘。故朱老投以升陷汤加味颇为合拍。《医学衷中参西录》谓："升陷汤，以黄芪为主者，因黄芪既善补气，又善升气，且其质轻松，中含氧气，与胸中大气有同气相求之妙用，唯其性稍热，故以知母之凉润者济之；柴胡为少阳之药，能引大气之陷者自左上升；升麻为阳明之药，能引大气之陷者自右上升；桔梗为药中之舟楫，能载诸药之力上达胸中，故用之为向导也；至其气分虚极者，酌加人参，所以培气之本也……""桂枝本性条达，引脏腑真气上行，而又善降逆气"；当归，《神农本草经》谓其主咳逆上气；贝母则为化痰涎而设。此例用药非宣肺化痰平喘之常法，益见朱老临证之善变通耳。

〔朱金凤　整理〕

第三节　哮　证

【哮证案 1】痰热蕴肺（支气管哮喘）

张某，女，38 岁。1980 年 5 月 29 日初诊。

〔主诉〕气喘反复发作多年，加重 20 日。

患者有"支气管哮喘"病史多年，每于春秋发作。此次反复发作 20

日，呼吸气促，喉中痰鸣，吐痰色微黄而黏，胸闷如窒。平素经常感冒，畏寒怕冷，腰脊痛楚，每食冷物或稍受寒冷，则胃酸时泛，或呕吐白色痰涎。因"子宫肌瘤"行子宫全切术史2年。舌质红、苔薄白微黄，脉细小数。乃属肺脾肾虚为本，痰湿蕴肺化热，肺失肃降为标。急则先治其标，宜化痰湿，平咳喘。处方：

炙麻黄6 g	甜杏仁15 g	黄芩6 g	金荞麦30 g	浙贝母10 g
天竺子10 g	炙枇杷叶10 g	葶苈子15 g	降香8 g	薤白9 g
地龙干10 g	甘草5 g	7剂，每日1剂，水煎分2次服		

6月5日二诊：药后气促渐止，咳痰也少，胸闷好转。舌质淡红、苔薄白，脉细滑。热象已挫，痰湿未尽，当标本兼治。处方：

甜杏仁15 g	浙贝母10 g	炙枇杷叶10 g	蒸百部15 g	葶苈子15 g
陈皮5 g	薤白10 g	炙蜂房10 g	炙黄芪15 g	炒白术10 g
钟乳石12 g	甘草5 g	7剂		

6月12日三诊：诸象均见瘥减，宿有哮喘，体质素虚，怯冷，易感冒，乏力，大便质软。舌质淡、苔薄，脉细软。证属脾肾阳虚，肺气亦虚，治宜培益，徐图效机。处方：

炙黄芪15 g	潞党参12 g	怀山药20 g	炒白术10 g	陈皮5 g
山茱萸12 g	补骨脂12 g	淫羊藿12 g	炙蜂房10 g	炙僵蚕12 g
炒防风5 g	炙甘草5 g	7剂		

此后守方调治1个多月，入秋未再复发。

【按】支气管哮喘属中医"哮喘"范畴，哮为喉中鸣息有声，喘为呼吸气促困难，一般呈发作性。《金匮要略》中"咳嗽上气"之描述与此病相似。其病因与外邪侵袭、饮食失当、素体不强、病后体虚等有关，病理因素以痰为主，朱丹溪云："哮喘专主于痰。"痰，源于脏腑阴阳失调，复加外邪、饮食、病后等因素，使津液运行失常，停聚而成，伏藏于肺，乃成哮喘发作之"夙根"，一遇各种诱因，便引起发作，痰随气升，气因痰阻，壅塞气道，升降失常，喘促痰鸣。朱老认为，治疗应根据已发、未发，序贯论治：发作之时，以攻邪为主，分别寒热，予以温化宣肺或清化肃肺，降气平喘；寒热错杂者，温清并用；病程日久，虚中夹实，又当虚实并顾，攻补兼施；未发之时，宜扶正治本。本案咳痰色微黄而黏，舌质红、舌苔薄白微黄，脉细小数，乃痰湿化热之象，朱老以炙麻黄伍甜杏仁、黄芩、金荞麦、浙贝母、天竺子等宣肺通气、清热化痰；配合葶苈子、降香降气平喘；地龙干解痉平喘。全方寓意化痰清热，降气平喘。俟气促平，咳嗽减，痰热清，则转为补益培本。其人易于感冒，畏寒怕冷，腰脊痛楚，每食冷物或稍受寒冷，则胃酸时泛，或呕吐白色痰涎，为肺、脾、肾之阳气虚弱，故予益气、健脾、温肾之品调治，以善其后。

〔高 想 整理〕

【哮证案 2】肺肾两虚（支气管哮喘）

沈某，男，35 岁。1999 年 12 月 11 日初诊。

〔主诉〕咳嗽、气喘反复发作 5 年，加重 1 日。

患者近 5 年秋冬季节咳喘发作。近日喘促咳嗽，动辄尤甚，晨轻夜重，喉中痰鸣、色白量少，纳少，便溏腹胀。舌质淡红、苔薄白，脉细滑。肺肾两虚，肺失宣降，肾不纳气。治宜平喘降气，止咳化痰，兼以补益肺肾。处方：

炙麻黄 4 g	甜杏仁 10 g	炙紫菀 10 g	款冬花 10 g	黄荆子 15 g
白果 7 枚	钟乳石 10 g	核桃仁 10 g	甘松 6 g	7 剂，每日
1 剂，水煎分 2 次服				

12 月 18 日二诊：咳喘好转，喉中痰鸣减轻，纳增，腹胀减轻，胸闷不畅。舌质淡红、苔薄，脉细滑。原法既效，率由前章，上方去黄荆子、甘松，加瓜蒌皮 15 g。10 剂。

2000 年 1 月 8 日三诊：咳喘已瘥，苔脉同前。证属肺肾两亏，治宜益肺补肾，以治其本。处方：

党参 15 g	炒白术 12 g	茯苓 12 g	熟地黄 12 g	山茱萸 12 g
怀山药 30 g	紫河车 10 g	钟乳石 10 g	核桃仁 10 g	炙甘草 6 g
10 剂				

【按】此例患者喘促较著，动则尤甚，热象不甚，舌质淡红、苔薄白，脉细滑，可知其肺肾素虚，痰浊内阻。因此，朱老先予炙麻黄、甜杏仁、炙紫菀、款冬花、黄荆子平喘止咳；白果"入肺经，益脾气，定喘咳"（李时珍）；钟乳石、核桃仁温肺助阳、补肾纳气；并用甘松理气健胃醒脾，《本草纲目》谓甘松"芳香能开脾郁，甚醒脾气"，《日华子本草》亦云"治心腹胀，下气"。二诊在原方基础上加瓜蒌皮，以化痰定喘，利气宽胸。在咳喘缓解后即转从补益肺肾，予四君子汤合六味地黄丸方出入为主，参入平喘纳气之紫河车、钟乳石、核桃仁等，以冀全功。

哮喘发作时的治疗大法是平喘降气，化痰止咳，选用射干麻黄汤、苏子降气汤、麻杏石甘汤、小青龙汤、大青龙汤、定喘汤诸方。朱老临证喜用清宣肺热平喘之麻黄、石膏；宣肺降气平喘之麻黄、杏仁；宣肺利咽平喘之麻黄、射干；清肺化痰定喘之金荞麦、鱼腥草；温肺化饮平喘之细辛、干姜等组成药对使用，并在辨证基础上参用平喘化痰、补益培本、壮阳益肾之虫类药物，屡获良效。如地龙、僵蚕，有平喘通络、祛风止痉之功，用于喘促痉咳；猴枣、海蛤壳清肺化痰、定喘散结，用于哮喘属痰热者；猴枣散为清热豁痰良方，常用于痰热诸证；钟乳石"暖肺纳气，治肺寒气逆，喘咳痰清"（《本草求原》），用于哮喘属寒痰者；冬虫夏草用于肺肾两虚，咳喘不已；紫河车温肾益精，用于肾虚不能纳气，动则气促之虚喘；蛤蚧补肺益肾、纳气平喘，兼入肺肾二经，长于补肺气、助肾阳、定喘咳，为治多种虚证喘咳之佳品。朱老以"定喘散"（红参 15 g，蛤蚧 1 对，北沙参、五味子各 15 g，麦冬、化橘红各 9 g，紫河车 20 g，共研极细末，每服 1.5 g，1 日 1～2 次），治疗虚性咳喘，可以制止喘逆，减少痰量，控制复发，值得推荐。

〔高　想　整理〕

第四节 肺痨

【肺痨案1】肺脾两虚（肺结核）

周某，男，26岁。1978年6月17日初诊。

〔主诉〕咳嗽、痰中带血1个多月。

1个多月前咳嗽；痰中带血，伴潮热绵绵，胸闷不适，声低气怯，纳谷欠馨，夜寐多梦，胸部X线检查示左上肺小片状模糊阴影，肺结核（PTB）（6）0/上，诊断为左上肺结核。舌质淡红、苔薄腻，脉细弦。此为痨瘵之征，良由痨虫感染，肺气虚弱，子盗母气，脾气亦虚。治予抗痨杀虫，培益肺脾之气。处方：

川百合 15 g	炙百部 15 g	葎草 15 g	生地榆 15 g	炙土鳖虫 5 g
炙僵蚕 10 g	怀山药 15 g	炒白术 12 g	甘草 6 g	6 剂，每日 1
剂，水煎分 2 次服				

9月16日二诊：低热绵绵（37.8 ℃），纳谷欠香，神疲乏力，苔薄，脉细涩，肺结核可能有活动之征。治宜调肺健脾。处方：

川百合 15 g	怀山药 12 g	炙百部 10 g	紫菀 15 g	生地榆 15 g
炙鸡内金 10 g	甘草 6 g	6 剂		

9月29日三诊：药后潮热已退，体温正常，纳谷欠香，此佳象也。唯仍偶有咳呛，痰不多，苔薄舌绛，脉细弦。肺损未复，前法出入。处方：

川百合 15 g	怀山药 20 g	百部 15 g	生地榆 15 g	白及 10 g
平地木 10 g	炙土鳖虫 15 g	甘草 5 g	6 剂	

【按】宋·许叔微在《普济本事方·诸虫飞尸鬼疰》提出，肺痨乃由"肺虫"引起，"肺虫居肺叶之内，蚀人肺系，故成瘵疾，咯血声嘶"。朱丹溪则有"痨瘵主乎阴虚"之说，《医学正传·劳极》有云："治之之法，一则杀其虫，以绝其根本；一则补虚，以复其真元。"奠定了本病的治疗

原则当为补虚培元和抗痨杀虫。

脾为肺之母，"痨虫"伤肺，肺虚耗夺脾气以自养，"子盗母气"，则脾亦虚。脾虚不能化水谷为精微而上输以养肺，则肺益虚，终致肺脾同病。该患者胸闷不适，声低气怯，神疲乏力，纳谷欠馨，夜寐多梦，乃肺脾同病，气阴两伤；阴虚火旺，故潮热绵绵；灼伤血络，故痰中带血。百合养阴润肺，怀山药、白术健脾益气，为图本之治；百合、百部又能润肺化痰止咳；土鳖虫、僵蚕通络散结，搜剔络中瘀滞；地榆凉血止血；鸡内金消食化积。百部具有抗痨杀虫之效，葎草化瘀散结兼可清热除蒸，朱老移用于肺痨之低热，效佳。此案补肺脾之虚，引叶天士虫类搜剔之法，通肺络之瘀，攻补兼施，顾护其本。

〔朱金凤　整理〕

【肺痨案 2】肺肾两虚（肺结核）

吴某，女，36 岁。1967 年 1 月 25 日初诊。

〔主诉〕干咳，咳甚气急 3 年。

患者"浸润型肺结核" 3 年，虽坚持抗痨治疗，并常服中药，但仍干咳，咳甚气急似喘。胸片示病灶边缘不清。舌淡红、苔薄少，脉细濡数。乃痨瘵日久，肺之气阴两虚，肃降失司，久病及肾，摄纳无权。治宜润肺止咳，滋肾纳气，用参蛤散。处方：

红参 24 g	蛤蚧 1 对	北沙参 24 g	麦冬 18 g	五味子 24 g
紫河车 30 g	川贝母 24 g	白及 24 g	橘红 18 g	上药研细末和
匀，用蜂蜜调服。每次 2 g，日服 2 次				

二诊：服上药 1 料，咳喘全除。

三诊：再进上药 2 料，以资巩固。后摄胸片，病灶钙化，肺结核痊愈，未再复发。

【按】正虚是肺痨发病的基础，《理虚元鉴》说："理虚有三本，肺脾肾是也。"本病病位主要在肺，久则可传脾、肾。肺肾既为母子，病则相互影响；再者，肺为气之主，肾为气之根，肺失肃降、肾不纳气，而为喘。是故治疗当以补益肺肾，纳气平喘为主。"参蛤散"方中红参大补元气，健脾培金；北沙参、麦冬、五味子养阴润肺、益肾固本；蛤蚧、紫河车乃血肉有情之品，擅于滋养肺肾，益气填精，纳气定喘，共事培补肺肾之虚；川贝母润肺化痰；橘红化痰止咳；白及补肺生肌；蜂蜜缓中补养。全方配伍精当，切中病机，对肺结核肺肾两虚之咳嗽、气喘者，用之颇宜。朱老亦常用于治疗慢性咳喘之肺肾两虚者。

〔朱金凤　整理〕

【肺痨案3】阴阳两虚（肺结核）

罗某，女，25岁。1996年10月10日初诊。

〔主诉〕反复咳嗽5年余。

患者肺痨迁延5年余。胸部X线片示两上肺有小空洞、壁厚。长期使用抗痨药物。刻下：反复咳嗽，痰少或干咳无痰，神疲乏力，怯冷异于常人，纳谷一般，晨起泄泻。舌质淡、苔薄，脉细。此肺痨久病，肺虚及肾，阴损及阳，肺肾阴阳两虚。患者病情缠绵，不易速效，治以培补肺肾，以图治本。处方：

生黄芪30 g	川百合15 g	百部15 g	怀山药30 g	补骨脂10 g
生白及10 g	桃仁6 g	诃子10 g	僵蚕10 g	土鳖虫10 g
甘草4 g	20剂，每日1剂，水煎分2次服			

10月31日二诊：症状如前平稳，苔薄，脉细，原法续进之。上方去补骨脂，加蜂房10 g，紫石英20 g，淫羊藿10 g。30剂。

12月19日三诊：复查X线，空洞增多，略有扩大，但症状未有加重，神疲乏力减轻，怯冷亦好转，大便日行一次。苔薄白，脉细。治守原法。

此后，以培补肺肾门诊调治。

1997年4月3日四诊：服中药6个月后，复查胸部X线，示空洞消失、愈合，咳嗽偶作，精神、睡眠、饮食、二便正常，怯冷已不明显。舌质淡紫、苔薄，脉细小弦。此佳象也，再从脾肾着手，以冀全功。上方加钟乳石15 g，五灵脂10 g。共服30剂告愈。

【按】该案青年女性，就诊之时肺结核遗留空洞，壁厚，处于稳定期，唯舌苔薄，脉细，怯冷异于常人。细细辨之，乃肺痨久病，气血耗伤过甚，阴损及阳，肺病及肾，损及脾肾元阳，而致肺肾阳虚。故朱老以生黄芪益气升阳；川百合、怀山药补益肺肾；补骨脂、诃子温煦肾阳；僵蚕、土鳖虫、桃仁祛瘀通络；百部杀虫抗痨；白及补肺敛疮。二诊加蜂房、紫石英、淫羊藿温养肺气。四诊加钟乳石温肺气、壮元阳；加五灵脂祛瘀生新。全方重在温补，充分体现了朱老治慢性久病，从肾论治、培补肾阳的学术特点。

〔朱金凤　整理〕

【肺痨案4】阴虚燥热（继发性肺结核、结核性胸膜炎）

王某，男，29岁。2010年2月26日初诊。

〔主诉〕咳嗽伴咯血痰1个多月。

患者2008年3月因胸痛、咳嗽，右侧卧位呼吸困难，汗出淋漓，就诊于北京胸科医院，诊断为"右上肺继发性肺结核（浸润型）、右侧结核性胸膜炎（渗出性）"，并肝功能异常，给予异烟肼、利福喷丁、乙胺丁醇、左氧氟沙星等抗结核治疗14个月后停药。2010年1月2日起咳嗽，咯血痰或痰中夹血块，盗汗，胸背疼痛。1月5日北京胸科医院CT示右肺继发性肺结核，与2009年6月26日比较，右上叶尖段病变范围略大。自诉服用抗痨药期间肝功能异常，停服后肝功能逐渐正常。查血常规、红细胞沉降率（ESR）及肝功能均正常。刻诊：偶咳，痰量少、色白黏稠，夜间盗汗，无低热，纳可便调。舌质红、苔薄微腻，脉细小弦。证属肺肾阴伤，水亏火旺，燥热内灼，治宜养阴清热，补肺抗痨。处方：

南沙参 20 g	北沙参 20 g	麦冬 10 g	炒山药 30 g	制黄精 15 g
海蛤壳 20 g (先煎)		金荞麦 30 g	蒸百部 15 g	炙紫菀 10 g
白及 15 g	煅花蕊石 15 g	丹参 20 g	土鳖虫 10 g	僵蚕 10 g
蜂房 10 g	蜈蚣 8 g	甘草 6 g	30 剂，每日 1 剂，水煎分 2 次服	

4月26日二诊：来电述，药后症平，4月11日复查CT示病灶较前缩小，纳食可，寐安，便稀，苔白腻。续予原法出入。上方加白豆蔻6 g（后下）。30剂。

5月25日三诊：药后症平，无所苦，守原方续服30剂巩固疗效。

【按】《证治汇补·传尸痨》曾说"虽分五脏见症，然皆统归于肺"，明确指出肺痨的病位主要在肺，朱丹溪倡"肺痨主乎阴虚"之说，确立了滋阴降火的治疗大法。本案痨瘵2年之久，肺阴已伤，母病及子，肾阴亦亏，阴虚则内热生。所以治疗以养阴清热为大法。养阴者，沙参、麦冬、山药、黄精之类；清热者，金荞麦、海蛤壳之属；并以紫菀润肺止咳，百部杀虫止咳，丹参、煅花蕊石、白及化瘀收敛、止血生肌。朱老用土鳖虫、蜈蚣、僵蚕、蜂房之品，意在化瘀通络，推陈致新，促使病灶吸收。二诊症情平稳，苔白腻，便稀为脾虚湿盛，加白豆蔻行气化湿。三诊仍以养阴清肺、化痰活络法调治。

〔朱金凤　整理〕

【肺痨案5】络损血溢（肺结核）

王某，男，60岁。1986年8月18日初诊。

〔主诉〕咳嗽、痰中带血1个月。

患者于去年发现肺结核。最近1个月咳嗽，痰黏少带血，口干喜凉饮，便干。舌质红、苔根腻，脉弦数。1958年患"肝炎"，此三者相互影响，病情不易稳定。此肺阴不足，肝火内灼，木火刑金，络损血溢，姑予养阴清肝，徐图效机。处方：

沙参10 g	麦冬10 g	生地黄20 g	川百合15 g	广郁金15 g
黛蛤散15 g(布包)		煅花蕊石15 g	山茶花12 g	白花蛇舌草30 g
7剂，每日1剂，水煎分2次服				

8月25日二诊：咳减，痰少，无血痰，龅齿，尿糖（+～++）。苔薄糙，脉数。续当养阴清肝。处方：

| 北沙参10 g | 麦冬10 g | 川百合12 g | 川石斛10 g | 怀山药20 g |
| 黛蛤散12 g(布包) | 枸杞子10 g | 十大功劳叶10 g | | 7剂 |

9月1日三诊：症情平稳，咳嗽不著，未再咯血。苔薄白，脉小数。前药既效，当继进之，以冀全功。上方14剂。

【按】消渴之体，罹患肺痨，阴虚燥热，又兼肝经郁热，木火刑金，灼伤肺络，瘵虫伤肺，以致咳嗽，痰黏、带血，渴喜凉饮，便干，舌质红，脉弦数等症毕见。故予沙参、麦冬、川百合、川石斛、生地黄滋阴润肺清热，黛蛤散清其痰热；参入山茶花凉血止血，白花蛇舌草清肺解毒，郁金行气散瘀。花蕊石味酸、涩，归肝经。《本草纲目》云"其功专于止血，能使血化为水，酸以收之也"，《医林纂要》言其"泻肝行瘀血，敛肺生皮肉"，可见其收敛止血而不留瘀。《十药神书》有花蕊石散，"治咯血及五脏崩损，涌喷血成升斗者"。近代张锡纯《医学衷中参西录》一书中用化血丹治咯血、吐血及二便下血，以煅花蕊石9g、三七6g、血余炭3g为细末，分2次冲服。朱老亦习用煅花蕊石治疗吐血、咯血等血证。二诊症缓，佐十大功劳叶加强清虚热之功。此例阴虚为本，养阴为主，清热为辅。

〔朱金凤　整理〕

【肺痨案6】气虚饮停（结核性胸膜炎）

陆某，女，35岁。1999年4月1日初诊。

〔主诉〕胸闷1个月。

1个月前感胸闷不适，饥饿时心悸，嗳气则舒，纳谷尚可，大便干结，舌苔薄白，脉细小弦。胸部X线检查示左侧胸腔积液。查ESR 43 mm/h，白细胞计数（WBC）3.4×10^9/L，服抗痨药后引起肝功能异常：总胆汁酸（TBA）17 μmol/L，天门冬氨酸氨基转移酶（AST）205 U/L，丙氨酸氨基转移酶（ALT）311 U/L。此悬饮也，乃结核性胸膜炎，需注意休息，增加营养。治宜益气渗湿而蠲水饮。处方：

赤芍 10 g	炒白芥子 10 g	广郁金 20 g	泽兰 20 g	泽泻 20 g
生黄芪 30 g	葎草 30 g	全瓜蒌 20 g	车前子 12 g(包)	
生薏苡仁 30 g	楮实子 20 g	半枝莲 30 g	冬葵子 15 g	甘草 3 g
14剂，每日1剂，水煎分2次服				

4月15日二诊：药后胸闷、心悸较平，便难未已，近日感冒微咳，苔薄白，脉细。治用前法出入。处方：

全瓜蒌 30 g	蒲公英 30 g	广郁金 20 g	白芥子 10 g	葎草 30 g
泽兰 20 g	泽泻 20 g	决明子 15 g	合欢皮 15 g	半枝莲 30 g
生薏苡仁 30 g	甘草 6 g	垂盆草 30 g	14 剂	

4月29日三诊：咳呛、便难已除，唯有时脘闷吞酸，苔薄白，脉细弦。治用前法出入。上方加煅瓦楞子 20 g，怀山药 30 g。14 剂。

5月13日四诊：胸部X线检查示胸水已吸收，肝功能恢复正常，脘闷亦缓，此佳象也。唯夜寐不实，有盗汗，苔薄白，脉细弦。仍予前法出入。上方去白芥子，加糯稻根 30 g，北沙参 15 g。14 剂。

【按】本案悬饮，乃水液停聚于左侧胸腔所致。痰饮阻滞则胸闷，水气凌心则心悸，药毒伤肝则肝功能异常，治节不行则便干难解。朱老治疗针对病机，用泽兰、泽泻、车前子与生薏苡仁等利水除湿；炒白芥子、郁金与全瓜蒌化痰散结；蒲公英、半枝莲与垂盆草清肝解毒；全瓜蒌与决明子润肠通便；生黄芪、赤芍补气活血；同时加用除湿、散结、利水之葎草，发挥其治疗结核性胸膜炎的奇效，故四诊时胸水吸收，肝功能恢复正常。

〔姜兴俊　整理〕

21

第二章

心系病证

（28例）

第一节 心 悸

【心悸案1】阴虚火旺（窦性心动过速）

程某，男，28岁。2008年5月29日初诊。

〔主诉〕心悸失眠10日。

平素工作劳累兼睡眠不足，时头眩耳鸣、心悸怔忡，近日加剧。刻下：心悸心烦，口干，夜眠不宁。舌质红、苔薄，脉细疾数。君火妄动，心神不宁，法当降火滋阴，宁心安神。处方：

黄连5 g	苦参20 g	生地黄20 g	麦冬10 g	玉竹12 g
十大功劳叶15 g	丹参15 g	炒酸枣仁30 g	生牡蛎30 g(先煎)	甘草8 g
5剂，每日1剂，水煎分2次服				

6月4日二诊：诸症皆有好转，心悸明显缓解，自觉安适。舌质红稍淡，苔薄，脉细数。上药续进5剂。

6月10日三诊：心悸不显，效不更方，继服5剂。嘱注意劳逸结合，并以杞菊地黄丸善其后。

【按】 心悸乃指患者自觉心中急剧跳动，惊惶不安，不能自主的一种病证。《景岳全书》曰："虚微动亦微，虚甚动亦甚。"朱老辨治心悸，以阴阳为纲，据脉象辨阳虚、阴虚、阴阳两虚。阳虚者，脉多濡细、迟缓或结代；阴虚者，脉多细数或促；阴阳两虚者，脉多微细或结代。本案患者平素劳累过度，耗伤气血阴精，肾阴不足，不能上制心火，心神失养而发为心悸。故见头眩、耳鸣、心悸、口干、心烦、舌质红，脉细疾数等阴虚内热证。治以黄连、苦参、生地黄、麦冬、玉竹、十大功劳叶滋阴降火；丹参、炒酸枣仁、生牡蛎清心除烦，宁心安神。其中苦参，大苦大寒，纯阴沉降之品也。张寿颐《本草正义》记载："退热泄降，荡涤湿火，其功效与黄连、龙胆皆相近""其苦愈甚，其燥尤烈""较之黄连，力量益烈，近人乃不敢以入煎剂，盖不特畏其苦味难服，亦嫌其峻厉而避之也"。但苦参味苦入心，能通心脉，《千金方》用其治"卒中恶心痛"。朱老认为，善用药者，当用其长而避其短，否则良药之功泯灭，惜哉！研究发现，苦参有降低心肌收缩力、减慢心搏、延缓房性传导以及降低心脏自律性等作用。故在治疗本例患者时，朱老根据以上理论，结合多年临床经验，在辨证用药的同时，重用苦参，而获良效。

〔郑晓丹　整理〕

【心悸案2】肾阴亏虚（室性早搏）

蔡某，女，40岁。1978年1月11日初诊。

〔主诉〕心悸数月，加重1周。

既往有"室性早搏"病史，心电图示窦性心律，频发室性早搏。近1周心悸明显，易汗出，口干，腰痛，夜寐不实。舌质红绛、苔少，脉细弦。证属肾阴亏虚，相火偏亢，拟滋补肾阴，清泄虚火。处方：

生地黄15 g	女贞子12 g	玉竹15 g	炙鳖甲20 g(先煎)	首乌藤20 g
浮小麦30 g	桑寄生15 g	炙蜂房10 g	炙甘草5 g	6剂。每日
1剂，水煎分2次服				

1月16日二诊：口干略减，舌质红绛稍退，仍易汗出，心悸，腰痛，

脉细弦。气阴两虚，续当益气养阴，固表敛汗。处方：

炙黄芪 15 g	麦冬 20 g	生地黄 15 g	玉竹 15 g	怀山药 20 g
桑寄生 15 g	浮小麦 20 g	瘪桃干 10 g	煅牡蛎 20 g(先煎)	炙甘草 5 g
7 剂				

1 月 24 日三诊：汗出不显，心悸明显减轻，予原方 7 剂以资巩固。

【按】 肾阴不足，相火偏亢，耗伤气血阴液，不能上制心火，心失所养，则发为心悸。《景岳全书》曰："心胸筑筑振动，惶惶惕惕，无时得宁者是也……此证惟阴虚劳损之人乃有之。"朱老以生地黄、女贞子、玉竹、炙鳖甲等滋阴清热；浮小麦甘凉除热止汗；首乌藤养心安神。"腰为肾之府"，桑寄生、炙蜂房补肝肾、强筋骨、除痹痛；桑寄生有补益肝肾作用，现代研究认为，桑寄生可延长心肌细胞动作电位相对有效不应期，消除折返，起到抗快速心律失常作用，故朱老引用之。二诊仍易汗出，心悸，腰痛，以浮小麦、瘪桃干、煅牡蛎加强收敛止汗，重镇安神之功。三诊明显症缓。

〔郑晓丹　整理〕

【心悸案3】气阴两虚（风湿性心脏病、二尖瓣狭窄、心房颤动）

李某，女，29 岁，2007 年 6 月 20 日初诊。

〔主诉〕心悸、气促 7 年余。

心悸阵作，甚或怔忡、气促，稍劳即发，7 年有余。曾于某医院诊断为"风湿性心脏病、二尖瓣狭窄、心房颤动"。顷见两颧紫红，口干，纳尚可，二便调。舌尖红、苔薄，脉细数而促。其病位在心，气阴耗损，心血瘀滞。宜益气阴，补心体，畅心脉。处方：

生黄芪 15 g	太子参 30 g	麦冬 15 g	玉竹 20 g	合欢皮 15 g
丹参 15 g	茯苓 15 g	炙甘草 20 g	10 剂，每日 1 剂，水煎分 2 次服	

6 月 26 日二诊：心悸、气短均有改善，舌质红、苔薄，脉细促。继原方 6 剂。

7 月 8 日三诊：心悸不显，活动后亦无不适，两颧紫红消失。舌质红、苔薄，脉细。原方继服6剂，隔日1剂，以巩固之。

【按】风寒湿三气杂至，合而为痹，内舍于心，痹阻心脉，耗伤气阴，以致心失所养，发为心悸。故以生黄芪、太子参、炙甘草益气和阴；麦冬、玉竹补益心体，补而兼清；合欢皮和血宁心；丹参活血清心；茯苓健脾安神。朱老认为，《素问·痹论》所云"心痹者，脉不通，烦则心下鼓"，其中"脉不通"明确指出了心脉瘀阻、脉道不利乃心痹的病机。此案瘀血尚轻，佐入丹参；若对瘀血重者，症见两颧或口唇发绀，舌质紫瘀，可加土鳖虫、水蛭、苏木、花蕊石、桃仁等活血破瘀之品。

〔郑晓丹　整理〕

【心悸案4】气阴两亏（频发室性早搏）

陈某，男，23岁，2006年8月20日初诊。

〔主诉〕心悸、胸闷数小时。

数小时前因情绪不畅出现胸闷、心悸。刻下：心悸、怔忡，不能自持，伴头晕、胸闷、胁胀，口干，舌红苔少，脉弦细。心电图示窦性心律，频发室性早搏。此肝失调畅，气阴两亏之心悸。治宜调畅肝脉，益气养阴，宁心定悸。处方：

太子参15 g	合欢皮15 g	生地黄15 g	麦冬15 g	玉竹15 g
十大功劳叶12 g	生白芍15 g	生牡蛎20 g(先煎)	炙甘草10 g	5剂，每日1剂，水煎分2次服

8月26日二诊：心悸、胸闷等症皆有缓解，时有头晕。上方去十大功劳叶，加珍珠母20 g（先煎）。服药14剂，诸症悉除。

【按】朱老认为，心主血、藏神，肝藏血、主疏泄，情志、血脉同受心、肝两脏所主宰和调节，因而心悸怔忡除与心有关外，尚与肝失疏泄攸关。因此，一些心悸患者治疗时，朱老指出须注重心肝同治。该案率由情志不遂，忤犯心神，心神动摇，不能自主而致心悸，用药首选太子参、合欢皮药对。太子参介乎党参之补、沙参之润之间，不温不凉、不壅不滑，确系补气生津之妙品；合欢皮味甘性平，能"安五脏，和心志，令人欢乐无忧"（《神农本草经》），功擅宁心悦志、解郁安神，与太子参相配伍，对于治疗气机郁结、气阴两虚，但见心悸、虚烦不得眠者，具有调肝解郁、两和气阴之效。心阴不足，阴不敛阳，故心率增速，以太子参合麦冬、炙甘草、生地黄、玉竹、十大功劳叶益气养阴清热；白芍养阴柔肝缓急；生牡蛎重镇安神。诸药合用，调畅肝脉，益气养阴，切中病机，故获良效。

〔郑晓丹　整理〕

【心悸案5】气阴暗耗（心房颤动）

黄某，男，47岁，2010年8月4日初诊。

〔主诉〕时有心悸，发现心房颤动1个多月。

平素公务繁忙，2010年6月在美国因心悸行心电图检查，发现心房颤动，未经治疗。刻下：时有心悸，乏力，少气懒言，轻微盗汗，较常人怕热，喜冷饮食，食欲可，夜寐欠安，二便调。舌体胖嫩、苔薄白，脉细涩不齐。乃气阴暗耗，心气逆乱。拟益气阴，调心脉。处方：

珠子参15 g	麦冬15 g	五味子8 g	枸杞子15 g	女贞子15 g
十大功劳叶15 g	合欢皮15 g	浮小麦30 g	煅牡蛎30 g（先煎）	丹参20 g
炙甘草6 g	14剂，每日1剂，水煎分2次服			

8月19日二诊：汗出渐减，夜寐欠安，纳可，便调。舌体胖嫩、苔薄白，脉细软无力。上方加磁石20 g（先煎），刺五加15 g，30剂。

9月21日三诊：已无心悸，夜寐转安，精神好转，舌苔薄，脉细不齐。心电图示异位心律-心房颤动。处方：

太子参20 g	丹参15 g	磁石20 g（先煎）	麦冬15 g	五味子10 g
十大功劳叶15 g	合欢皮15 g	茯神15 g	柏子仁15 g	刺五加15 g
炙甘草6 g	30剂			

10月22日四诊：药后颇适，精神振，寐可，无盗汗。舌质红、苔薄，脉细。前法出入。上方加枸杞子、女贞子各20 g，20剂。

后随访诸症消失。

【按】劳累过度，气阴暗耗，心失所养，神不潜藏，出现心气逆乱之心悸。气虚则乏力，少气懒言；阴虚生内热则盗汗，怕热喜冷；心神失养则夜寐欠安。朱老以珠子参、麦冬、五味子、枸杞子、女贞子益气养阴；丹参养血和血；煅牡蛎、浮小麦清热敛汗。十大功劳叶之补养阴气，配合合欢皮之解郁和血，适用于气阴不足、络脉失和之心悸、胸痹，加入益气养阴方中，验之颇效。二诊时心悸、汗出好转，仍夜寐欠安，表现为舌胖嫩，脉细软等虚象，故以刺五加、磁石补虚重镇安神并施。《名医别录》认为刺五加"补中，益精，坚筋骨，强意志"，具有补虚扶弱之功效，可预防或治疗体质虚弱之候，滋补强壮，延年益寿；磁石潜镇安神，《名医别录》谓其"养肾脏，强骨气，益精除烦"，朱老亦常将此用于虚证不寐。三诊、四诊谨守病机，大法不离，症情显缓。

〔郑晓丹　整理〕

【心悸案6】阳虚水停（病态窦房结综合征）

李某，女，49岁，2007年7月2日初诊。

〔主诉〕心悸反复发作9年，2个月前昏厥1次。

9年前始反复心悸、胸闷、乏力，诊断为窦性心动过缓，曾多方求治，均收效不著。2个月前突然心悸心慌，头晕目眩，继之昏仆于地，少顷苏醒，于某医院行心电图检查，示窦性心动过缓，心率41～43次/min，阿托品试验阳性，诊断为病态窦房结综合征。给予复方丹参片及益气活血、温阳通脉之中药罔效，遂来就诊。诊见胸闷心悸，神疲乏力，形寒肢冷，面浮肢肿，小便不利。舌质紫、苔白腻，脉细缓无力。心率43次/min。此为心阳虚衰，胸阳失展，瘀阻水停。治宜温阳通脉。处方：

川桂枝10 g(后下)	炙黄芪20 g	太子参20 g	降香8 g	川芎10 g
当归10 g	炒白术15 g	炙甘草5 g	7剂，每日1剂，水煎分	
2次服				

7月9日二诊：服药7剂，病情如故。此非矢不中的，乃力不及彀也，故重其制进治之。上方桂枝改为12 g，加丹参15 g、娑罗子

12 g。7 剂。

7 月 16 日三诊：上方服药 7 剂，心阳略振，形寒肢冷减轻，心动过缓之象稍有改善，心率上升至 45～47 次/min，小便得利，舌质淡、苔薄，脉细缓。前法既合，当进治之。上方桂枝改为 15 g。7 剂。

7 月 23 日四诊：胸闷心悸减轻，精神渐振，面浮肢肿消退，心率上升至 50～54 次/min，苔脉同前。上方桂枝加至 18 g。7 剂。

7 月 30 日五诊：胸闷心悸已不明显，精神较振，面浮肢肿消退，活动后心率为 64 次/min，静息仍在 50～54 次/min。续予温阳通脉，佐以养阴和络。处方：

川桂枝 20 g(后下)	炙黄芪 15 g	丹参 15 g	太子参 30 g	玉竹 10 g
麦冬 8 g	川芎 10 g	降香 10 g	炙甘草 5 g	20 剂

8 月 20 日六诊：药后心率维持在 61 次/min，精神振作，舌质淡红、苔薄，脉细。以上方 20 剂，配合蜂蜜 1 000 g，熬制成膏，以冀全功。

【按】朱老认为，心动过缓盖由心阳不足、心脉不通使然，常见心悸怔忡，胸闷气短，神疲乏力，头晕目眩，甚则昏仆，脉细缓无力或细涩或浮缓等症。从《伤寒论》桂枝甘草汤取法，常以桂枝、炙甘草、黄芪、丹参为基本方。桂枝温通经脉，助阳化气；太子参、炙甘草益气补虚复脉；炒白术健脾化湿；心阳虚者其气必虚，故用黄芪补气；阳虚血运不畅，以降香、川芎、娑罗子、丹参、当归行气养血活血，共奏益心气、复心阳、通心脉之效。治疗心动过缓，朱老使用桂枝有时突破常规用量，从 6～10 g 开始，逐步递增，常用至 24 g，甚至 30 g，服至心率接近正常或口干舌燥时，则将剂量略减 2～3 g，或加麦冬、玉竹各 10 g 养阴生津，以制其温燥。心阳根于肾阳，心肾阳虚常互相影响，同时并见，心阳虚甚，可致肾阳虚衰，水湿内停，外泛肌肤，见肢体浮肿，小便不利。对心肾阳虚之心悸，在辨治中可酌加附子、鹿角片等以温补心肾阳气。此例温阳通脉中合麦冬、玉竹滋补心阴乃注意到阴阳平衡之意。

〔郑晓丹　整理〕

【心悸案7】阴阳失燮（围绝经期综合征）

龚某，女，46岁，2010年3月18日初诊。

〔主诉〕心悸、胸闷2个多月。

近2个月心悸阵作，或伴胸闷，汗多，易于烦躁，夜寐不良，经医院检查，诊断为甲状腺功能亢进。服用甲巯咪唑后，病情逐渐减轻，复查甲状腺功能趋于正常。心电图示窦性心动过速，伴ST段轻度改变。现时感心悸惕惕然，胸闷，周身乏力，烦躁易怒，时或悲伤欲泣；阵阵汗出，晨起双手指节肿胀，不能握拳，下午逐渐缓解，右侧肩臂、肩胛酸痛；纳可易饥，大便成形，日行2～4次。舌尖红、质淡胖，脉细弦。患者年近七七，天癸将竭，阴阳失燮，经脉痹阻。拟燮理阴阳，和畅络脉调治之，甘麦大枣汤加味。处方：

甘草8 g	淮小麦30 g	大枣7枚	枸杞子15 g	赤芍15 g
白芍15 g	川石斛10 g	淫羊藿15 g	十大功劳叶15 g	合欢皮15 g
生牡蛎30 g(先煎)		葛根30 g	14剂。每日1剂，水煎分2次服	

4月1日二诊：心悸阵作，胸闷、汗出、乏力均已缓解，烦躁易怒、悲伤欲泣明显好转，大便溏泄，日行2～3次，肩周疼痛减而未已，指节肿胀，伴见晨僵，纳可，夜寐尚安，苔薄白，脉细。药既奏效，毋庸更张，前法续进之。上方去川石斛，加炒白术15 g、怀山药30 g。14剂。

4月15日三诊：药后关节疼痛减而未已，余症渐平，续当和畅络脉治之。上方加丹参30 g、全当归15 g。7剂。

后随访症状明显缓解。

【按】患者年近七七，天癸将竭，肾气渐亏，阴阳失衡，脏腑功能紊乱，症见心悸胸闷、周身不适、烦躁易怒、悲伤欲泣、汗出阵阵，是为脏躁。《金匮要略·妇人杂病脉证并治》："妇人脏躁，喜悲伤欲哭……甘麦大枣汤主之。"朱老以甘麦大枣汤为主方，加入枸杞子、赤芍、白芍、川石斛、淫羊藿燮理阴阳，朱老常谓，淫羊藿"温而不燥，燮理阴阳之佳品耳"；合欢皮味甘性平，入心、肝经，解郁、和血、宁心，与十大功劳叶合而为用，补气养阴，和络通脉；牡蛎为介类药物，其质重，味咸涩，性微寒，无毒，重可去怯，咸能软坚，涩可收敛，功擅敛阴潜阳、安神镇惊、宁心止汗。初诊尚见右侧肩臂、肩胛酸痛，以葛根舒筋和络。二诊大便溏泄，以炒白术、怀山药补脾健中助运。三诊关节疼痛减而未已，经脉痹闭未畅，加丹参、当归活血通络，此证经月而复。朱老治疗杂病注重燮理阴阳，值得认真体会。

〔郑晓丹　整理〕

【心悸案8】阴阳失燮（围绝经期综合征）

李某，女，50岁，1979年6月21日初诊。

〔主诉〕心悸、怔忡1年。

因"子宫肌瘤"行子宫全切除术后1年心悸、怔忡，活动后尤甚，性情急躁，常烘热汗出，四肢及眼睑肿胀，消瘦。舌质淡、衬紫，苔薄，脉细。此阴阳失燮，心脉不畅，宜调阴阳，宁心气。处方：

淫羊藿 12 g	麦冬 10 g	玉竹 15 g	太子参 15 g	十大功劳叶 15 g
丹参 15 g	苦参 20 g	首乌藤 30 g	泽泻 10 g	淮小麦 30 g
炙甘草 6 g	7剂，每日1剂，水煎分2次服			

6月29日二诊：心悸、怔忡好转，烘热、汗出减少，眼睑仍见肿胀。舌质淡、衬紫，苔薄，脉细。气血亏虚，阴阳失燮，当培补气血，燮理阴阳，活血利水。处方：

生黄芪 12 g	当归 10 g	淫羊藿 12 g	女贞子 12 g	墨旱莲 15 g
炙鳖甲 20 g(先煎)	十大功劳叶 15 g	丹参 15 g	泽兰 15 g	泽泻 15 g
生龙骨 20 g(先煎)	生牡蛎 20 g(先煎)	炙甘草 6 g	7剂，每日1剂，水煎分2次服	

7月7日三诊：心悸、烘热、汗出不显，眼睑肿胀已消，形体逐渐丰腴。舌质淡衬紫、苔薄，脉细。上方去泽兰、泽泻。7剂。

后随访诸症消失。

【按】冲任二脉起于胞中，根于先天。冲为精血集聚之所，任为阴经之承任。奇脉之精血，阴中涵阳，浑然一体，一有亏损，则阴阳失却动态平衡，是以怯冷烘热诸症蜂起。患者因行子宫全切除术，损伤冲任，故见症如斯。朱老取淫羊藿温润和阳；麦冬、玉竹、太子参、苦参、十大功劳叶养阴益气和络；再参入首乌藤安神助眠；泽泻利水消肿，淮小麦养心润燥除烦，炙甘草缓急调和。二诊以当归合黄芪补养气血；女贞子、墨旱莲、鳖甲、淫羊藿燮理阴阳；丹参、泽兰、泽泻活血利水消肿；生龙骨、生牡蛎敛阴潜降安神，则阴平阳秘，气血得补。三诊症减，眼睑肿胀消退，遂去泽兰、泽泻，守前法调治。此方先天后天并调，意在互相资生，阴阳相燮，气血兼补，故诸恙悉退矣。

〔郑晓丹　整理〕

【心悸案 9】阴虚火旺（房性早搏）

袁某，女，25 岁，1979 年 1 月 14 日初诊。

〔主诉〕心悸半年余。

经常心悸、低热（体温 37.6 ℃），经前乳胀不适，经行量少，右小腿胫前疼痛，有一硬核约 1 cm，按之微痛，口干，寐不实。舌质红、苔薄，脉数，此阴虚之征，治宜养阴清热为主。处方：

女贞子 12 g	葎草 18 g	玉竹 12 g	麦冬 12 g	枸杞子 12 g
菊花 12 g	玄参 12 g	僵蚕 12 g	首乌藤 30 g	炙甘草 5 g
6 剂，每日 1 剂，水煎分 2 次服				

2 月 21 日二诊：体温 37.3 ℃，心悸、低热转平，腿部肿核渐小，舌质红、苔薄，脉细数。守前调治。上方加橘核、荔枝核各 9 g。6 剂。

3 月 5 日三诊：低热已平，腿部肿核消退，唯心悸未已，间见早搏，夜寐不安，舌质红、苔薄，脉细。心电图偶见房性早搏。此心气偏虚之征，治宜益心气，宁心神。处方：

太子参 12 g	玉竹 12 g	酸枣仁 15 g	柏子仁 10 g	生牡蛎 20 g (先煎)
麦冬 10 g	合欢皮 15 g	首乌藤 20 g	炙甘草 5 g	5 剂

3 月 12 日四诊：心悸未作，夜寐转安，舌淡红、苔薄。上方 5 剂

善后。

【按】该案初诊见心悸、低热，且右小腿胫前有硬核，口干，寐不实，舌质红、苔薄，脉数，此乃阴虚火旺、痰热瘀结之证，朱老以女贞子、玉竹、麦冬、枸杞子、菊花养阴清热；玄参凉血滋阴，泻火解毒，并可软坚；配合僵蚕消核散结。萹草味甘苦、性寒，能清热解毒，利尿通淋，既可清实热，也可退虚热；橘核沉降，入足厥阴肝经，功专行气、散结、止痛；荔枝核善走肝经血分，功擅行气、散寒、止痛。朱老在此用橘核、荔枝核配合玄参、僵蚕共奏消核散结之功。三诊后低热及硬核消退，仅见心悸、夜寐不安，予太子参、玉竹、炙甘草、麦冬益气养阴，生牡蛎潜阳安神，酸枣仁、柏子仁、合欢皮、首乌藤养心安神，药后诸症减轻。

〔郑晓丹　整理〕

【心悸案10】阴阳失燮（围绝经期综合征）

陈某，女，52岁，2009年9月3日初诊。

〔主诉〕阵发性心慌、乏力伴汗出3日。

平素急躁易怒，近3日阵发性心慌、乏力伴汗出。刻下：时有心悸，心烦，甚则不愿见人，懊恼欲死，失眠，手足冷，汗出。舌质淡红、苔薄白，脉细数。有"高血压病、糖尿病"病史，病属围绝经期综合征，肾阴肾阳不足，心失所养。治拟调补阴阳，宁心除烦。方以二仙汤、百合地黄汤、栀子豉汤合方。处方：

淫羊藿20 g	仙茅20 g	知母10 g	黄柏6 g	生地黄10 g
百合30 g	淡豆豉30 g	栀子10 g	6剂，每日1剂，水煎分2次服	

9月10日二诊：服药6剂后，自觉诸症明显好转。继服6剂而愈。

【按】患者阴精下亏，水不济火，冲任失调，营卫不和，故出现心烦意乱，神不安舍。多虑不安，懊恼欲死，莫能自主。审证要点为手足冷，脉细数，为阴阳两虚之证。故遵二仙汤意以淫羊藿、仙茅温补肾阳；知母、黄柏滋肾坚阴泄热；百合地黄汤以百合润肺、清心、益阴、安神；地黄益心营、清血热；栀子清心除烦；淡豆豉宣泄胸中郁热。全方共奏温肾阳、泻肾火、调冲任、安心神、除烦热之功。淫羊藿，味辛甘、性温，入肝肾二经，功擅补肾壮阳，祛风除湿。朱老常用此品，谓"淫羊藿温而不燥，为燮理阴阳之佳品"。其用大剂淫羊藿（20～30 g）配合熟地黄、仙茅、鹿衔草，起顽痹之大症，取其温肾阳、逐风湿之功；用淫羊藿配合丹参、合欢皮、甘草，治阳虚之心悸、怔忡，取心阳根于肾阳之意；用淫羊藿配合高良姜、荔枝核，治多年之胃寒痛，取益火生土之意。至于配合紫石英治妇女宫寒痛经、闭经、不孕；配合黄荆子、五味子、茯苓治水寒射肺之咳喘；配合吴茱萸、川芎治寒厥头痛；均能应手收效。

〔郑晓丹　整理〕

【心悸案 11】气阴两虚（阵发性室上性心动过速）

朱某，男，39 岁。1999 年 3 月 27 日初诊。

〔主诉〕心悸反复发作 3 个月。

原有阵发性室上性心动过速史，近来经常发作，夜寐不安，早醒心悸，有时头晕、胸闷，背脊疼痛，二便正常，舌红、苔薄，脉细弦。证属心阴不足，心脉失养。治宜益气阴，养心脉。

太子参 15 g	丹参 15 g	酸枣仁 30 g	柏子仁 30 g	枸杞子 15 g
玉竹 15 g	三七末 3 g（分吞）	琥珀末 3 g（分吞）	炙甘草 6 g	生牡蛎 30 g
（先煎）	茯神 15 g	7 剂，每日 1 剂，水煎分 2 次服		

4 月 2 日二诊：症情改善，舌红、苔薄，脉细弦。前法治之。上方加十大功劳叶 15 g。7 剂。

4 月 9 日三诊：药后心悸较定，胸闷略减，夜寐稍宁，舌红，苔薄，脉细弦。前法续进之。上方加五味子 6 g、麦冬 10 g。7 剂。

【按】朱老治疗本案心悸之法：一是用太子参、柏子仁、玉竹与炙甘草益心气、养心阴而安心神，其中玉竹系朱老在"融会新知"的思想指导下，借鉴现代实验研究所发现的强心作用，将其用于治疗气阴两虚之心悸，疗效可靠；二是心肝同治，用枸杞子与酸枣仁相伍，既养肝阴，又安心神；三是阴虚多内热，故在二诊时加用十大功劳叶清阴虚之热；四是久病易致心络血瘀，故用丹参与三七活血通络；五是用琥珀、生牡蛎与茯神定心悸、安心神。

〔姜兴俊 整理〕

第二节 胸 痹

【胸痹案1】气滞痰阻（冠心病）

杨某，男，46岁，1977年4月30日初诊。

〔主诉〕反复胸闷气逆半年。

患者近半年因精神紧张及过度疲劳，而逐步出现胸闷气逆，遇情志不遂时容易诱发，夜寐不实，二便调。苔白腻，脉细滑。查心电图：窦性心律，左室电压增高。甘油三酯（TG，现称三酰甘油）2.24 mmol/L。此气滞心胸，痰气交阻之证，予柴胡疏肝散合温胆汤出入。处方：

柴胡 10 g	枳壳 12 g	香附 15 g	法半夏 10 g	化橘红 6 g
茯苓 12 g	首乌藤 20 g	制竹茹 10 g	生赭石 12 g(先煎)	炙枇杷叶 10 g(去毛)
甘草 5 g	4剂，每日 1剂，水煎分 2次服			

5月5日二诊：药后平平，神疲乏力，易自汗，纳谷欠香，苔白腻，脉细。阳虚气弱，痰浊阻滞，治宜益气助阳，泄化痰浊。处方：

太子参 15 g	淫羊藿 12 g	全当归 12 g	炙黄芪 12 g	法半夏 10 g
陈皮 6 g	炙远志 6 g	甘草 5 g	茯苓 15 g	5剂

5月11日三诊：神疲乏力好转，仍胸闷不畅，夜寐欠安，苔薄腻，脉细。痰浊中阻，气机失畅，治宜化痰浊，调畅气机。处方：

柴胡 10 g	枳壳 12 g	香附 15 g	法半夏 10 g	橘红 6 g
薤白头 10 g	瓜蒌 12 g	茯苓 15 g	柏子仁 10 g	合欢皮 15 g
娑罗子 10 g	甘草 5 g	5剂		

后随访胸闷不显，寐转安，以上方5剂善后。

【按】《金匮要略·胸痹心痛短气病脉证治》概括胸痹病机为"阳微阴弦"，以辛温通阳或温补阳气为治疗大法，代表方剂如瓜蒌薤白半夏汤、瓜蒌薤白白酒汤等。沈金鳌《杂病源流犀烛·心病源流》认为，七情除"喜之气能散外，余皆足令心气郁结而为痛也"。该案患者因精神紧张及过度疲劳，情志失调，忧思伤脾，脾虚气结，运化失司，津液输布失常，聚而为痰，痰阻气机，气血运行不畅，心脉痹阻，发为胸痹心痛。肝气通于心气，肝气滞则心气涩，所以七情太过，是本病的常见原因。朱老始以柴胡疏肝散合温胆汤出入以疏肝解郁，理气化痰。二诊神疲乏力，易自汗，纳谷欠香，乃心脾气虚，以太子参、淫羊藿、炙黄芪补益心脾；炙远志加大化痰之力。三诊神疲乏力好转，仍胸闷不畅，夜寐欠安，加瓜蒌薤白半夏汤豁痰宽胸，同时佐柏子仁、合欢皮安神，方证对应，病症得以缓解。

〔郑晓丹　整理〕

【胸痹案 2】 阴寒瘀阻（心肌梗死）

王某，男，48 岁。2010 年 12 月 5 日初诊。

〔主诉〕左胸部剧痛放射至肩背及左侧小指 4 小时。

因近来过度劳累，于 4 小时前突感左侧胸部剧烈疼痛，伴肩背痛及左侧小指疼痛，气短喘促，面色青紫，四肢不温。舌质暗淡，脉沉涩。心电图示急性下壁心肌梗死。此属真心痛，心肾阳虚，阴寒凝滞，心脉瘀阻为患。治当辛温通阳、活血化瘀、通络止痛。急投冠心苏合丸含服，并用丹参饮、枳实薤白桂枝汤合参附汤加减，处方：

丹参 15 g	檀香 10 g(后下)	砂仁 6 g(后下)	瓜蒌 15 g	薤白 10 g
枳实 10 g	桂枝 10 g	制附子 15 g	红参 10 g	水蛭 3 g
3 剂，每日 1 剂，水煎分 2 次服				

12 月 8 日二诊：药后疼痛减轻，但胸部仍闷胀，活动后气短，出汗多，舌质转淡，脉沉弦无力。药已中病，上方减制附子量至 10 g，去枳实、桂枝，加黄芪 15 g。15 剂。

12 月 23 日三诊：继服 15 剂后，疼痛消失，但感倦怠乏力，饮食欠佳，心前区不适，舌淡、有齿痕，脉沉细，乃心脾两虚之证，以归脾汤14剂收功。

【按】冠心病属于中医的"胸痹""真心痛"等范畴。胸痹心痛是指因胸阳不振，阴寒、痰浊留居胸廓，或心气不足，鼓动无力，使气血痹阻，心失所养致病，以发作性或持续性心胸闷痛为主要表现的疾病。《内经》对心痛有明确描述，如《灵枢·厥病》曰："真心痛，手足青至节，心痛甚，旦发夕死，夕发旦死。"《素问·举痛论》云："寒气入经而稽迟，泣而不行，客于脉外则血少，客于脉中则气不通，故卒然而痛。"张仲景首先提出"胸痹"病名，把病因病机归纳为"阳微阴弦"。"阳微"是上焦阳气不足，胸阳不振；"阴弦"为阴寒太盛，水饮、痰浊内停，阴邪上乘阳位，闭阻气血之征。《证治准绳》明确指出心痛、胸痛、胃脘痛之别，用大剂量红花、桃仁、降香、失笑散等活血理气治死血心痛。《时方歌括》用丹参饮活血行气治疗心腹诸痛。本案突发胸痛，伴有四肢不温、气短喘促、面色青紫、舌质暗淡、脉沉涩等阳虚寒凝之证。朱老根据"标本缓急"原则，急治其标，先解其危，投冠心苏合丸、丹参饮、枳实、薤白、桂枝、参附等，用辛以开胸痹，用温以行阳气，阳得化，气得运，血得行，瘀得散。张锡纯赞水蛭"破瘀血而不伤新血"。朱老尤其善用水蛭，他认为对于血运不畅而致心绞痛或者心肌梗死，见舌与口唇有明显瘀斑时，在一般用丹参、檀香等活血化瘀、理气通阳剂中，加用水蛭3～6 g，每获佳效。朱老对冠心病血瘀证溶栓后的患者，以自拟"芪蛭散"（黄芪、水蛭、川芎各90 g，桂枝30 g）共研细末，每次服5 g，每日2次，服药至溶栓后6个月，可以有效预防心肌梗死溶栓后复发。心主血而藏神，脾生血而藏意，君主赖仓廪资养，脾阳靠神明主宰，治标之法，已达病所，其痹虽解，然虚象外露，究其化源不足，心无所养，是以心脾两虚之证作矣；心气不足则惊悸、怔忡，脾气虚弱则倦怠乏力，故缓则治本，两调心脾，二诊参用黄芪，三诊以归脾汤善后固本。

〔郑晓丹 整理〕

第三节 心 衰

【心衰案1】气阴两虚（风湿性心脏病）

朱某，女，69岁。2009年4月20日初诊。

〔主诉〕双下肢浮肿1周。

患者有"风湿性心脏病，二尖瓣、主动脉瓣换瓣术"史，近1周倦怠乏力，双下肢浮肿，胃纳欠佳，食后脘胀，口干，大便调，小便少，口唇发绀。舌暗紫、苔薄，脉细。此气阴两虚，心血瘀阻，水饮内停之咎。予益气养阴，活血利水治之。处方：

太子参30 g	生黄芪30 g	麦冬15 g	丹参20 g	苏木30 g
茯苓15 g	泽泻20 g	车前子15 g(包)	降香8 g	砂仁5 g(后下)
炙甘草6 g	7剂，每日1剂，水煎分2次服			

4月27日二诊：食后脘胀改善，精神渐振，下肢仍轻度浮肿。上方加益母草30 g、泽兰10 g。15剂。

5月13日三诊：诸症明显改善，下肢浮肿消退。上方去益母草、泽泻、车前子，加五味子6 g。14剂。

【按】《素问·痹论》："脉痹不已，复感于邪，内舍于心……心痹者，脉不通，烦则心下鼓，暴上气而喘。"风湿性心脏病即相似于"心痹"之候，多因风、寒、湿邪侵袭经络，延久及心，以致心体残损，心气虚衰，气虚血瘀，进而影响肺、脾、肾对水液代谢的调节而水饮内停，症见疲乏、气短、肢肿等。唐容川《血证论》云："血与水，上下内外皆相济而行，故病血者未尝不病水，病水者未尝不病血也。"朱老认为，心病迁延日久，心气虚弱，损及阴阳，气阴两虚或气阳不足，则当补益气阴或益气温阳。朱老临证善用药对，如黄芪配车前子益气利水；太子参配苏木扶正祛瘀；丹参配泽泻、益母草配泽兰活血利水。朱老经验，益母草利水消肿，须以每日30～45 g之大剂，若效果不显，可加至60～120 g，以益母草煎汤取汁，再煎余药。利水之时，尤要注意顾护阴液，水肿消退后，酌减利水之品，加五味子与方中麦冬、炙甘草合而酸甘化阴，养阴生津，以资善后。

〔郑晓丹　整理〕

【心衰案2】气阳不振（心力衰竭）

马某，男，68岁。2009年6月29日初诊。

〔主诉〕反复胸闷、气急、肢肿1年，加重2个月。

自述近1年反复胸闷、气急，双下肢肿，外院诊断为"心力衰竭、心房颤动、高血压病、2型糖尿病"，曾经出现"胸腔积液"。近日胸闷时作，气急动辄尤甚，夜寐不安，不得平卧，双下肢浮肿，夜尿2～3次，大便调。平素多汗，易于感冒，怯冷倍于常人。舌质淡红、苔薄，脉细促结。证属气阳不振，卫外不固，水饮上凌心肺。治拟温阳益气固表，通脉宁心，利水消肿。处方：

生黄芪40 g	太子参30 g	淫羊藿15 g	仙茅10 g	山茱萸30 g
炒白术15 g	炒防风8 g	丹参15 g	茯神15 g	葶苈子20 g（包）
陈皮8 g	浮小麦30 g	煅龙骨20 g（先煎）		煅牡蛎20 g（先煎）
7剂，每日1剂，水煎分2次服				

7月7日二诊：汗出减少，怯冷减轻，夜寐尚可，顷以胸闷、气短、下肢肿胀为苦，小便如常。舌苔薄、微腻，脉促结。表虚已缓，水饮仍在，去固表敛汗之品，加泽泻、车前子利水消肿。处方：

生黄芪30 g	太子参20 g	淫羊藿15 g	仙茅10 g	山茱萸20 g
合欢皮15 g	降香6 g	丹参20 g	葶苈子20 g（包）	泽泻20 g
车前子15 g（包）	甘草6 g	14剂		

7月23日三诊：胸闷气急明显改善，下肢肿消，纳可，二便调，寐亦好转，汗出、怯冷不显。舌淡红、苔薄，脉促结。上方去车前子、葶苈子，泽泻改10 g，加麦冬10 g。14剂。

【按】心属火居于上焦，主血脉；肾属水居于下焦，主通调水道。上下交通，水火既济，以维持心肾正常功能。肾阳为一身之根本，《类经附翼》曰："天之大宝，只此一九红日；人之大宝，只此一息真阳。"若肾阳亏虚，水饮内停，上凌于心，损及心阳，终发心衰，血脉不利。心肾阳气不足，气化失司，水液停聚，或泛溢肌肤，或留于体腔，或现腹大肢肿等症。《证治准绳·杂病》曰："若心气不足，肾水凌之，逆上而停心者，必折其逆气，泻其水，补其阳。"朱老治疗心衰，常重温补真阳，冀图其本。初诊以太子参、生黄芪、炒白术、炒防风、浮小麦、煅龙骨、煅牡蛎、山茱萸益气健脾，敛汗固表；淫羊藿、仙茅温补肾阳；葶苈子、陈皮泻肺利水化痰；丹参活血通络；茯神安神。二诊时表虚渐固，阳气渐复，水饮内留，故减益气固表之品，加降香、丹参、泽泻、车前子活血利水。黄芪配葶苈子，攻补相兼，补宗气以扶正，泻肺气以消水，用治心水证有固本清源之效。三诊水去肿消，减去利水之品，加麦冬以顾护阴液。

〔郑晓丹　整理〕

第四节　不　寐

【不寐案 1】肝郁血虚（失眠）

卢某，女，31 岁。2011 年 4 月 11 日初诊。

〔主诉〕夜不能寐半年。

半年前与他人纠纷，愤怒之后，胸胁胀满，难以入寐，甚则通宵无眠。曾多次就诊于外院，收效甚微。诊见情绪激动，长吁短叹，面容憔悴，口干少饮。舌质红、苔薄，脉弦。证属肝郁血虚，心神失养，拟予疏肝解郁、养血安神，柴胡疏肝散、酸枣仁汤加减。辅以心理疏导。处方：

柴胡 8 g	陈皮 10 g	制香附 10 g	白芍 10 g	酸枣仁 20 g
川芎 10 g	知母 10 g	茯苓 10 g	生地黄 10 g	甘草 6 g

7 剂，每日 1 剂，水煎分 2 次服

4月18日二诊：胸胁宽舒，心情愉悦，夜能入眠，但仍多梦易惊，效不更方，守方继进7剂，诸症顿失。

【按】《类证治裁·不寐》曰："阳气自动而之静，则寐。阴气自静而之动，则寤。不寐者，病在阳不交阴也。"肝主藏魂，患者情志不遂，肝郁化火，灼伤阴血，扰乱心神，魂不守舍，而致不寐。治疗予以疏肝养血安神。以柴胡、制香附、川芎疏肝解郁；酸枣仁、生地黄养血安神；知母清热除烦。王好古谓川芎能"搜肝气，补肝血，润肝燥，补风虚"。先师章次公先生也用之治疗失眠，当辨证准确，配伍得宜，用之方能得心应手，临证配合心理疏导也很重要。

〔郑晓丹　整理〕

【不寐案2】痰热扰心（失眠）

张某，男，42岁。1984年4月16日初诊。

〔主诉〕烦躁不得眠2个月。

2个月前因家庭琐事烦心，后出现懊恼不宁，烦躁难眠，甚则彻夜不寐，口干口苦，纳谷不馨，大便干结。舌质红、苔黄腻，脉弦滑。责之痰热蕴阻，上扰心神。治拟清化痰热，宁心安神，予栀子豉汤合温胆汤加减。处方：

焦栀子8g	炒豆豉12g	姜半夏6g	化橘红6g	茯神15g
生白术15g	胆南星12g	炙远志12g	酸枣仁15g	合欢花10g
甘草8g	5剂，每日1剂，水煎分2次服			

4月21日二诊：药后症平，苔黄、脉弦，此痰热蕴结较甚，前法出入，上方焦栀子改为10g，加龙胆6g、生龙骨30g（先煎）、生牡蛎30g（先煎）。5剂。

4月26日三诊：仅能入睡2小时许，醒后即懊恼不眠，苔仍黄腻，脉细滑。痰热胶结难化，故循前法加大清化之力。处方：

龙胆8g	焦栀子12g	炒豆豉10g	竹茹10g	竹沥半夏10g
化橘红6g	酸枣仁15g	柏子仁15g	首乌藤45g	5剂

5月2日四诊：自行口服安定（地西泮）可以入睡，但翌晨昏沉乏力、困倦，殊为不适。苔仍黄腻，舌质胖而衬紫，脉细小弦。此证既有痰热，体气又虚，并兼瘀滞，当复入益气化瘀之品消息之。处方：

焦栀子 15 g	炒豆豉 12 g	川黄连 3 g	肉桂 2 g（后下）	淫羊藿 15 g
炙黄芪 10 g	全当归 10 g	丹参 15 g	酸枣仁 30 g	生龙骨 20 g（先煎）
生牡蛎 20 g（先煎）		炙甘草 8 g	5 剂	

5月11日五诊：苔黄已化，此佳象也，唯睡眠仍不实，脉细弦，前法续进之。上方加琥珀末 3 g，分 2 次吞服。5 剂。

7月18日六诊：顽固失眠逐步好转，但尚不稳固，续原方出入。处方：

焦栀子 10 g	炒豆豉 15 g	姜半夏 6 g	川黄连 2 g	上肉桂 2 g（后下）
北秫米 15 g	首乌藤 30 g	酸枣仁 15 g	柏子仁 15 g	炙甘草 6 g
徐长卿 15 g	延胡索 15 g	5 剂		

8月10日七诊：症情稳定，每晚能睡 5～6 小时，苔腻亦化，此佳象也，脉小弦，仍宜间断服用化痰热、宁心神之品。处方：

焦栀子 10 g	炒豆豉 6 g	化橘红 6 g	炙远志 6 g	茯苓 15 g
首乌藤 30 g	丹参 15 g	炙甘草 6 g	8 剂	

后随访夜能寐 6～7 小时。

【按】 患者因情志抑郁，肝气郁结，气机升降失司，致使津液潴留、酿生痰热，遂成顽疾怪症及种种情志变化，故见懊恼不宁，烦躁不眠。《张氏医通·不得卧》云："脉滑数有力不得卧者，中有宿滞痰火，此为胃不和则卧不安也。"朱老以栀子豉汤清心除烦，温胆汤清化痰热。栀子豉汤出自《伤寒论》，治发汗吐下后，虚烦不得眠，反复颠倒，心中懊恼，此处应用甚为合拍。先后加入龙胆、黄连有助清化痰火；徐长卿化湿行气；延胡索理气止痛。朱老认为，延胡索、徐长卿都有镇痛、镇静、催眠作用，可治疗顽固性失眠。

〔郑晓丹　整理〕

【不寐案3】心脾两虚（失眠）

孙某，女，37 岁。2009 年 8 月 17 日初诊。

〔主诉〕失眠 5 年余。

近 5 年来夜寐不安，早醒，每晚仅睡 2～3 小时，头晕耳鸣，心慌气短，口干不欲饮，乏力纳差，大便偏溏。舌质淡红、苔白厚腻，脉细。责之心脾两虚，痰浊内蕴。治拟健脾养心，化痰降浊。处方：

黄芪 30 g	炒白术 20 g	炒酸枣仁 30 g	首乌藤 30 g	龙眼肉 10 g
法半夏 10 g	北秫米 15 g	甘松 10 g	川芎 10 g	淫羊藿 15 g
肉桂 3 g（后下）	炙甘草 6 g	14 剂。每日 1 剂，水煎分 2 次服		

8 月 31 日二诊：睡眠较前改善，夜能入眠 4 小时，经前乳胀、烦躁，食后脘胀，大便偏溏，白腻苔渐化，脉细。效不更方，续上方加柴胡 10 g，青皮、陈皮各 8 g，徐长卿 15 g。15 剂。

10 月 19 日三诊：睡眠明显改善，多者能入寐 6～7 小时，纳增，经前烦躁亦有好转，小腹坠痛，腹泻，脘胀得暖则舒，畏寒，膝以下冷，舌苔白腻，脉细数。此阳虚气弱之咎，治当温阳益气以治其本。处方：

潞党参 20 g	炙黄芪 30 g	炒白术 20 g	广木香 8 g	砂仁 6 g（后下）
川厚朴 8 g	炒酸枣仁 30 g	龙眼肉 12 g	淫羊藿 15 g	蜂房 10 g
大枣 7 枚	炙甘草 6 g	14 剂		

12 月 21 日四诊：寐可，无明显不适，继以 7 剂巩固，以资善后。

【按】《景岳全书》曰："五脏之病，虽俱能生痰，然无不由乎脾肾。盖脾主湿，湿动则为痰，肾主水，水泛亦为痰。故痰之化无不在脾。"患者失眠多年，伴有纳差乏力，头晕耳鸣，心慌气短，为心脾两虚证。苔白腻，大便溏薄，为脾虚不能运化水湿。"脾为生痰之源"，痰湿壅遏于胃，以致胃不和则卧不安。治宜健脾养心、运化痰湿，方用黄芪、炒白术、炙甘草补益心脾；淫羊藿、肉桂温补肾阳；炒酸枣仁、龙眼肉、首乌藤养心安神；法半夏、北秫米和胃降逆，化痰安神；甘松、川芎既能行气活血，又有安神之功。二诊睡眠改善，然经前乳胀、烦躁，乃肝郁不舒，以柴胡、青皮、陈皮、徐长卿疏肝理气、运化痰湿。三诊见小腹坠痛，腹泻，得暖则舒，畏寒，膝以下冷，此为阳虚较甚，以潞党参、炙黄芪、炒白术补气健脾；砂仁、广木香、川厚朴行气化湿；淫羊藿、蜂房益肾温阳，阳气充足则湿可化，胃和则心神安。

〔郑晓丹　整理〕

【不寐案 4】心脾两虚（失眠）

黄某，男，40 岁。2010 年 1 月 15 日初诊。

〔主诉〕夜难寐数日。

不寐数日，夜寐不安，噩梦纷扰，常作惊骇恐怖之状，晨起即唾吐涎沫。舌苔白腻，脉小滑。证属心脾气虚，痰饮扰神。治拟温养心脾，祛痰镇惊。处方：

党参 30 g	白术 12 g	茯苓 30 g	法半夏 10 g	陈皮 5 g
炒酸枣仁 9 g	石菖蒲 5 g	远志 5 g	龙齿 15 g（先煎）	炙甘草 5 g
生姜汁少许	20 剂，每日 1 剂，水煎分 2 次服			

2 月 4 日二诊：20 剂后药到病除，以臻痊愈。

【按】晨起即唾吐涎沫，乃脾虚之象，脾虚则生痰湿，故苔白腻而脉滑。心脾不足，痰湿内扰，心胆虚怯，故惊骇恐怖，夜寐不安而多梦。证属心脾气虚，神不守舍，痰饮乘虚袭入，扰乱神明之候，治用温养心脾，祛痰镇惊之法。方以六君子汤益气健脾，燥湿化痰；石菖蒲、远志以祛痰湿；龙齿以镇惊安神。石菖蒲辛温芳香，为开窍要药，能通窍除痰，醒神健脑，常用于治疗健忘、多寐、神昏、癫狂、惊痫、中风失语等神志方面的疾患。朱老认为，究其作用，乃在入心涤痰，痰浊去，气血通，神明自复矣。《千金方》之定志小丸（人参、茯苓、石菖蒲、远志）、开心散（药物同上方，唯用量与剂型不同）等方皆用石菖蒲，均为心气不足兼夹痰浊者而设。王秉衡《重庆堂随笔》云："石菖蒲舒心气，畅心脉，怡心情，益心志，妙药也。"朱老善用石菖蒲，并常与远志相伍，对不寐、心悸、怔忡，夹有痰浊、苔白腻者恒用之，以宁心化痰，调畅心气，其效甚著。

〔郑晓丹　整理〕

【不寐案5】精气亏虚（失眠）

王某，女，72 岁。2009 年 7 月 22 日初诊。

〔主诉〕反复彻夜难眠近 10 年。

近 10 年来常夜间兴奋异常，难以入睡，甚则彻夜不眠，睡则多梦易醒，常赖安定（地西泮）等药方能入寐，白昼头晕乏力，二便调，平素健忘。舌边有齿痕、苔薄，脉细弦。自诉年轻时因经济困难，常以卖血度日。证属精气亏虚，阳气浮越，治宜温补镇摄。处方：

炙黄芪 20 g	淫羊藿 15 g	五味子 6 g	枸杞子 12 g	丹参 15 g
远志 10 g	茯神 15 g	蝉蜕 6 g	磁石 30 g（先煎）	淮小麦 30 g
甘草 6 g	7 剂，每日 1 剂，水煎分 2 次服			

7 月 29 日二诊：夜间能入睡 2～3 小时，但仍易醒，精神较前稍振，苔脉同前。前法继进之 10 剂。

8 月 12 日三诊：夜能酣睡，精神较振，无头晕、心悸等症，舌质淡红、苔薄，脉细。继服 10 剂，以冀全功。

【按】朱老在治疗顽固性失眠时，遵章次公先师"有些失眠患者，单纯用养阴、安神、镇静药物效果不佳时，适当加入桂、附一类兴奋药，每收佳效"之论述，自出新意，拟"甘麦芪仙磁石汤"，用以治疗顽固性失眠虚多实少、脾肾两虚或心脾两虚之证。甘麦大枣汤本治脏躁不寐，配合炙黄芪益气；淫羊藿温阳；丹参、远志、茯神、磁石安神定志，共奏交通心肾、温潜镇摄之效。并在方中加入虫类药蝉蜕，朱老指出，"蝉蜕之用，凡因风因痰而生热，因热因恐而致惊，因惊因痰而为痫、癫和不寐的证候，用之都有疗效"，乃经验之谈。

〔郑晓丹　整理〕

【不寐案6】阴阳俱虚（失眠）

徐某，女，29 岁。2008 年 4 月 11 日初诊。

〔主诉〕头胀伴失眠 3 年。

头眩而胀，稍劳即疲不能兴，夜不成寐，冬冷夏热倍于常人，性情沉郁，时急躁冲动，羔起 3 年，迭治未效。刻下：梦多纷纭，胃脘饥嘈，腰际酸软，带下绵绵，经行量多。舌有朱点、质微胖、苔薄白，脉虚弦而细、尺弱。此肾阴阳俱虚，宜阴阳同补，育阴以涵阳，扶阳以培阴，培补肾阳汤加减。处方：

淫羊藿 15 g	仙茅 10 g	怀山药 15 g	枸杞子 10 g	紫河车 6 g
生地黄 12 g	熟地黄 12 g	肥玉竹 12 g	煅海螵蛸 18 g	茜草炭 6 g
甘草 5 g	5 剂，每日，1 剂，水煎分 2 次服			

4 月 25 日二诊：药后能安眠终宵，精神振爽，头眩胀大减，腰酸带下亦较前好转，此调补肾阴阳之功。但停药 1 周后，兼之工作辛苦，又致头眩不眠，但其势较前为轻，苔脉同前，此乃病已久，体气亏，非一蹴而就。前法既效，不予更张，继进之 5 剂。

4 月 30 日三诊：进服原方，诸羔皆平，继进之以期巩固。5 剂，间日服 1 剂。

【按】"培补肾阳汤"为朱老所手订，此证即用此方加味。方中淫羊藿、仙茅补肾壮阳；怀山药补肺、健脾、固肾、益精；枸杞子为补肝肾真阴不足之要药；怀山药与枸杞子、生熟地黄、肥玉竹合用，有育阴涵阳之功；紫河车补肾填精，性温而不燥；煅海螵蛸、茜草炭止血调冲；甘草补益调味。全方以温肾壮阳、培补命门为主，助以滋养真阴之品，使阳强阴充，合和绾照，则诸虚百损，自可安复。《素问·阴阳应象大论》曰："精不足者，补之以味。"朱老认为，紫河车、龟甲胶、鹿角胶等血肉有情之品，可以填补精血，功非草木药所能比拟。三诊以后，由于间日连续服药，诸羔未见反复，停药以后，亦较稳定，且月信来潮，其量大减，均向愈之象。嘱注意劳逸结合，起居有节，辅以营养，不难日臻康泰。

〔郑晓丹　整理〕

【不寐案 7】心肾失交（失眠）

徐某，女，57 岁。2011 年 4 月 4 日初诊。

〔主诉〕失眠半年。

近半年失眠逐渐加重，几乎彻夜不寐，身热消瘦，脱发肤糙，纳可口干，大便正常。舌边尖红、苔薄，脉细弦。证属水火不济，心肾失交。拟方益阴水，济坎离。处方：

女贞子 12 g	墨旱莲 15 g	麦冬 10 g	川石斛 15 g	川黄连 4 g
肉桂 3 g(后下)	焦栀子 10 g	淡豆豉 15 g	炒酸枣仁 40 g	刺五加 15 g
生龙骨 30 g(先煎)	生牡蛎 30 g(先煎)	甘草 5 g	7 剂，每日 1 剂，水煎分 2 次服	

4 月 11 日二诊：症状明显改善，较易入睡，但仍易醒，口干减轻，身热已减。舌质红、苔薄，脉细弦。上方加首乌藤 30 g。14 剂。

4 月 26 日三诊：睡眠较前明显改善，纳可，便调。舌质微红、苔薄，脉细弦。继服 7 剂善后。

【按】《景岳全书》曰："总属真阴精血之不足，阴阳不交，而神有不安其室耳。"症见彻夜不寐，身热消瘦，口干脱发，皮肤粗糙，乃肾水不足，脏腑失养，水火不济，心肾不交，心火独亢，治疗亟须滋肾水、降心火、交通心肾。方以女贞子、墨旱莲、麦冬、川石斛、刺五加滋水益肾；川黄连、肉桂交通心肾，引火归元；栀子、淡豆豉清热除烦；生龙骨、生牡蛎、炒酸枣仁、首乌藤重镇潜阳、宁心安神。全方冶二至丸、交泰丸、栀子豉汤为一炉，足见顽固性失眠当合方同治。

〔郑晓丹　整理〕

【不寐案 8】心阴不足（失眠）

陈某，男，67 岁。2010 年 1 月 4 日初诊。

〔主诉〕失眠 2 个月。

近 2 个月来夜寐不安，凌晨 1～3 时即醒，醒后不易入寐，近 4～5 日通宵失眠，咽干。舌苔薄、质红，脉细弦。乃心阴不足，心神不宁证。治宜养心阴，调阴阳，和营卫。处方：

枸杞子 12 g	菊花 12 g	生白芍 20 g	川黄连 3 g	肉桂 1 g (后下)
炒酸枣仁 40 g	首乌藤 30 g	生龙骨 30 g (先煎)	生牡蛎 30 g (先煎)	法半夏 6 g
北秫米 20 g	淮小麦 30 g	大枣 5 枚	甘草 6 g	7 剂，每日 1

剂，水煎分 2 次服

1月11日二诊：入睡易，唯易醒，咽干，舌偏红、苔薄有裂纹，脉小弦。前法进之，上方去菊花、白芍，枸杞子增至 15 g，加生地黄、熟地黄各 15 g，7 剂。

1月18日三诊：寐改善，易入睡，咽干，舌红、苔薄有裂纹，脉小弦。前法治之。处方：

生地黄 15 g	熟地黄 15 g	枸杞子 15 g	炒酸枣仁 40 g	首乌藤 30 g
生龙骨 20 g (先煎)	生牡蛎 20 g (先煎)	肉桂 2 g (后下)	茯神 15 g	川黄连 6 g
刺五加 15 g	女贞子 20 g	甘草 6 g	7 剂	

【按】患者半夜易醒，醒后不易入睡，咽干，舌偏红、苔薄有裂纹，脉小弦，实乃心阴不足、营卫失度、阴阳失和之证。立方以育阴潜阳为主，拟以交泰丸、甘麦大枣汤合半夏秫米汤加减，育阴养心；加枸杞子、菊花、生龙骨、生牡蛎清肝潜阳，共奏交通阴阳、宁神安寐之效。二诊加生地黄、熟地黄滋阴养肾。三诊夜寐改善，仍见咽干口燥，加女贞子、刺五加滋水益肾。

〔郑晓丹　整理〕

【不寐案 9】气阴不足，阴虚阳亢（失眠）

王某，女，51 岁。2010 年 8 月 23 日初诊。

〔主诉〕失眠、腹胀 1 年余。

近 1 年来夜难入寐，或寐则易醒、多梦，伴腹胀，大便 3～4 日一行。舌质微红、苔薄白，脉细弦。乃气阴不足，阴虚阳亢证。治宜益气养阴，滋阴潜阳，重镇安神。处方：

太子参 15 g	枸杞子 20 g	生白芍 20 g	炒酸枣仁 30 g	首乌藤 15 g
珍珠母 30 g（先煎）	生牡蛎 30 g（先煎）	刺五加 20 g	全瓜蒌 30 g	制首乌 15 g
鸡内金 15 g	炒谷芽 15 g	炒麦芽 15 g	炙甘草 6 g	14 剂，每
日 1 剂，水煎分 2 次服				

9 月 27 日二诊：药后失眠有所改善，腹胀亦减，大便仍不畅，舌质偏红、苔薄，脉细。上方加女贞子、决明子各 20 g，大腹皮 15 g。20 剂。

10 月 21 日三诊：药后夜寐稍安，有时失眠，但手足心热，便难，口干，苔薄尖红，脉细弦。前法出入。处方：

珠子参 20 g	生白芍 30 g	炒酸枣仁 40 g	制首乌 15 g	全瓜蒌 30 g
决明子 20 g	茯神 15 g	女贞子 20 g	墨旱莲 20 g	生地黄 15 g
枸杞子 15 g	甘草 6 g	20 剂		

11 月 12 日四诊：夜寐明显改善，能睡 5～6 小时，大便日一行、易解，口干改善，苔薄尖红，脉细弦。前法出入。上方去制首乌。20 剂，日趋向愈。

【按】本案患者失眠 1 年余，夜难入寐，伴有多梦，大便 3～4 日一行，口干，舌质微红、苔薄白，脉细弦，乃气阴不足，阴虚阳亢证。朱老初诊以太子参、枸杞子、生白芍、刺五加、制首乌益气养阴，滋养肝肾；珍珠母、生牡蛎潜阳安神；鸡内金、炒谷芽、炒麦芽、全瓜蒌消食化积通腑；炒酸枣仁、首乌藤养心安神。二诊失眠有所改善，大便不畅，舌红，加女贞子以益阴，决明子、大腹皮行气通便。三诊手足心热，便难，口干，以珠子参、生白芍养阴；全瓜蒌、决明子润肠通便；制首乌、女贞子、墨旱莲、生地黄、枸杞子滋补肝肾；炒酸枣仁、茯神养心安神。珠子参有清热养阴，散瘀止血，消肿止痛之功效，现代药理学研究表明该药具有镇痛镇静作用。朱老常用珠子参养阴清热，在失眠中辨证加以运用。

〔郑晓丹　整理〕

【不寐案 10】阴虚火旺（失眠）

季某，女，30 岁。2009 年 9 月 16 日初诊。

〔主诉〕小产后失眠数日。

患者怀孕 3 个月不慎致小产后出现不寐、心悸，彻夜辗转难耐，烦躁不知所苦，眩晕耳鸣，精神疲惫，食少纳差。舌红、少苔，脉细数。此阴虚火旺，心神不宁。拟滋阴清热，养血安神，天王补心丹加减。处方：

生地黄 10 g	玄参 10 g	麦冬 10 g	天冬 10 g	当归 10 g
丹参 10 g	人参 10 g	朱砂 1.5 g 研细末拌茯苓 10 g		远志 10 g
酸枣仁 10 g	柏子仁 10 g	五味子 6 g	黄连 6 g	5 剂，每日 1
剂，水煎分 2 次服				

9 月 21 日二诊：5 剂后，每晚已能入寐 4 小时，心悸烦躁减轻，似感手足心热、盗汗、腰膝酸软。改投知柏地黄汤加味。处方：

生地黄 10 g	山茱萸 15 g	怀山药 10 g	泽泻 10 g	茯苓 10 g
牡丹皮 6 g	知母 6 g	黄柏 6 g	14 剂	

诸症若失，后停药调养 2 个月，诸症获愈。

【按】患者小产后失血，营血亏虚，不能奉养心神，阴虚血少，心失所养，故心悸失眠、精神疲惫。正如《景岳全书》所说："无邪而不寐者，必营气之不足也，营主血，血虚则无以养心，心虚则神不守舍。"治当滋阴清热，养血安神。方中用甘寒之生地黄合玄参滋阴养血，壮水以制虚火；天冬、麦冬滋阴清热；酸枣仁、柏子仁、远志宁心安神；人参、当归补气养血，并能安神益智；五味子敛心气，安心神；黄连苦泄心火；丹参清心活血；朱砂镇心安神，拌入茯苓其效更佳，但朱砂有毒，须注意控制用量。此天王补心丹、朱砂安神丸合方。二诊症情减轻，似感手足心热、盗汗、腰膝酸软，此肝肾阴虚之象，投知柏地黄汤滋阴清热。

〔郑晓丹　整理〕

第五节　多　寐

【多寐案】脾虚痰湿（嗜睡症）

王某，女，15 岁。2009 年 1 月 22 日初诊。

〔主诉〕白天嗜睡 5 个多月。

患者上课时不能集中注意力听讲，嗜睡，成绩渐降。尽管家长与老师不断督促，患者白天也照睡不误。刻下：面色少华，食欲不振，精神委靡。舌体淡而胖、苔白腻，脉细少力。四诊合参，当属脾气不足，痰湿壅阻。治拟健脾益气、化痰泄浊。处方：

黄芪 15 g	党参 15 g	山药 15 g	茯苓 15 g	法半夏 12 g
生薏苡仁 20 g	焦白术 12 g	郁金 12 g	胆南星 10 g	石菖蒲 10 g
枳壳 6 g	甘草 6 g	14 剂，每日 1 剂，水煎分 2 次服		

2 月 5 日二诊：药后精神稍振，胃纳转佳，但嗜睡依然。此痰浊未去也，加重化痰药再进。上方继进，另加散剂：川贝母 60 g，天竺黄、蝉蜕各 40 g，研极细粉，分 30 包，每日 1 包，加入汤药中温服。共服汤药 30 剂。

停药后嗜睡已愈。随访 1 年未复。

【按】多寐是指不论昼夜，时时欲睡，呼之能醒，醒后复睡。《灵枢·寒热病》曰："阳气盛则瞋目，阴气盛则瞑目。"《丹溪心法·中湿》指出："脾胃受湿，沉困无力，怠惰好卧。"揭示了多寐的主要病因病机。

嗜睡多为痰湿作祟。然痰自何来？脾为生痰之源，脾失健运，则运化无权，水湿内停，凝聚为痰；水谷不化精微，也可生成痰。患者或因思虑劳倦，致脾胃气虚，运化失司，水津停聚而成痰浊，痰浊内阻，又可进一步耗伤气血，损伤阳气，以致清阳不升，疲困多寐。临床出现面色少华，食欲不振，精神委靡，苔白腻、舌体淡而胖，脉细少力等脾气不足、痰湿壅阻证。治疗宜健脾固本，祛痰治标。朱老以黄芪、党参、山药、茯苓、焦白术、生薏苡仁益气健脾利湿；郁金、枳壳、胆南星、法半夏、川贝母、天竺黄理气化痰；石菖蒲开窍醒脑。标本兼治，故取得良效。

〔郑晓丹 整理〕

第六节 健 忘

【健忘案】痰瘀互结（健忘）

胡某，男，60岁。1978年11月30日初诊。

〔主诉〕健忘、思维迟缓1年余。

患者近1年遇事善忘，思维反应迟缓，未经治疗，现感诸症逐渐加重，遂来就诊。刻下：神疲头眩，午后言语失序，思维迟缓，反应迟钝。舌淡衬紫、苔薄腻，脉细弦。此痰瘀互结，痴呆早期之证。治宜活血化瘀，软坚通络。处方：

丹参 12 g	全当归 10 g	豨莶草 15 g	泽兰 10 g	制海藻 10 g
制昆布 10 g	川芎 10 g	酒炒桑枝 20 g	甘草 5 g	6 剂，每日 1
剂，水煎分 2 次服				

12月18日二诊：药后平平，此非矢不中的，乃力不及彀也。治宜守前法出入。上方加桃仁、红花各6 g，黄芪12 g。6剂。

1979年1月11日三诊：近日精神较前转好，唯午后思维力仍差，有健忘感，舌淡衬紫、苔薄，脉细弦。肾虚髓枯，脑力早衰，予以益肾化瘀法治之。处方：

赤芍 12 g	川芎 15 g	枸杞子 12 g	丹参 15 g	桃仁 10 g
红花 10 g	当归 10 g	菟丝子 10 g	益智 12 g	制海藻 12 g
制昆布 12 g	甘草 5 g	14 剂		

6月7日四诊：药后精神振奋，思维迟钝稍有改善，但停药数月，又有反复，健忘。舌淡衬紫、边有齿痕，苔薄，脉细弦。血瘀脑腑，清窍失灵，前法出入。处方：

全当归 12 g	川芎 10 g	丹参 15 g	制海藻 10 g	制昆布 12 g
赤芍 10 g	石菖蒲 10 g	远志 6 g	桃仁 10 g	红花 10 g
菟丝子 10 g	益智 12 g	甘草 5 g	14 剂	

后随访健忘及反应迟钝较前改善。

【按】 健忘又称"善忘""多忘""喜忘"。多因心脾亏损，年老精气不足，或瘀痰痹阻等所致。朱老认为，健忘多见于老年人，其年迈肾气渐衰。肾主骨生髓通于脑，肾虚则髓海不足，脏腑功能失调，气滞血瘀于脑，或痰瘀交阻于脑窍，脑失所养，导致遇事善忘，反应迟钝。肾虚为本，痰瘀互阻为标，本虚标实，虚实夹杂。治以益肝肾，化痰瘀，慧脑窍之法。该案中，朱老始投丹参、全当归、豨莶草、泽兰、川芎活血化瘀通络之剂为主；以制海藻、制昆布消痰软坚散结。二诊以桃仁、红花、黄芪加大益气活血之力。三诊后以菟丝子、枸杞子、益智益肝肾；仍以当归、桃仁、红花、川芎、丹参、赤芍等活血化瘀；制海藻、制昆布消痰软坚散结。四诊加远志补心肾、宁神志、化痰滞；用石菖蒲伍远志化痰湿、开心窍、疗健忘渊源有自，《千金方》中治好忘之枕中方、开心散、菖蒲益智丸均以石菖蒲及远志为主药，可资佐证。

〔郑晓丹 整理〕

第七节 痴 呆

【痴呆案】肝肾不足（血管性痴呆）

张某，男，66岁。1993年5月4日初诊。

〔主诉〕记忆力减退1年。

患者1年前自觉记忆力显著减退，常头目昏眩，情绪不稳，易急躁冲动，或疑虑、消沉，言语欠利，腰酸，四肢困乏，肢麻，行走不爽，经常失眠。舌衬紫、尖红，苔薄腻，脉细弦、尺弱。有高血压病史，头颅CT检查示脑萎缩、灶性梗死，诊断为"脑血管性痴呆"。证属肝肾虚亏，痰瘀阻窍，治拟益肝肾，化痰瘀，慧脑窍。处方：

枸杞子 10 g	菊花 10 g	天麻 10 g	地龙 15 g	生地黄 15 g
熟地黄 15 g	赤芍 10 g	白芍 10 g	桃仁 10 g	红花 10 g
丹参 15 g	酸枣仁 20 g	柏子仁 20 g	制南星 8 g	炙远志 8 g
淫羊藿 15 g	桑寄生 20 g	生牡蛎 20 g(先煎)	甘草 4 g	10 剂，每日
1 剂，水煎分 2 次服				

5月15日二诊：药后头眩、肢麻、失眠均见减轻，自觉言语、行走较前爽利，情绪有所稳定，记忆力略有增强，甚感愉快，并能积极配合体育锻炼，苔薄，脉细弦。前法继进之。上方加益智 10 g，10 剂。

5月24日三诊：诸象均趋好转，遂以上方 10 倍量制为丸剂，每服 6 g，每日 3 次，持续服用以巩固之。

半年后随访，一切正常。

【按】《医方集解》指出："人之精与志，皆藏于肾，肾精不足则志气衰，不能上通于心，故迷惑善忘也。"朱老认为，肾虚血瘀痰浊是老年病的病理基础，肝肾同源，所以补益肝肾、化瘀祛痰是本病的主要治疗法则。本案始以枸杞子、生地黄、白芍、桑寄生、淫羊藿等培补肝肾；地龙、丹参、赤芍、桃仁、红花活血化瘀；制南星息风化痰；炙远志补心肾、宁神志、化痰滞；菊花清肝明目，止头痛眩晕；生牡蛎镇摄肝阳，宁心安神；酸枣仁、柏子仁养心安眠。这些药物均有助于症状之改善，利于痴呆之恢复。天麻长于息风镇惊，善治头痛眩晕，《本草纲目》谓其"久服益气力，长阴肥健"，唐·甄权《药性论》称其能治"瘫痪不遂，语多恍惚，善惊失志"。朱老说，本例系痴呆之轻者，故收效迅速，若重症须耐心坚持服药，并适量运动，如太极拳、散步等，同时给予言语疏导，改善生活环境，使之心情舒畅，消除孤独和疑虑，并适当增加高蛋白、低脂肪之饮食，多吃蔬菜、水果，以利于康复。二诊加益智有提高记忆力、补肾防衰的作用。此病需长期治疗，三诊予以丸药缓图。

〔郑晓丹　整理〕

第三章

脾

胃

病

证

（27 例）

第一节 胃脘痛

【胃脘痛案 1】肝胃郁热（萎缩性胃炎、食管溃疡）

李某，男，38 岁。2008 年 11 月 5 日初诊。

〔主诉〕胃脘疼痛伴吞酸、嘈杂 1 周。

患者诉 1 周来胃脘疼痛，时有吞酸、嘈杂、灼热感，纳谷可，大便日行 3～4 次。舌红、苔薄，脉细。既往有胃炎伴食管下段溃疡史。胃镜示：浅表萎缩性胃炎，食管下段溃疡。病理示：食管黏膜慢性炎症伴溃疡形成，局部少量异形细胞。此乃肝郁化热，胃失和降。治宜疏肝清胃，护膜安中。处方：

川楝子 12 g	生白芍 20 g	蒲公英 30 g	徐长卿 15 g	玉蝴蝶 8 g
凤凰衣 8 g	白及 10 g	煅瓦楞子 20 g	炙黄芪 20 g	莪术 8 g
太子参 15 g	怀山药 30 g	生甘草 8 g	20 剂，每日 1 剂，水煎分 2 次服	

11 月 26 日二诊：药后颇觉舒适，已不感灼热，唯仍吞酸，舌脉同前。

前法续进，上方加煅海螵蛸 15 g，枸杞子 8 g。30 剂。

12 月 31 日三诊：吞酸已释，偶见灼热感，苔薄，脉细。上方去海螵蛸。25 剂。

2009 年 3 月 18 日四诊：药后诸症渐平，间断服用胃安散，偶有胃脘嘈杂感，瞬间即逝，纳可，二便自调，苔薄质淡红，脉细弦。姑予和胃安中，以善其后。

【按】本案以胃脘不适、嘈杂吞酸为特征，乃肝胃郁热之象，辨证论治以疏肝清热和胃为主。方中川楝子疏肝行气，泄热止痛；生白芍养肝敛阴；蒲公英清热和胃；徐长卿功善行气止痛，朱老治胃脘痛喜用之。再因胃镜提示存在消化道黏膜等"形质损伤"，辨病则参以护膜安中之品，如凤凰衣、玉蝴蝶、白及、瓦楞子等。朱老论治慢性萎缩性胃炎，多从"久病多虚""久病多瘀"着眼，以太子参、山药益气健脾，补虚运中；又以黄芪、莪术相伍，去瘀生新，消瘀滞于无形。如此则病证同治，标本兼顾，其效自见。

〔徐俊伟、赵　旭　整理〕

【胃脘痛案 2】脾虚气滞（萎缩性胃炎、食管溃疡）

陈某，男，37 岁。2006 年 5 月 6 日初诊。

〔主诉〕上腹部疼痛 1 个月。

近 1 个月来上腹部疼痛不适，空腹而作，每日上午 10 点、下午 2 点易发，伴嗳气，无反酸。外院查胃镜示：慢性胃窦炎，十二指肠球部溃疡（恢复期），予"胃康灵、乳酸菌"等药口服，症状略有好转。现上腹痛时作，易饥，食纳稍多即觉胃脘不适，嗳气偶作，纳可，便调。舌质衬紫、中有裂纹，苔薄白，脉细弦。此为脾虚气滞，胃失和降，不荣则痛。治宜健脾和胃，护膜医疡。处方：

太子参 15 g	怀山药 30 g	徐长卿 15 g	甘松 10 g	蒲公英 30 g
鸡内金 10 g	玉蝴蝶 8 g	凤凰衣 8 g	甘草 6 g	7 剂，每日 1 剂，水煎分 2 次服

5月13日二诊：药后症情同前，食纳稍多即感胃脘不适，偶有反酸，纳可，便调。来人代诊述症索药，前方加煅瓦楞子30 g，生黄芪20 g，莪术8 g，川楝子10 g，绿萼梅10 g，桔梗8 g，生白及10 g。7剂。

5月20日三诊：腹部不适感渐平，唯体倦乏力，时有嗳气，食欲可，夜寐不实，二便调。前法损益治之。处方：

| 太子参15 g | 砂仁4 g（后下） | 怀山药30 g | 徐长卿15 g | 炒酸枣仁30 g |
| 炙黄芪30 g | 首乌藤30 g | 炙甘草4 g | 7剂 | |

5月27日四诊：家人代诉，患者脘腹部疼痛已减，自觉较适，偶有腰酸，要求施药巩固。处方：

炙黄芪30 g	潞党参15 g	怀山药30 g	玉蝴蝶8 g	徐长卿15 g
砂仁4 g（后下）	生白芍15 g	金狗脊6 g	巴戟天10 g	炙甘草6 g
7剂				

【按】此案患者以胃脘痛、嗳气易饥为主症，乃脾虚气滞，不荣则痛。初诊以健脾和胃、护膜医疡为主，方中太子参性平，补虚而不恋邪，益气而不升提；徐长卿行气通络，消胀止痛；甘松芳香开郁，专理气滞；鸡内金消食化积，可用于各种食积；蒲公英、玉蝴蝶、凤凰衣三药乃朱老喜用之对药，有清热和胃、养阴护膜、敛疮生肌之效。二诊患者多食即胀，反酸，前方加煅瓦楞子制酸和胃；川楝子、绿萼梅疏肝理气；莪术行气消积止痛，且与生黄芪、鸡内金构成朱老常用之促胃动力三联组。三诊、四诊痛缓，对症加减，病情向愈。

〔徐俊伟、赵　旭　整理〕

【胃脘痛案3】湿热蕴中（糜烂性胃炎）

邵某，女，75岁。2010年9月20日初诊。

〔主诉〕胸骨后灼热不适半月。

近半个月胸骨后时有灼热感，胃脘隐痛伴嘈杂感，无嗳气、泛酸，胃纳欠振，二便调。苔黄腻，脉小滑。胃镜检查提示糜烂性胃炎、食管炎，胃黏膜幽门螺杆菌（Hp-DNA）阳性。行抗Hp治疗（未再复查）。此为湿热蕴中，和降失司，治以清化和降为宜。处方：

川黄连 3 g	炒竹茹 5 g	法半夏 10 g	陈皮 5 g	紫苏叶 10 g
白豆蔻 5 g (后下)	厚朴 5 g	炒白术 10 g	炒枳壳 10 g	佛手 5 g
煅瓦楞子 30 g	蒲公英 30 g	甘草 6 g	7 剂，每日 1 剂，水煎分 2 次服	

9 月 27 日二诊：药后胃脘时有不适，胸骨后灼热感较前改善，上腹部略有饱胀感，胃纳渐增，二便自调。舌红、苔薄黄，脉细弦。湿浊已化，余热未净，胃阴受戕，和降失司，治拟养阴清胃和中。处方：

北沙参 12 g	麦冬 10 g	炒竹茹 10 g	炒枳壳 6 g	法半夏 6 g
陈皮 6 g	炒白术 10 g	佛手 10 g	海螵蛸 15 g	煅瓦楞子 30 g
蒲公英 30 g	玉蝴蝶 8 g	生甘草 6 g	7 剂	

10 月 4 日三诊：药后胃脘尚适，胸骨后灼热感已消失，胃纳渐振，二便调，口干较为明显，苔薄舌红，脉小弦。效不更方，前方继服 14 剂。日趋向愈。

【按】慢性糜烂性胃炎是一种常见病、多发病，常与消化性溃疡、浅表性或萎缩性胃炎等伴发，亦可单独发生。朱老认为慢性糜烂性胃炎具有虚实夹杂之特点，肝胃不和、脾胃湿热、胃络瘀血是其主要病理变化，中焦气机阻滞、脾胃升降失常是发病的关键。本案患者胸骨后灼痛，并见嘈杂、纳差，苔黄腻，脉小滑，乃湿热蕴中之表现。首诊方中川黄连、炒竹茹、法半夏、蒲公英、白豆蔻、厚朴、炒白术等清胃泄热，健脾化湿；陈皮、紫苏叶、佛手、炒枳壳行气和中；煅瓦楞子制酸镇痛；清胃与温化并用。二诊腻苔已化，余热未净，胃阴受戕，和降失司，改以养阴清胃和中为法，剔除苦寒之黄连、温燥之厚朴等药，以北沙参、麦冬甘寒濡润，顾护胃阴，药随证转，效如竿影。

〔徐俊伟、赵　旭　整理〕

【胃脘痛案 4】肝胆不利（浅表性胃炎、胆囊炎）

邢某，男，62 岁。2012 年 6 月 8 日初诊。

〔主诉〕胃脘反复疼痛 10 余年加重 1 个月。

患者 10 年来常因饮食不慎而胃脘疼痛反复发作，对症治疗仅可缓解症状。近 1 个月因饮食不规律，胃脘隐痛复发，且空腹或受凉后疼痛明显，进食及保暖则痛减，伴嗳气，口干，泛酸不著，纳食尚可，大便日一行而稀软不成形。舌质红、苔薄，脉细弦。2011 年 11 月 10 日胃镜示浅表性胃炎；2012 年 5 月 12 日腹部 B 超示胆囊壁毛糙，胆囊赘生物，肝脾胰无异常。此为脾虚气滞，肝胆不利。治拟健脾理气，兼利肝胆。处方：

太子参 15 g	怀山药 30 g	炒白术 15 g	炒赤芍 20 g	炒白芍 20 g
川石斛 10 g	炒扁豆 20 g	金钱草 30	广郁金 20 g	川楝子 15 g
炒延胡索 20 g	炒薏苡仁 30 g	猕猴桃根 30 g	10 剂，每日 1 剂，水煎分 2 次服	

6 月 18 日二诊：胃脘疼痛明显减轻，口干乏力亦好转，大便较前成形，唯晨起口中异味，舌红、苔薄，脉细弦。续予前法出入，上方川石斛改 15 g，加泽漆 10 g，茯苓 20 g。10 剂。

6 月 29 日三诊：胃脘疼痛缓解，晨起口秽亦减轻，大便成形，舌红、苔薄白，脉细弦。治以补益脾阴、疏肝利胆。处方：

太子参 15 g	石斛 15 g	怀山药 30 g	炒赤芍 20 g	炒白芍 20 g
炒白术 15 g	金钱草 15	广郁金 20 g	海金沙 30 g(包煎)	川楝子 15 g
炒延胡索 20 g	炒薏苡仁 30 g	泽漆 10 g	生鸡内金 20 g	茯苓 20 g
蒲公英 15 g	生甘草 6 g	10 剂		

7 月 9 日四诊：经治胃脘疼痛已罢，口中异味亦除，唯负重后左侧臀腿牵掣痛，舌嫩红、苔白，脉细少弦。治守原意。上方加鸡血藤 30 g、伸筋草 30 g，川楝子改为 10 g。10 剂。

半年随访，未再发作。

【按】朱老认为，浅表性胃炎的病机有气滞、血瘀、湿阻、热郁、气虚、阴虚等，需结合病史、病程、病症综合辨证，且治当虚实兼顾，补而不滞、滋而不腻。本案反复胃脘痛十余年，综合诱因、缓解因素及症状特点，辨证以脾虚气滞为主，且与肝胆不利、横逆犯胃有关。朱老首诊方以健脾固阴、疏肝利胆为主。方中太子参系补气养阴之妙品，怀山药伍太子参健脾胃，益肾气，止泻痢，化痰涎；佐以疏肝利胆之广郁金，清肝利胆之金钱草、川楝子、炒延胡索，并入猕猴桃根清久病郁结脾胃之毒邪。二诊诸症均减，唯口中异味，乃湿浊蒸腾于上，故加泽漆、茯苓以利痰水。朱老经验多用泽漆、佩兰为对，治疗口中异味、臭秽。本案健脾益气，佐以疏肝利胆，补中有行，行中有补，相得益彰。

〔赵　旭、徐俊伟　整理〕

【胃脘痛案 5】中虚气滞（胃溃疡）

周某，女，55 岁。1986 年 5 月 19 日初诊。

〔主诉〕胃脘胀痛半年余。

经常胃脘胀痛，得食稍缓，泛酸，大便艰难不爽。舌质红、衬紫、苔薄，脉细弦。胃镜检查提示胃小弯溃疡。此中虚挟瘀之候，治宜益气化瘀，通降阳明。处方：

炙黄芪 15 g	莪术 10 g	太子参 15 g	怀山药 20 g	煅海螵蛸 15 g
凤凰衣 6 g	玉蝴蝶 6 g	甘松 10 g	决明子 15 g	甘草 6 g
7 剂，每日 1 剂，水煎分 2 次服				

5 月 26 日二诊：药后脘痛已减，大便欠爽，头痛，苔薄，脉细弦，药既奏效，毋庸更张。上方加枸杞子、菊花各 10 g。7 剂。

6 月 6 日三诊：脘胀痛减，口中转润，大便日行 2 次，较畅，舌脉如前，守法再进。上方去枸杞子、菊花，加刺蒺藜 12 g、沙苑子 10 g。7 剂。日渐向愈。

【按】朱老辨治溃疡病亦以"多虚多瘀"立论，本案乃中虚挟瘀之胃痛，遣方以炙黄芪、太子参、怀山药益气养阴，平补脾胃，现代药理研究表明三药均能调节免疫功能，改善胃黏膜的血液循环，增加细胞代谢，促进胃肠运动，减轻黏膜炎症，加速黏膜修复，从而促进溃疡的愈合。又以黄芪伍莪术益气化瘀，消补兼行；凤凰衣、玉蝴蝶补虚宽中，养阴护膜，有消除慢性炎症及促进食欲之功；甘松开郁醒脾以助气机调畅，运诸药而止胃痛，朱老对于溃疡病及慢性萎缩性胃炎，屡用得效。诸子多降，唯决明子上能散风热，下能通大便，降寓于升；《本草备要》亦载其"有益肾精之功"。患者二诊头痛，脉细弦，乃肝虚不濡，肝气不疏之征，故入枸杞子、菊花养肝血，清肝热。三诊入刺蒺藜、沙苑子平肝养肝则头痛自解。

〔徐俊伟、赵　旭　整理〕

【胃脘痛案6】气虚血瘀（慢性萎缩性胃炎）

单某，男，56岁。2009年5月20日初诊。

〔主诉〕胃脘胀痛反复5年，加重2周。

既往胃病史5年，平素胃脘胀痛时作，因痛势不甚，未尝介意。近2周痛势加剧，食后尤甚，或呈刺痛，食欲不佳，大便溏软，日行一二次，消瘦明显，四肢乏力。舌质衬紫、苔薄腻，脉细弦。胃镜检查提示重度萎缩性胃炎。证属气虚血瘀，胃络阻滞，治宜益气化瘀，和胃止痛。处方：

炙黄芪30g	潞党参30g	怀山药15g	莪术12g	蒲公英30g
鸡内金15g	玉蝴蝶8g	凤凰衣8g	徐长卿15g	生蒲黄10g(包煎)
五灵脂12g(包煎)	炙刺猬皮12g	炮穿山甲10g	甘草6g	14剂，每日1剂，
水煎分2次服				

6月3日二诊：药后胃脘胀痛明显改善，但稍觉口干，大便成形，胃纳渐启。舌质偏红、衬紫、苔薄，脉细弦。前法微调，上方加枸杞子12g，生白芍15g。14剂。

6月17日三诊：胃脘胀痛基本缓解，但4日前因与同事争执，自觉脘胀又作，伴见嗳气。苔、脉同前。二诊方增预知子20g，7剂。

6月24日四诊：胃痛瘥，嗳气除，纳食添，体重增。上药继服巩固疗效。

【按】朱老认为，萎缩性胃炎病程缠绵，病机亦错综复杂，既有胃失和降、脾胃湿热、胃阴不足之征象，又可见脾胃虚寒、脾失健运、脾不升清、肝气郁滞的证候。胃若久病，化源匮乏，气血无以营养周身，故虚、瘀之象毕现，故立方以"久病多虚""久病多瘀"为根据，虚实兼顾，力求补而不滞，滋而不腻，温而不燥，祛邪而不伤正，理气而不耗阴。

本案之患者胃痛迁延 5 年，乏力消瘦，纳差，以黄芪与莪术配伍为主，取张锡纯氏"十全育真汤"攻补兼施治虚劳之意，黄芪能补五脏之虚，莪术善行气，破瘀消积，黄芪与莪术同用，益气不壅滞，化瘀不伤正，相辅相成；蒲黄、五灵脂化瘀定痛；徐长卿行气止痛；穿山甲、刺猬皮软坚散结，化瘀消滞，适宜于胃黏膜重度病变者；玉蝴蝶、凤凰衣养阴护膜和胃。二诊、三诊痛势已减，随症制宜以善后。

〔赵　旭、徐俊伟　整理〕

第二节　痞　满

【痞满案 1】脾胃气滞（胃炎、十二指肠球炎、肠上皮化生）

周某，男，80 岁。2009 年 4 月 20 日初诊。

〔主诉〕胃脘痞满不适 1 个月。

胃脘痞满，嗳气频频，受凉则症状加重，纳可，大便尚调。舌质淡红、苔薄微腻，脉小弦。此为脾胃气滞，运化失司。治拟行气化滞，健脾和胃。处方：

预知子 20 g	紫苏梗 10 g	煅赭石 20 g(先煎)	炙刀豆 15 g	荜茇 10 g
太子参 20 g	砂仁 5 g(后下)	甘草 6 g		7 剂，每日 1 剂，水煎分 2 次服

4 月 27 日二诊：胃脘痞满、嗳气减轻，夜半以后胃脘不适明显，无泛酸，胃纳可，大便 1～2 日一行。苔薄腻，脉小弦。胃镜检查提示高位浅表性胃炎、十二指肠球炎；Hp-DNA 阴性。病理检查示黏膜中到重度炎症，有活动，灶性肠上皮化生，伴淋巴滤泡形成。处方：

太子参 20 g	莪术 8 g	蒲公英 20 g	玉蝴蝶 8 g	炙刺猬皮 10 g
徐长卿 15 g	绿萼梅 10 g	佛手片 10 g	姜半夏 10 g	甘草 6 g
7 剂				

5月2日三诊。药后症减，胃纳可，舌质红、苔薄腻，脉小弦。药既奏效，前方续进7剂。

【按】本案患者嗳气、受凉症状加重，此为脾胃气滞，胃中虚寒之象。首诊方中预知子善疏肝理气，常用于治疗肝郁胃痛，又可除胀气，增食欲；紫苏梗行气降逆；煅赭石下气降逆；炙刀豆、荜茇温中散寒；太子参益气养胃；砂仁行气醒脾。二诊症状减轻，但现代医学检查提示存在活动性炎症及肠上皮化生，尤需病证同治。故以太子参伍莪术益气化瘀；蒲公英消肿散结、刺猬皮消坚散结、玉蝴蝶护膜生肌，对肠上皮化生或不典型增生者尤为适用；配合徐长卿行气消胀；绿萼梅、佛手疏肝行气；半夏化痰除痞。全方消补兼施，补而不滞，消不伤正。可见，朱老辨治痞满，常以中医为本，中西合参，病证同治，并积极汲取现代药理研究成果，提高临床疗效。

〔赵　旭、徐俊伟　整理〕

【痞满案2】湿浊中阻（功能性消化不良）

苏某，女，57岁。1984年8月24日初诊。

〔主诉〕胃脘痞满不适10日。

胃脘不适，痞满时作，困倦乏力，纳谷不馨，饥不欲食，口中黏腻，大便不爽。舌质胖、苔白腻，脉细濡。证属湿浊中阻，脾运失健。治宜化湿运脾。处方：

炒苍术10 g	炒白术10 g	厚朴花10 g	炒薏苡仁15 g	佩兰12 g
佛手片10 g	荜茇12 g	鸡内金10 g	谷芽10 g	麦芽10 g
5剂，每日1剂，水煎分2次服				

8月31日二诊：药后脘痞、口黏减轻，纳谷欠馨，苔腻渐化，脉濡。湿浊趋化，中运尚未悉复，前法续进之。上方去荜茇，加茯苓12 g。4剂。

9月7日三诊：近日自觉颇适，痞满、口黏已除，纳谷如常，大便畅。苔薄，脉濡。恙情渐复，再为善后。处方：

炒白术15 g	茯苓15 g	薏苡仁12 g	厚朴花10 g	干姜3 g
广木香6 g	陈皮8 g	甘草5 g	太子参12 g	4剂

9月19日四诊：诸症均释，唯口微干，苔薄、脉细，此阴伤未复之征，续予健中调脾养阴之品。处方：

太子参 15 g　　怀山药 20 g　　　川石斛 10 g　　麦冬 10 g　　　川百合 12 g
枸杞子 10 g　　十大功劳叶 10 g　　炙甘草 6 g　　　6 剂

【按】朱老认为治疗脾胃病，轻可去实，行可去滞，治痞宜消不宜攻。本案患者初诊饥不能食，痞满困倦，口中黏腻。苔白腻、舌质胖，脉濡细，乃湿浊中阻之象，治宜燥湿运脾。方中炒苍术燥湿健脾，炒白术健脾化湿，二药合用，祛脾胃湿浊；莝苃配伍厚朴花、佛手片温中行气，宽中消痞；佩兰为朱老所喜用，醒脾化湿，性平不燥；佐运脾消食之鸡内金、炒薏苡仁、谷芽、麦芽，疗效肯定。二诊苔腻渐化，脉濡，湿浊趋化，中运尚未悉复，前法续进之。三诊、四诊痞满症消，然气阴两虚，以太子参、怀山药益气养阴；枸杞子、十大功劳叶养肝益阴；川石斛、麦冬、川百合养阴护胃，扶正以善后。

〔赵　旭、徐俊伟　整理〕

【痞满案 3】肠胃气滞（胃下垂）

刘某，男，50岁。1976年6月10日初诊。

〔主诉〕脘腹胀满半年余。

胃脘、腹部胀满不适，纳谷欠香，嗳气则舒，矢气不畅，大便秘结。西医诊断为"胃下垂"已半年余。顷诊面色少华，舌苔薄白，脉沉弦。证属肠胃气滞，治宜理气畅中，降气行滞。处方：

炒枳壳 12 g　　槟榔 9 g　　　厚朴 6 g　　　广木香 4.5 g（后入）　大腹皮 12 g
青皮 9 g　　　陈皮 9 g　　　鸡内金 9 g　　姜黄 6 g　　　　　蒲公英 18 g
桃仁 6 g　　　3 剂，每日 1 剂，水煎分 2 次服

上药服用 3 剂后脘腹胀满即大减，纳谷转香，矢气频出，大便亦通。效不更方，原方续进，而获痊复。

【按】胃下垂，一般认为多由中气下陷所致，而投补中益气汤，实不尽然，气滞则清阳郁而失升，郁久也可导致气陷。治当从理气解郁着手，

浊气降则清气自升。故朱老常曰："辨证是绝对的，辨病是相对的。"

朱老认为，脉沉弦乃此证气滞内郁之着眼点。肠胃气滞则见脘腹胀满，腑气不降而逆，故矢气不畅，嗳气则舒。方中以炒枳壳、广木香、陈皮、青皮等理气和中，参以槟榔、大腹皮、厚朴等降气行滞；气血相因，酌加桃仁活血润肠；蒲公英为防气郁生热而设，似与连翘之于保和丸，其义相近。如此，则腑气得通，诸症悉除，自收桴鼓之效。

〔徐俊伟、赵　旭　整理〕

【痞满案4】中虚气陷（胃下垂）

孙某，男，40岁。1979年2月19日初诊。

〔主诉〕胃脘痞胀6年。

西医诊为胃下垂已六载，胃脘痞胀，食后尤甚，形体消瘦。苔薄，脉细。责之中虚气陷，治宜益气升陷，健脾运中。处方：

炙黄芪20 g	升麻5 g	全当归10 g	川芎5 g	广木香5 g
炒白术15 g	陈皮5 g	炙甘草5 g	10剂，每日1剂，水煎分	
2次服				

另予苍术20 g，分10包，每日1包，泡茶饮。

3月1日二诊：脘胀渐减，精神较振，面色转润。苔薄微腻，脉细。前法既合，微调继进。上方加党参12 g，鸡内金6 g。10剂。

3月15日三诊：自觉舒适，舌脉无变化，续以上方巩固治疗，以冀全功。

【按】本案患者病久，正气耗损，形体消瘦，苔薄、脉细，辨证为中虚气陷。若论益气升陷，当首推黄芪。《本草正义》说："黄芪，补益中土，温养脾胃，凡中气不振，脾土虚弱，清气下陷者最宜。"张锡纯也说："黄芪既善补气，又善升气。"故重用炙黄芪为君药，辅以升麻，助黄芪升提下陷之中气；更佐炙甘草、炒白术补气健脾；当归养血生气；陈皮、川芎理气和血，全方补而不滞。朱老指出："久患胃疾，脾胃虚弱，中气久虚，日久生湿，阻滞中焦，故胃虚之证多见挟湿，湿浊不得宣化，清阳岂能上升。"基于此，朱老治胃补虚，必兼宣化湿浊，故投以苍术饮健脾化湿。苍术虽燥，但能助脾散湿，助脾敛精，转而能润。一味苍术饮，乃治胃下垂之达药。

〔徐俊伟、赵　旭　整理〕

【痞满案5】胃阴不足（慢性胃炎、慢性结肠炎）

吴某，男，51岁。2009年1月5日初诊。

〔主诉〕食后脘胀1年余。

食后脘胀伴嘈杂，饮食不旺，大便干燥，口干。舌质红、苔薄，脉弦。既往有浅表性胃炎，慢性结肠炎、直肠炎病史。此胃阴暗耗，中运失健之候，治宜养阴健中。处方：

太子参15g	川石斛15g	枸杞子20g	怀山药30g	蒲公英30g
决明子15g	鸡内金15g	谷芽15g	麦芽15g	玉蝴蝶8g
绿萼梅10g	甘草6g	14剂，每日1剂，水煎分2次服		

1月19日二诊：食后脘胀、口干较前好转，纳稍增，便难不爽，腹冷，神疲。苔薄，脉细。上消化道钡餐造影提示：胃炎，食管轻度反流，多发性憩室。此气阴不足，脾运不健，拟益气养阴，健脾运中。处方：

生黄芪30g	太子参20g	川石斛15g	炙刺猬皮12g	凤凰衣10g
全当归10g	瓜蒌子30g	火麻仁20g	炒莱菔子15g	甘草6g
14剂				

2月2日三诊：痞满不著，纳谷可，便难明显好转，自觉胸闷欠畅。苔薄，脉细弦。前法出入，上方加合欢皮15g，娑罗子12g。14剂。效果满意。

【按】胃的受纳、腐熟水谷功能，需要胃阴的滋润，故曰胃"喜润恶燥"，当慎用香燥理气之品，以免耗气伤阴。胃阴不足，受纳、腐熟功能失司，故脘腹痞胀；阴虚则胃中嘈杂，便干、口干，舌红；气虚则神疲。太子参、枸杞子、怀山药、川石斛益气补阴，养胃健脾；绿萼梅疏肝解郁，开胃生津；决明子清肝泄热，润肠通便；蒲公英、玉蝴蝶和胃护膜；鸡内金、谷芽、麦芽补脾胃，助消化。二诊症减，但便艰不爽，故参入当

65

归、瓜蒌子、火麻仁等以增润肠通便之力。朱老习用刺猬皮、凤凰衣疗胃病，取其理气化瘀、护膜安中之功，尤善治胃脘疼痛。三诊胸闷欠畅，故加入娑罗子宽中理气，合欢皮和血解郁。

〔徐俊伟、赵　旭　整理〕

【痞满案6】气阴不足（食管炎、胃下垂）

朱某，女，35岁。2010年11月15日初诊。

〔主诉〕脘痞、泛恶4个多月。

近4个多月胃脘痞胀、恶心欲吐，呃逆纳差，口干。舌质红、苔薄，脉细。近期X线钡餐显示食管炎，胃下垂。拟从气阴不足，胃失和降治之，予益气阴，降胃气。处方：

生黄芪 30 g	太子参 20 g	莪术 8 g	炙刀豆 15 g	旋覆花 15 g (包煎)
炙刺猬皮 15 g	佛手 10 g	甘松 10 g	蒲公英 30 g	玉蝴蝶 8 g
甘草 6 g	7剂，每日1剂，水煎分2次服			

11月22日二诊：药后脘痞、恶心欲吐好转，食后胃脘隐痛，大便溏烂，日行3～4次。舌苔薄，脉细弦。上方加怀山药30 g，姜半夏15 g，沉香曲20 g。7剂。

11月30日三诊：脘痞不著，恶心欲吐已瘥，纳食渐增，大便成形，日行1～2次。舌苔薄，脉细弦。前方续进7剂，巩固疗效。

【按】张介宾在《景岳全书·痞满》中指出："凡有邪有滞而痞者，实痞也；无物无滞而痞者，虚痞也。"朱老谓：脾气易损，胃阴易伤，气虚易复，阴伤难平，阴阳互生，治疗当气阴兼顾。本案患者胃脘痞胀不适，胃纳不振，泛恶欲吐、呃逆，为胃失和降之征；口干，舌红，为胃阴亦亏之象。方中太子参益气生津；生黄芪、莪术为朱老常用之益气化瘀、扶正消积药对；炙刀豆、旋覆花下气止呃；炙刺猬皮、佛手、甘松理气止痛，醒脾健胃；蒲公英、玉蝴蝶护膜止痛。二诊食后胃脘隐痛，大便溏烂，加怀山药健脾运中、姜半夏降逆止呕、沉香曲行气止痛。

〔徐俊伟、赵　旭　整理〕

【痞满案7】气阴不足（慢性萎缩性胃炎）

徐某，男，62岁。2011年9月12日初诊。

〔主诉〕胃脘不适2年加重半年。

患者2年前始胃脘不适，饥饿尤甚，以胀为主，或伴隐痛，无嗳气、泛酸、胃中烦热，纳可，大便干结，小便余沥不净。舌质红、苔薄而中剥，脉细。曾经胃镜检查示慢性、中度萎缩性胃炎。证属气阴不足，脾胃失濡。治拟益气养阴、护膜止痛。处方：

太子参15 g	怀山药30 g	炙刺猬皮12 g	玉蝴蝶8 g	徐长卿15 g
决明子15 g	蒲公英30 g	甘松10 g	甘草6 g	14剂，每日
1剂，水煎分2次服				

10月14日二诊：药后症减，偶有胃部不适，二便正常。舌质偏红、苔中剥，脉小弦。胃镜复查示：糜烂性胃炎。病理显示：胃窦慢性、中度糜烂性炎症，轻度炎性活动性，肠上皮化生（+），淋巴小结增生。前法继进，上方加莪术10 g，白花蛇舌草30 g，猫爪草20 g。14剂。

10月24日三诊：患者胃部症状基本消失，既往前列腺增生史，有时小便余沥不尽。舌质偏红、苔中剥，脉小弦。上方加刘寄奴20 g。20剂。

数月后随访良好。

【按】朱老论治痞满，指出须循"滋而不腻，温而不燥，补而不壅，攻而不峻"四大要点。本案遣药精巧，方中太子参、怀山药健脾益阴；炙刺猬皮消坚散结；玉蝴蝶护膜和胃；甘松、徐长卿行气止痛。此外，朱老喜用蒲公英清热护胃止痛，依章次公先生论治胃溃疡病具小建中汤证者，恒以此汤加入蒲公英30 g，既重整体，又针对溃疡病之黏膜充血水肿等局部病灶，以病证结合立方，疗效甚高。王洪绪《外科证治全生集》载其"炙脆存性，火酒送服，疗胃脘痛"。朱老总结先贤经验，对其亦别有体会，认为"蒲公英的镇痛作用不仅在于它能清胃，还在于它能消痈，凡胃脘因瘀热作痛，用其最为相宜，而胃溃疡之疼痛，配合养胃之品，又可奏养胃消瘀、镇痛医痈之功"。

刘寄奴味苦性温，入心脾二经，为活血祛瘀之良药。朱老经验说明，刘寄奴配合白术、枳壳、青皮等，有助于消食化积，开胃进食。朱老亦指出，刘寄奴的活血祛瘀作用，人尽皆知，而其利水之功则易为人所忽略。《辨证奇闻》之"返汗化水汤"（茯苓、猪苓、刘寄奴），直取刘寄奴利水之用，云治"热极，止在心头上一块出汗，不啻如雨，四肢他处，又复无汗……加入刘寄奴，则能止汗，又能利水，其性又甚速，用茯苓、猪苓，从心而直趋于膀胱"。因此，朱老治疗老年之溺癃，从肾气不足、气虚瘀阻论治，采用刘寄奴配黄芪、琥珀、沉香、王不留行、熟地黄、山药、山茱萸等药组为基本方剂，随症加减，效果明显。

〔徐俊伟、赵 旭 整理〕

第三节 反 胃

【反胃案1】中虚气滞（萎缩性胃炎）

余某，男，38岁。2005年11月5日初诊。

〔主诉〕吞酸、嘈杂、泛恶感4个多月。

患者近4个月来时有吞酸、嘈杂，甚则泛泛欲吐，伴胸骨后灼热感，纳谷尚可，大便日行3～4次。舌淡红、苔薄，脉细。2005年6月17日胃镜检查示浅表萎缩性胃炎、食管下段溃疡（H2期）。病理检查报告为：食管黏膜慢性炎症伴溃疡形成，局部检查见少量异形细胞。此乃中虚气滞，胃失和降之候。治宜益气降逆，护膜安中。处方：

炙黄芪20 g	莪术8 g	太子参15 g	怀山药30 g	玉蝴蝶8 g
凤凰衣8 g	白及10 g	蒲公英30 g	生白芍20 g	煅瓦楞子20 g
川楝子12 g	徐长卿15 g	炙甘草8 g	20剂，每日1剂，水煎服	

11月26日二诊：药后颇适，已无灼热感，唯仍吞酸。舌脉同前。前法既效，当续进之。上方加煅海螵蛸15 g，枸杞子8 g。30剂。

12月31日三诊：吞酸已除，偶感灼热，苔薄，脉细。上方去海螵蛸。25 剂。

2006 年 3 月 18 日四诊：药后诸症渐平，偶有胃脘嘈杂感，瞬间即逝，纳可，二便自调。舌质淡红、苔薄，脉细弦。当和胃安中，以善其后。予胃安散，早晚各 1 匙口服。趋愈。

胃安散：

> 由生黄芪 90～120 g，莪术 30 g，党参、怀山药各 90 g，鸡内金、炙刺猬皮、生蒲黄、五灵脂、徐长卿各 60 g，炮穿山甲、玉蝴蝶、凤凰衣各 45 g，甘草 30 g 等组成，乃朱老创制的治疗中虚气滞、胃络瘀阻之效方。适用于胃疾日久，络损血瘀，需缓缓恢复者，用于本案善后尤为合拍。

【按】饮食入胃，停滞不化，吞酸泛恶，乃至良久反出，谓之"反胃"，又称"胃反"。《临证指南医案·不食》谓："有胃气则生，无胃气则死。"胃失通降，即出现纳呆脘闷，胃脘胀满或疼痛、大便秘结等胃失和降之征；若胃气不降反逆，则出现恶心呕吐、呃逆嗳气、反胃等胃气上逆之候。

本例以吞酸、嘈杂，甚则泛泛欲吐为主症，久延恐成反胃。脉证合参，乃中虚气滞，胃失和降。故以炙黄芪、太子参补中益气；怀山药、生白芍益脾养胃；川楝子、徐长卿理气降逆；煅瓦楞子、煅海螵蛸制酸止痛，莪术化瘀运中；凤凰衣、玉蝴蝶、蒲公英护膜生肌，皆为朱老治胃常用药。伴见肠上皮化生或不典型增生者，还可加用刺猬皮、炮穿山甲，以消息肉、化瘀滞、消坚散结；或加白花蛇舌草、白英之类解毒消癥。疼痛甚者，加活血化瘀、散结止痛之失笑散，因其不仅可以止痛，还有改善微循环、调节代谢和营养血管等作用，从而促使肠上皮化生和增生病变的转化和吸收。

〔徐俊伟、赵　旭　整理〕

【反胃案 2】气陷寒凝（胃下垂、食管憩室、胃扭转）

钱某，男，48 岁。2009 年 12 月 7 日初诊。

〔主诉〕腹痛伴食后呕吐 3 个多月。

素体虚弱，有胃下垂并胃溃疡病史。其腹痛呕吐遇寒即发，且逐年增剧。近因感冒风寒，腹痛骤作，呕吐不止。前医曾投附子理中汤 3 剂，腹痛减轻，但食则呕吐，遂至某西医院求诊。钡餐造影显示：食管上段憩室、胃扭转。西医对症治疗 3 个月而未效，建议手术，因畏惧手术，乃求治于朱老。刻诊：脘腹胀痛，纳呆便难，食后呕吐，背恶寒有紧束感，常有短气，面色少华，羸弱殊甚。苔白薄腻，脉沉弦。综其诸症，属中气下陷，寒凝络脉。治宜回阳升陷，健脾培本，降逆和胃，理气安中。方用张锡纯回阳升陷汤加味。处方：

生黄芪 24 g	干姜 12 g	当归 12 g	桂枝 12 g	生赭石 30 g(先煎)
降香 10 g(后下)	党参 12 g	姜半夏 12 g	徐长卿 12 g	甘草 3 g

5 剂，每日 1 剂，水煎服

12 月 14 日二诊：上药 5 剂服后，呕、痛、胀诸症消失，继以香砂六君丸善后。

【按】胃扭转是西医外科病名，多采取手术治疗。临床表现主要为腹胀、腹痛、嗳气、反酸、呕吐等症，可归属于中医胃痛、呕吐、反胃等病范畴。病有虚实，虚者多因气陷、中虚，实者有气滞、湿停、肝郁等，常虚实夹杂或本虚标实，故治当兼顾。

本案患者面色少华，短气，羸弱殊甚，可知其乃阳气不足之体；遇寒即发，背寒紧束，当属寒凝为患；脉证合参，此中气下陷，寒凝络脉之反胃。盖由中阳素虚，复感寒邪，清阳下陷，浊阴上逆，寒主收引，络脉拘急，亟宜回阳升陷，益气培本，降逆和胃，理气安中。朱老辨治此案，以张锡纯回阳升陷汤加味。回阳升陷汤主治阳虚、大气下陷者，方中黄芪益气升阳举陷；桂枝性温，能引脏腑之真气上行，又可平冲降逆；当归养血和血；干姜温里散寒，回阳通脉；甘草缓急止痛，甚为合拍。又参入旋覆代赭汤意，以降香易旋覆花，配合赭石、党参、姜半夏等和胃止呕。《本草再新》谓降香"宣五脏郁气……止呕，和脾胃之功"，且善行瘀，消除胃扭转因扭曲引起的郁血，与当归相伍，相得益彰，有利于胃扭转的恢复；徐长卿则理气止痛，温经通络。全方升降并用，是回阳升陷汤临床使用的又一发挥。

〔徐俊伟、赵　旭　整理〕

【反胃案3】湿热中阻（胃肠型感冒）

胡某，女，24岁。1986年5月26日初诊。

〔主诉〕泛恶、呕吐1周。

违和旬余，初曾咽痛发热，经输液后热挫，唯呕吐，进食更甚，时作脘痛。苔灰腻，脉滑数。钡餐检查正常。此湿热中阻，胃失和降之征。治宜化湿热，降胃逆。处方：

旋覆花10 g(包)	姜半夏10 g	姜竹茹10 g	蒲公英30 g	佩兰10 g
煅赭石15 g(先煎)	炙刀豆12 g	甘松10 g	4剂，每日1剂，水煎分2次服	

5月30日二诊：药后泛恶、呕吐、脘痛已平，唯纳呆欠馨。苔腻，脉滑细。湿浊未清，中运未复，续当化湿浊，运中土。处方：

广藿梗10 g	生薏苡仁10 g	熟薏苡仁10 g	陈皮8 g	鸡内金10 g
焦神曲10 g	谷芽15 g	麦芽15 g	佛手10 g	徐长卿15 g
煅瓦楞子15 g　3剂				

6月4日三诊：纳馨，余无所苦，腻苔已化，脉细弦。前方继进，以冀全功，上方续服5剂。

【按】反胃之实证，多由感受外邪、饮食所伤、情志不遂等导致，以湿浊、气滞、血瘀、痰凝为多。此证外感时令之邪，湿热蕴中，胃失和降，反胃遂作。苔灰腻、脉滑数为湿遏热伏之象，故予旋覆花、煅赭石和胃降逆；姜半夏、姜竹茹降逆止呕；佩兰、蒲公英醒脾化湿，和胃护膜；炙刀豆、甘松行气宽中。二诊症减，但湿浊未清，予淡渗利湿、运脾和中、理气健胃，总以用药轻灵为特色。

〔徐俊伟、赵　旭　整理〕

第四节　腹　痛

【腹痛案 1】胃肠气滞（功能性腹痛）

邵某，女，31 岁。2009 年 10 月 19 日初诊。

〔主诉〕腹痛阵作 1 周。

阵发性脐周腹部胀痛，发作时恶心，矢气频，大便量少，纳食可。舌苔薄，脉细弦。曾在南通大学附属医院、南通市第一人民医院就诊，血常规、血清淀粉酶均正常，腹部平片未见明显梗阻及穿孔征象。B 超示胆囊壁稍毛糙。拟从胃肠气滞调治。处方：

紫苏梗 10 g	姜半夏 10 g	橘核 10 g	荔枝核 10 g	制香附 12 g
炒延胡索 30 g	广木香 8 g	台乌药 15 g	甘草 6 g	5 剂，每日 1
剂，水煎分 2 次服				

数月后随访，其诉上药服用 3 剂后诸症皆瘥。

【按】腹痛多由寒、热邪气客于胃肠引起。《金匮要略·腹满寒疝宿食病脉证并治》云"病者腹满，按之不痛为虚，痛者为实"，后世宗此，多以虚实寒热为纲。属实者，重在祛邪疏导；属虚者，应温中补虚；对于久痛入络，绵绵不愈之腹痛，可采取辛润活血通络之法。

本案腹中胀痛、恶心、矢气，皆为胃肠气滞之象，朱老以半夏、紫苏梗为伍，降逆和胃、行气宽中；香附、延胡索为伍，疏肝理气，宽中止痛；木香、乌药为伍，温中行气，散寒止痛；橘核、荔枝核为伍，行气散结，祛寒止痛。此方用药多辛温行气之品，对气机阻滞偏于寒性患者均可使用。肝郁甚者，可酌加柴胡、白芍、川楝子等疏肝缓急之品。

〔徐俊伟、赵　旭　整理〕

【腹痛案 2】脾肾阳虚（血紫质病）

张某，男，26 岁，工人。1975 年 3 月 3 日初诊。

〔主诉〕腹痛反复发作2年余。

每隔3～4个月必剧烈腹痛，伴有红色尿液，每于急诊用"度冷丁"（规范名哌替啶）注射始趋缓解。经尿检发现大量尿胆原而确诊为血紫质病。经多方治疗，未能控制其发作，遂转中医求治。刻诊：面色㿠白少华，神疲乏力，纳谷欠香，怯冷倍于常人，少腹隐痛、喜按，便溏，腰腿酸软。苔薄白、质淡胖，脉细。患者表现为脾肾阳虚，中运失健，一派阴寒凝聚之象。治宜温补脾肾、散寒解凝为法。处方：

炮附子10 g	淫羊藿10 g	干姜6 g	胡芦巴10 g	党参15 g
白术10 g	巴戟天15 g	小茴香5 g	炒延胡索10 g	5剂，每日1剂，水煎分2次服

3月8日复诊：服上药5剂后诸症减轻，精神振奋，肢体转温，少腹隐痛基本缓解。效不更张，原方再服10剂以善其后。

【按】 血紫质病，属少见病、罕见病，大多是由遗传缺陷造成血红蛋白合成途径中相关酶缺乏导致卟啉（旧称"紫质"）代谢紊乱而发生的疾病，也称为血卟啉病（hematoporphyrin）。卟啉的代谢异常，会使患者排泄物中的卟啉含量偏高，以致尿液呈现红褐色。临床表现主要有光感性皮肤损害、腹痛及神经精神症状。腹痛（广泛性或局部性）是最常见的症状，亦常是急性发作的前兆。中医关于该病的发病机制虽不明确，但根据辨证论治的原则，该患者以腹部周期性疼痛为主要症状，伴有怯冷，腹痛喜按，便溏，苔薄白、质淡胖，脉细。朱老认为患者呈现一派脾肾阳虚证候，以附子理中汤加减治疗。炮附子温中暖下回阳，善走上下，行十二经络，使阳气内生外达；干姜温中补土，生发阳气，附姜相伍，温阳之力更著；淫羊藿、胡芦巴、巴戟天温阳益肾；党参、白术益气健脾；少佐入肝经之小茴香、炒延胡索行气活血，通经止痛。如此阳气振奋，阴霾驱散，气血温煦，则初诊知效，二诊基本缓解。1年后随访，未见复发，足见辨证论治之功也。

〔杨悦娅　整理〕

【腹痛案3】肝肾两亏，气机郁结（血紫质病）

郭某，女，42岁。2010年2月27日初诊。

〔主诉〕腹痛反复发作1年余。

1年多来腹痛剧烈，每3～5日一作，甚则痛厥，中西医迭治罔效，多方检查未能明确诊断，最后剖腹探查，仍未发现任何异常，痛苦万分。

刻诊：面色萎黄，胸闷，时欲太息，脘腹作胀，口干，夜寐不实，经行量少；便干而难，数日一解。舌质偏红、苔薄白，脉细弦。辨证为肝肾两亏，气机郁结，升降失常。治宜养肝肾，调气机，散郁结。处方：

生地黄15 g	生白芍15 g	枸杞子10 g	女贞子20 g	制首乌15 g
川石斛10 g	甘松10 g	广郁金10 g	全当归10 g	陈皮8 g
青皮8 g	全瓜蒌15 g	炒枳实8 g	徐长卿10 g	生甘草6 g
14剂，每日1剂，水煎分2次服				

3月13日二诊：药后腹痛程度大减，发作次数减少，间隔时间延长，未再出现痛厥，夜寐渐安，大便1～2日一解。苔薄白，脉细弦。效不更方，继进上方14剂。

3月27日三诊：病情逐步趋缓，腹痛偶作，疼痛轻微，精神状态明显好转，改予六味地黄丸、逍遥丸巩固之。

【按】朱老在详细了解病史后，思量片刻即考虑其为"血紫质病"。经尿液检查发现血卟啉（旧称"血紫质"）阳性，确诊为"血紫质病"，该病是临床较为少见的血液系统代谢障碍性疾病，属疑难杂症，这也是朱老从医生涯遇到的第2例。此病鲜见于中医药治疗的验案，且前医诸法用遍，未能见效。朱老认为病变万端，不离八纲，病可不识，必当识证辨证，方可辨疑不惑，治难不乱。朱师辨本例为"肝肾不足、气机郁结、升降失常、不通则痛"。方用生地黄、生白芍、枸杞子、女贞子、川石斛、制首乌、当归补益肝肾以养精血；广郁金、炒枳实、青皮、陈皮理气散结，且防他药滋腻碍脾；瓜蒌通下宽中；巧用徐长卿、甘松理气而止痛，通篇用药严谨而有法度，终获良效。

〔朱幼春、陈淑范　整理〕

第五节　泄　泻

【泄泻案1】肝脾不和，湿郁化热（溃疡性结肠炎）

王某，女，55岁。1980年6月10日初诊。

〔主诉〕腹痛腹泻反复发作2年。

患者常因情志不舒、忧思恼怒而腹痛腹泻。腹痛即泻，泻后痛缓，泻下日5～6行，甚达10余行，黏液血便，里急后重，常伴肠鸣腹胀，胸胁满闷，纳食不振，嗳气不舒。多次大便常规检查及培养排除痢疾，X线钡剂灌肠检查确诊为"溃疡性结肠炎"。屡经中西药物治疗但疗效均不满意。现察其舌红、苔白腻，舌下络脉淡紫粗长，诊脉弦滑。证属肝脾不和、湿郁化热。治宜疏肝理脾，行气化湿，佐以清热。处方：

柴胡 15 g	黄芩 15 g	延胡索 15 g	白芍 30 g	广木香 7.5 g
酒大黄炭 3 g	甘草 10 g	3剂，每日1剂，水煎分2次服		

6月13日二诊：服药3剂，腹泻止，腹痛减，效不更方，方药略行增减，连服30余剂，诸症俱释。经乙状结肠镜检查溃疡面全部愈合。随访半年，病未复发。

【按】朱老曾谓：久泻反复，常为多因复合致病，七情不遂，风、寒、热、湿、瘀夹杂为病；水谷不化，气血瘀结，清浊不分，发为久泻。此案即为七情所伤，肝失条达，脾失健运，内生水湿，湿郁化热，湿热下迫肠道，大肠传导失司，故见腹痛泄泻、黏液血便、里急后重、纳差、嗳气等肝脾不和、湿郁化热之候。处方以柴胡、白芍、甘草调和肝脾、缓急止痛；黄芩清肠之郁热；广木香行气导滞；延胡索止痛；酒大黄炭所用尤妙，其通中寓涩，于消积化滞中寓收敛固涩之功，久泻成积病根未拔者可相机用之。

〔赵　旭、徐俊伟　整理〕

【泄泻案 2】肝郁脾滞，肠道湿热（慢性结肠炎）

许某，男，52 岁。1977 年 3 月 31 日初诊。

〔主诉〕大便溏稀 4 个多月。

便溏，脐左攻痛，大便日 2～3 行，杂有黏冻，迭服中西药无效。舌苔中腻边红，脉细弦。经南通大学附属医院乙状结肠镜检查为慢性结肠炎，肠痉挛。证属肝郁脾滞，肠道湿热。宜疏肝理脾，清热祛湿，治以仙桔汤损益。处方：

仙鹤草 15 g	桔梗 9 g	乌梅炭 4.5 g	木槿花 12 g	炒白术 15 g
萆薢 15 g	秦艽 9 g	木香 6 g	熟薏苡仁 18 g	柴胡 4.5 g
甘草 3 g	10 剂，每日 1 剂，水煎分 2 次服			

1 年后因胃脘痛复诊，述及去年服上药 10 剂后，诸症消失，迄未复发。现时作嗳气腹胀，纳谷不香，乃肝强胃弱之候。处方：

炒柴胡 5 g	炒白术 10 g	炒延胡索 10 g	九香虫 3 g	炒白芍 10 g
广郁金 10 g	炙甘草 6 g	秦艽 15 g	5 剂	

【按】腹泻 4 个月，大便有黏冻，当有湿热留滞肠道；湿阻气机，不通则痛；湿阻脾运，清浊不分即便溏而泻；其脉按之细弦，为肝强脾弱之征。故其证属肝郁脾滞、肠道湿热，予"仙桔汤"加减治之。

"仙桔汤"为朱老所创治脾虚湿热下利之验方，功在健脾敛阴，清化湿热。方由仙鹤草、桔梗、木槿花、炒白术、白芍、木香、炒槟榔、乌梅炭、甘草等组成，对于慢性结肠炎证属脾虚湿热之久泻复作，时轻时重，或见腹胀，便溏夹有黏液或间见少量脓血者，常获良效。方以仙鹤草、桔梗为主药。仙鹤草，别名脱力草，其味辛而涩，有强壮、清肠、止血、活血、镇咳、调节心律等作用，其补益中气、清肠止泻的作用对脾虚湿热型之久泻最为有益，既可调节脾胃运化升降之功能，又能促进肠吸收功能的恢复；桔梗一味，仲景以其与甘草相伍治肺痈，足见其具有宣肺排脓之功，移治滞下后重，是此药之活用，便有黏液者，用之多验。配以白术、木香健脾理气；白芍、甘草、乌梅酸甘敛阴；木槿花功在清热利湿泄浊；又伍槟榔行气导滞。桔梗伍槟榔，升清降浊；槟榔伍乌梅炭，通塞互用；木香伍白芍，气营兼调，足见配伍之妙。此案以仙桔汤加减，取薏苡仁健脾益气，祛湿止泻；草薢利湿去浊；柴胡疏肝理气，又具升阳止泻之力；秦艽亦为本案用药之妙，其祛风、通络、利湿、清热、利尿，引导湿热直走二阴，一药多功，颇合慢性肠炎脾虚湿热型之病机。现代药理学研究则认为秦艽有抗菌、镇痛和类激素之作用，这更为该药治疗本病提供了现代科学依据。诸药共奏升清降浊，通塞互用，气营兼调，补脾敛阴，清化止泻之功，恰对病机，其效自见。

〔赵 旭、徐俊伟 整理〕

【泄泻案3】脾虚气陷（慢性结肠炎）

郝某，男，26岁。1984年7月18日初诊。

〔主诉〕肠鸣、腹胀、便溏5年。

慢性结肠炎已逾5年，中西医迭治未愈。时肠鸣腹胀，大便溏稀，日5～6行。舌质淡、苔薄白，脉细缓。此脾虚气陷之咎，治宜健脾益气，升阳举陷，徐图效机。处方：

> 炙黄芪15 g　潞党参15 g　炒白术20 g　怀山药20 g　煨木香10 g(后下)
>
> 诃子肉10 g　石榴皮10 g　赤石脂10 g　炙甘草6 g　5剂，每日1剂，
>
> 水煎分2次服

8月13日二诊：药后症情好转，少腹隐痛，大便渐成形，舌脉同前。前法既合，不易更张。上方加生白芍20 g，乌梅炭6 g，5剂。

8月18日三诊：便溏渐瘥，腹痛继减，舌淡红、苔薄，脉细。上方继进5剂。

【按】泄泻日久，舌质淡，脉细缓，证属脾虚气陷，治以益气温涩为主。炙黄芪、潞党参、炒白术、怀山药益气健脾；诃子肉、石榴皮、赤石脂温中涩肠；煨木香善行肠道气滞，气机通畅则肠鸣、腹胀腹痛可解。二

诊见少腹隐痛，加白芍缓急止痛；而乌梅炒炭则更增收涩之力。

慢性泄泻后期，常以脾虚为本，重在益火补土，重用党参、白术、茯苓等，或配合黄芪、升麻、柴胡等益气升清，鼓舞脾气；泻下滑脱不固酌加诃子肉、石榴皮收敛止泻。至于益火之肉桂、附子用量宜小，因久泻不仅伤阳，亦且伤阴，阴阳俱虚为疾病之本质；体弱多有不耐桂、附者，朱老认为可从督脉着眼，督脉总督一身之阳，擅用淫羊藿、鹿角霜、菟丝子、补骨脂等振奋肾阳，温壮督脉，往往获验。

〔赵　旭、徐俊伟　整理〕

【泄泻案4】脾虚湿阻（肠激惹综合征）

沈某，男，47岁。1986年9月3日初诊。

〔主诉〕肠鸣、腹胀、便溏3个月。

3个月来肠鸣腹胀、大便溏泄时作，受寒或饮食不节则其势增剧。苔白腻，脉细。证属脾虚湿阻，升降失司。治宜健中运脾，温阳化湿。处方：

炒白术 20 g	广木香 6 g(后下)	木槿花 10 g	徐长卿 15 g	鸡内金 10 g
砂仁 5 g(后下)	鸡冠花 10 g	诃子肉 10 g	甘草 6 g	5 剂，每日
1 剂，水煎分 2 次服				

9月7日二诊：药后诸症减而未愈，苔腻已化，脉细。前法获效，击鼓再进。上方续服20剂。

1个月后随访，诸症已平。

【按】大便溏泄，受寒或饮食不节而其势增剧，苔白腻，脉细，为脾阳不足，寒湿内蕴之征。故以健中运脾，温阳化湿为要。组方以炒白术健脾益气燥湿；配以广木香、砂仁之行气温中，化湿止泻；徐长卿祛风化湿；鸡内金健脾消食；诃子肉涩肠止泻。以上诸药，皆为温中化湿而设。深恐湿邪化热，故又参用木槿花、鸡冠花以除肠间湿热。

〔赵　旭、徐俊伟　整理〕

【泄泻案 5】脾肾阳虚（肠套叠术后）

王某，女，36岁。1982年11月10日初诊。

〔主诉〕腹痛便溏半年。

3年前因肠套叠两度手术，术后遂遗腹痛便溏，西药乏效，后经温补脾肾治疗而好转向愈。近半年大便溏秘交替，溏多于秘，伴腹痛神疲，怯冷腰酸，头眩乏力。舌淡胖、苔薄白，边有白涎。脉细软，右关尺难及。证属脾肾阳虚。宜温补脾肾，益火生土，治以培补肾阳汤加减。处方：

淫羊藿 15 g	仙茅 10 g	怀山药 15 g	枸杞子 10 g	紫河车 6 g
炒白术 12 g	益智 9 g	补骨脂 9 g	乌梅炭 6 g	广木香 5 g
甘草 5 g	5剂，每日1剂，水煎分2次服			

11月17日二诊：精神较振，大便溏泄好转，腰酸腹痛亦减轻。效机初现，再益血肉有情之品进治之。上方加鹿角霜12 g。5剂。

11月23日三诊：诸症减轻，唯服避孕药后腹痛、泄泻又作。自服抗生素未见好转，复来就诊。观舌淡胖、苔白，脉细软，尺仍弱。症情同前，前法继进，予二诊方6剂。

11月29日四诊：腹痛、泄泻即愈，精神振作，颇感爽适。施附桂八味丸以善其后。

【按】本案患者因两次大手术，致使机体气血亏虚，肾阳不振，命火式微，脾不健运，脾肾两虚，先后天失调，诸象乱生，秘泻交作，须"培补脾肾"为法。症见怯冷腰酸，头眩乏力，舌淡胖、脉右关尺难及等，则为脾肾阳虚之候。故应温补脾肾，益火生土。朱老所创之"培补肾阳汤"正可用之。方中淫羊藿、仙茅补肾壮阳，益火补土；怀山药补肾健脾，气阴双补；枸杞子滋肾阴，阴中求阳；紫河车为血肉有情之品，大补气血，养精益肾；甘草调和诸药。本案患者久泻不止，遂加炒白术益气健脾；益智、补骨脂温补脾肾而止泻；乌梅炭既能养肝，又兼以收涩止泻；广木香调畅气机以镇痛。

朱老常言：久病及肾。即多种慢性疾病久治不愈、缠绵反复，则将病损及肾，以"培补肾阳汤"为基础方，随症加减化裁，多可奏效。若肾阴虚亦著，病见阴阳两虚，可加生地黄、熟地黄各 15 g，女贞子 10 g，川百合 12 g；如脾肾阳虚而大便溏泄或久利不止者，可进补骨脂、益智、鹿角霜、炒白术各 10 g，乌梅炭 3 g。

〔赵　旭、徐俊伟　整理〕

第六节　下　痢

【下痢案1】湿热蕴结（急性细菌性痢疾）

沈某，男，36 岁。1999 年 7 月 12 日初诊。

〔主诉〕恶寒发热伴腹痛腹泻 3 日。

病起于饮食不洁，3 日来腹痛阵作，腹泻，日十余行，杂有红白黏冻，里急后重，下利不爽。伴恶寒、发热，体温 38.8 ℃，头痛肢楚，泛泛欲呕。舌红、苔微黄腻，脉数。粪检有红细胞、白细胞、脓细胞及黏液。证属暑湿热毒，蕴结胃肠，气血凝滞。治宜清热燥湿，调气行血，予痢泻散。处方：

生大黄 30 g	熟大黄 30 g	苍术(米泔水浸)90 g	杏仁(去皮尖与油)60 g
炒羌活 60 g	川乌(去皮，面包煨透)45 g		炒甘草 45 g
上药共研极细末，每服 4 g，每日 2 次			

服后 2 小时腹痛稍缓，痢下较畅，入暮热势渐挫，2 日后痊愈。

【按】本案患者饮食不洁，湿热之邪蕴结于肠腑，气血壅滞，脂膜血络受损，化为脓血，大肠传导失司，发为痢疾。治当荡涤肠间湿热积滞，方以大黄为主药，既能清热解毒，又能荡涤导滞，妙在生熟同用，生者力峻，专于下行；熟者力缓，既能导湿热从小便而出，又能导大肠积滞，且行中有止。杏仁通利三焦、消积止痛；羌活为风药，风能胜湿，能宣通表卫，又能鼓舞清气上行；苍术燥湿健脾；炒甘草和中解毒；制川乌则取其散寒湿、破积滞、止痛之意，且辛热之川乌与苦寒之大黄相伍，温脏清肠，相反相成。全方具泄热通滞、健脾燥湿、温里散寒、安中止痛之功，对菌痢及急慢性泄泻均有显效。

朱老认为，治痢应首辨寒热虚实：热痢清之，寒痢温之，初痢实则通之，久痢虚则补之；寒热交错者清温并用；虚实夹杂者攻补兼施。痢疾初起之时，以实证、热证多见，宜清热化湿解毒；久病虚证、寒证，应予补虚温中，调理脾胃，兼以清肠，收涩固脱；如下痢兼有表证者，宜合解表剂，外疏内通；夹食滞可配合消导药消除积滞。治痢尤忌过早补涩，忌峻下攻伐，忌分利小便。

〔赵　旭、徐俊伟　整理〕

【下痢案 2】脾虚湿滞（慢性痢疾）

戴某，男，45 岁。1975 年 5 月 6 日初诊。

〔主诉〕反复腹痛、脓血便 1 年又作 3 日。

患者自去年夏天贪凉，进食生冷后反复腹痛、腹泻，解黏液脓血便且里急后重，大便日行 6 次。经服痢特灵（呋喃唑酮）等治疗，症状减轻后自行停药。4 日后症情反复。此后，每受寒凉或饮食失节，则腹痛、腹泻黏液脓血，多方求医而未能根治。近 3 日来，腹痛下痢又作，纳谷不馨，倦怠乏力。舌红、苔薄腻，脉濡细。此湿热毒邪壅滞肠腑，缠绵久羁，耗伤正气。治拟补脾阴，清湿热，方用"仙桔汤"加减。处方：

仙鹤草 15 g	桔梗 5 g	乌梅炭 5 g	木槿花 10 g	苦参子 14 粒(去壳分吞)
炒白术 10 g	炒槟榔 15 g	木香 5 g	白芍 10 g	甘草 5 g
5 剂，每日 1 剂，水煎分 2 次服				

5 月 11 日二诊：经服上药 5 剂后大便转溏，日行 2 次，腹痛已瘥，苔腻亦化，唯饮食不馨。此湿热渐化，脾运未健。拟健脾养胃，兼祛余邪。处方：

仙鹤草 15 g	桔梗 5 g	乌梅炭 5 g	苦参子 10 粒(去壳分吞)	木槿花 6 g
怀山药 15 g	炒白术 10 g	白芍 10 g	莲子 10 g	砂仁 3 g(后下)
甘草 3 g	5 剂			

3 个月后患者因感冒来诊，喜告下痢旧患一直未发。

【按】本案患者黏液脓血便，里急后重，其舌红、苔薄腻，脉濡细，均为湿热之象；而湿热久羁，耗伤气阴，脾胃受损，恰符"仙桔汤"之义。二诊，大便转溏，腹痛已瘥，苔腻亦化，此为湿热已清，脾运未健之象。故以怀山药、炒白术、白芍、莲子以健益脾胃；仙鹤草消导积滞；砂仁化湿醒脾；乌梅炭收敛止泻；苦参子兼祛邪毒。全方偏于补益脾胃，兼清余邪，消补兼施，脾运健则湿邪得化。可见，"仙桔汤"既无参芪之峻补，亦无芩连之苦降，更无硝黄之攻伐，对久病正虚，攻不胜攻，清不耐清，补不能补之久泻便溏，夹有黏冻，纳呆肠鸣，腹胀乏力，舌尖红、苔白腻，脉濡细之慢性结肠炎、过敏性结肠炎或慢性痢疾等，疗效确切。但对久泻久痢证属脾肾阳虚或肾阳不振者，"仙桔汤"即不适用。此外，朱老常强调，治痢之要在于调和气血，正如刘河间所言："调气则后重自除，行血则便脓自愈。"调气和血之法，始终贯穿于痢疾多种证型的治疗，赤多则重用血药，白多则重用气药，并当始终顾护胃气。

〔赵　旭、徐俊伟　整理〕

第七节　便　秘

【便秘案】脾运失健（老年性便秘）

陆某，女，84岁。2011年3月28日初诊。

〔主诉〕大便秘结3年。

近3年来便秘且日有加重，常为3～4日一行，大便质不干硬，初服芦荟胶囊、肠清茶、麻仁丸等尚能保持大便每日一次，继用则乏效。近半个月来大便5～6日一行，虽有便意，但努责不下。无腹胀，胃纳一般，夜寐安，无口干、口苦等。舌质淡、苔薄，脉细。患者年高气虚，脾运失健。治宜健脾助运，而利肠道。处方：

生黄芪30 g	潞党参30 g	炒白术20 g	火麻仁12 g	炒枳壳15 g
槟榔10 g	生大黄10 g（后下）	甘草6 g	7剂，每日1剂，水煎分2次服	
次服				

4月4日二诊：药后大便3～4日一解，时感头眩眼花，余无明显不适。舌质淡、苔薄，脉细。继予养血润肠治之。处方：

| 全当归 12 g | 桑椹 15 g | 杏仁泥 20 g | 杭白芍 10 g | 火麻仁 15 g |
| 制首乌 12 g | 黑芝麻 15 g | 焦山楂 15 g | 甘草 6 g | 7 剂 |

4月11日三诊：患者二诊药后大便1～2日一行，成形，自觉较适，舌脉同前。上方继服7剂。

停药后随访数月大便保持正常。

【按】便秘一证虽责之于大肠传导失职，但有虚实之分，虚者还有气虚、血虚之异。古人云：人过四十阴气自半。此患者年逾八十，阴气不足，推运乏力，故不可专事攻下通便。虽暂用生大黄攻下通腑，必入益气养血润肠剂中方可。此患者二诊诉有头眩眼花，为血虚之本现，故去生大黄，入养血润肠生津之品治本。方中制首乌、当归、白芍、桑椹补血养阴；杏仁、火麻仁润肠通便；山楂行滞。首乌生者含有大黄酸，有促进肠管蠕动的作用；熟者善能养肝肾、益精血。据现代药理研究，首乌能阻止血管内胆固醇沉积，为治疗老年疾患如冠心病等值得重视的药物。此方药多有油质，为滑润缓下剂，对血虚肠燥者，较更衣丸、脾约麻仁丸更稳妥。对体虚便秘、孕妇便秘以及大病后便秘均可应用。

〔徐俊伟、赵　旭　整理〕

第四章

肝胆病证

（36 例）

第一节　胁　痛

【胁痛案 1】疫毒蕴肝（乙型肝炎）

闰某，女，21 岁。2008 年 7 月 5 日初诊。

〔主诉〕右胁下隐痛不适 1 年余。

患者于 2007 年行健康体检发现乙型肝炎"大三阳"，当地医院予恩替卡韦、灵芝等治疗，病情反复不愈，B 超示脂肪肝。2008 年 6 月 21 日检查肝功能示：ALT 221 U/L，AST 93 U/L，GGT 104 U/L，乙型肝炎病毒-脱氧核糖核酸（HBV-DNA）处于正常下限。今来院求治。刻下：肝区隐痛不适，下午似有发热感，易汗，神疲乏力，多梦，口苦，晨起明显，经常口腔溃疡，牙龈出血，大便日行 3～4 次、质稀，小便尚可。舌红、苔微黄腻，脉小弦滑。此肝着之属，乃因疫毒蕴肝，脾失健运。治从清肝解毒，助脾健运。处方：

柴胡 6 g	当归 12 g	郁金 20 g	赤芍 20 g	人中黄 10 g
墨旱莲 20 g	女贞子 20 g	垂盆草 30 g	田基黄 30 g	五味子 10 g
羚羊角粉 0.6 g（分吞）	半枝莲 30 g	甘草 6 g	15 剂，每日 1 剂，水煎分 2	
次服	另复肝胶囊，每次 1.2 g，每日 3 次。嘱劳逸结合，注意休息			

9 月 6 日二诊：药后诸症明显减轻，精神振作，唯晨起腹泻，日行大便 3 次，舌苔薄黄、质紫，脉细小弦。续当原法出入。上方加炒白术 30 g，茯苓 20 g，陈皮 6 g。30 剂。继服复肝胶囊。

10 月 4 日三诊：复查肝功能指标示略有改善（具体未见化验单），大便烂溏如水样，每日 5～6 次，无腹痛，偶有腹胀，肝区不适，矢气多，现仍有口腔溃疡，胃纳差，眠多，舌红、苔薄黄，脉细弦。续当原法出入。上方加炒谷芽、炒麦芽各 30 g，车前子 10 g（包）。30 剂。继服复肝胶囊。

11 月 1 日四诊：略感肝区不适，晨起口苦，易汗，大便较前改善，日行 3 次，质稀，口腔溃疡，纳可，眠安，小便调，苔薄微黄、中裂，脉细小弦。复旦大学附属华山医院查肝功能：ALT 184 U/L，AST 70 U/L，GGT 106 U/L，乙型肝炎表面抗原（HBs-Ag）＞225 U/mL。药既合拍，率由旧章。用二诊方，30 剂，继用复肝胶囊。

11 月 28 日五诊至 2010 年 1 月 16 日十八诊，基本以上方出入治疗。

患者药后病情平稳，未诉肝区不适。自觉精神好，牙龈渗血极少，口腔溃疡已愈。无盗汗，眠佳，大便日行 2～3 次，苔薄白，脉稍弦。复查 ALT 23 U/L，AST 22 U/L。一直服用以下基本方，巩固治疗 3 个月。

柴胡 12 g	赤芍 15 g	白芍 15 g	郁金 30 g	茵陈 30 g
垂盆草 40 g	田基黄 30 g	土茯苓 30 g	五味子 8 g	枸杞子 20 g
炒白术 30 g	甘草 6 g			

此后患者复查肝功能均正常，口腔溃疡偶有出现，牙龈渗血几乎未再发作，盗汗基本消失。

【按】患者为年轻女性，来诊 1 年前体检发现乙型肝炎"大三阳"，虽予以西药抗病毒治疗，但病情反复不愈，肝功能损伤明显。四诊合参，当属疫毒蕴肝，脾失健运之候，以清肝解毒，助脾健运为治，方用柴胡、郁金疏肝理气、调畅气机；垂盆草、田基黄、五味子、羚羊角粉为朱老清肝解毒经验药对；并人中黄、墨旱莲、女贞子以养阴解毒。药后诸症明显减轻，精神振作，唯晨起腹泻，加入炒白术、茯苓、陈皮以健脾渗湿，俟后患者肝功能指标略有改善，仍肝区不适，伴见大便烂溏，偶有腹胀、口腔溃疡、纳差等症状，方药因症加减，随机应用。

此案患者治疗时间长，过程曲折，最终获得理想效果，是朱老治疗慢性肝炎经验的充分体现。如重用垂盆草、田基黄、五味子、羚羊角粉等，长期临证经验表明有较好的清解肝经郁毒、降肝酶的效果，可供进一步验证。

朱老精心研制的复肝胶囊（红参须、三七、紫河车、土鳖虫、穿山甲、片姜黄、郁金、鸡内金、虎杖、石见穿等）每服 3 g，每日 2 次。此丸消补并用、缓急相济，有保肝治本、化瘀通络、消癥散结、化痰利浊等功能，对早期肝硬化，因久病体虚、正虚邪恋而致病者，尤为合拍。

〔张海波、马继松　整理〕

【胁痛案 2】肝经郁滞（慢性胆囊炎）

姚某，男，47 岁。2012 年 6 月 4 日初诊。

〔主诉〕右胁肋不适、胀满 16 年。

患者长期右胁肋不适、胀满，发作不定时，无规律，有时伴有右侧肩背不适感，与气候变化相关，双下肢酸胀，行走不利，纳食睡眠尚可，二便调。2012 年 5 月 1 日，海门人民医院查肝功能：总胆红素（TBIL）60.7 $\mu mol/L$，直接胆红素（DBIL）17 $\mu mol/L$，转氨酶正常。腹部 B 超：胆囊壁增厚，肝脾未见异常。既往有慢性乙型肝炎病史 10 余年。舌红、苔薄，脉弦。此乃肝经郁滞，络气失和。治宜疏肝利胆，理气和络。处方：

炒柴胡 15 g	炒赤芍 20 g	炒白芍 20 g	川楝子 15 g	炒延胡索 30 g
金钱草 30 g	海金沙 30 g（包）	鸡内金 20 g	广郁金 20 g	炙土鳖虫 15 g
茯苓 20 g	合欢皮 30 g	柏子仁 15 g	酸枣仁 15 g	首乌藤 30 g
生甘草 6 g	7 剂，每日 1 剂，水煎分 2 次服			

6 月 11 日二诊：药后较前舒适，唯右胁下不适即泛恶，气上冲则心悸，不能行走，稍息片刻，心悸虽除，但仍不能行动，纳食及二便如常，舌红、苔薄，脉细稍弦。心电图示窦性心律。心脏彩色超声波检查示各心腔大小无异常。彩色多普勒血流显像未见异常。B 超：双下肢动静脉未见异常。治守原意。上方去柏子仁、酸枣仁，加旋覆花 10 g（包），赭石（先煎）、磁石各 30 g，丹参 20 g。7 剂。

6 月 18 日三诊：服上药后，泛恶及气上冲感已除，唯活动后气喘，较常人畏冷。原心悸即不能行走，现已明显改善，舌嫩红、苔薄，脉细弦。治以补气温阳，疏肝和络。处方：

生黄芪 30 g	党参 15 g	淫羊藿 15 g	旋覆花 10 g（包）	赭石 30 g（先煎）
磁石 30 g	炒柴胡 15 g	炒赤芍 20 g	炒白芍 20 g	广郁金 20 g
炙土鳖虫 15 g	合欢皮 30 g	首乌藤 30 g	生甘草 6 g	7 剂

随访良好。

【按】本病属于"胁痛"范畴，患者素有慢性肝病史，肝病及胆，肝胆失于疏泄，湿热之邪留恋，毒伏血络，而生变证。朱老先予柴胡、金铃子散、五金汤〔金钱草、海金沙、鸡内金、广郁金、金铃子（即川楝子）〕疏利肝胆，清利湿热、化瘀排石。二诊气逆呕恶，并伴有心悸等症状，故加入旋覆花、赭石、磁石镇逆降气；丹参养心活血。当患者表现为气阳两虚之证，用药随症损益，采用生黄芪、党参、淫羊藿等健脾温阳为主，配合疏肝利胆之品，方随证转，取效甚捷。

〔郭建文、马继松　整理〕

【胁痛案 3】气阴两虚（慢性肝炎）

顾某，女，40 岁。1978 年 11 月 30 日初诊。

〔主诉〕胁痛、乏力 2 年。

宿有肝炎史，近 2 年来反复胁痛，常感乏力，夜寐不实，面浮肢肿，眼中有红血丝，口干少津。舌苔薄、质红、有较多瘀斑，脉细弦。乃属气阴两虚，血瘀内阻。治益气阴，和血脉，疏肝滞。处方：

淫羊藿 10 g	全当归 10 g	首乌藤 20 g	北沙参 10 g	丹参 12 g
玉竹 10 g	熟地黄 12 g	砂仁 3 g(后下)	土鳖虫 12 g	甘草 5 g
5 剂，每日 1 剂，水煎分 2 次服				

12 月 7 日二诊：药后胁痛已减，精神较振，舌尖滑，有较多瘀斑，脉细弦。气阴两虚，兼夹血瘀，前法继进之。上方加三七末 2 g（吞服），5 剂。

1979 年 2 月 21 日三诊：胁痛续减，精神较振，口干亦缓，舌尖淡瘀斑仍多，脉细弦，前法继进之。上方加橘核、荔枝核各 8 g，5 剂。效佳。

【按】朱老治疗慢性肝病，强调要注意疏肝与养肝、扶正与祛邪结合，区分在气与血。该患者反复胁痛，常感乏力，夜寐不实，口干少津，为肝失疏泄，肝阴不足之征。舌薄、质红，有较多瘀斑，为肝郁血瘀，治用疏肝益气，活血消瘀。方中全当归、熟地黄滋养肝肾；砂仁醒脾、助运化；北沙参、玉竹滋阴柔肝；丹参、首乌藤养血安神；淫羊藿温补阳气，与养阴药同用具阴阳并补之意。二诊时原方加三七着重活血祛瘀。三诊时根据病情变化又加入橘核、荔枝核以理气止痛，而收显效。

〔潘　峰、薛念慈　整理〕

【胁痛案 4】肝郁湿热（胰腺炎后假性囊肿）

周某，男，40 岁。2008 年 1 月 15 日初诊。

〔主诉〕胁痛 5 个月。

患者于 2007 年 8 月因"急性胰腺炎"入南通市第一人民医院。入院后予保守治疗，病情好转。9 月份出院时查腹部磁共振成像（MRI）：胰腺囊肿（假性）3 cm×6 cm，未予治疗。时感左胁隐痛，来院前 1 个月复查 MRI 示胰尾囊肿，较前略有增大（自诉），血尿淀粉酶正常。近日背脊疼痛，翻身、弯腰自利，无晨僵，纳可，小便自调，大便日行 1 次。舌淡红、苔薄白，脉细小弦。治以清胰安中，疏肝解郁，清热化湿。处方：

柴胡 12 g	赤芍 15 g	白芍 15 g	生薏苡仁 40 g	广郁金 20 g
红藤 30 g	金荞麦 30 g	鬼箭羽 30 g	生白术 20 g	陈皮 8 g
败酱草 30 g	生大黄 8 g(后下)	20 剂，每日 1 剂，水煎分 2 次服		

3 月 8 日二诊：药后复检（2 月 28 日）MRI 提示囊肿较 2007 年 11 月 19 日缩小，考虑良性病变可能性大；脾大；两侧少量积液。近日偶感左上腹疼痛不适，余无所苦，纳可便调，舌质淡，脉细。续当健脾运中，理气活血。处方：

柴胡 10 g	赤芍 15 g	白芍 15 g	蒲公英 30 g	败酱草 30 g
桃仁 15 g	生薏苡仁 40 g	炒白术 30 g	广木香 8 g	红藤 30 g
炮穿山甲 10 g	广郁金 20 g	葶苈子 30 g	白芥子 10 g	甘草 6 g
30 剂				

7 月 20 日三诊：6 月 27 日 MRI 示胰尾区域异常信号，大小 2.2 cm×2.3 cm，较前缩小，除脾大，两侧胸膜增厚、少量积液，便溏，胁痛，余均正常。苔薄质衬紫，脉细。此乃脾虚湿滞，前法继进之。处方：

柴胡 12 g	赤芍 15 g	白芍 15 g	蒲公英 30 g	败酱草 30 g
桃仁 15 g	生薏苡仁 40 g	炒白术 40 g	广木香 8 g	红藤 30 g
炮穿山甲 10 g	甘草 6 g	广郁金 20 g	葶苈子 20 g	白芥子 10 g
党参 20 g	预知子 20 g	猕猴桃根 30 g	30 剂	

10 月 20 日四诊：9 月 30 日复查 MRI 显示胰体饱满，脾大，余无异常。苔薄，脉细弦。嘱其注意饮食，避免疲劳，多加珍摄，以资巩固。处方：

柴胡 10 g	丹参 20 g	蒲公英 30 g	石见穿 20 g	炙鳖甲 15 g(先煎)
炮穿山甲 10 g	生白术 30 g	预知子 15 g	广郁金 20 g	猕猴桃根 20 g
败酱草 30 g	川楝子 10 g	甘草 6 g	30 剂	

【按】急性胰腺炎属中医学"胃脘痛""心脾痛""胁腹痛""结胸膈痛"等病证范畴。朱老认为，湿热郁蒸化火，肝胆疏泄不利，乃本病发生之关键，应以疏肝利胆、清热通腑之法治疗。

本例患者为胰腺炎后假性囊肿，偶感左腹隐痛，MRI 显示胰尾囊肿，近日背脊疼痛。朱老以清胰安中为治疗总则，以疏肝解郁、清热化湿、活血通络为主，方中柴胡、陈皮疏肝理气；生大黄、广郁金、败酱草、生薏苡仁等通腑清热；赤芍、白芍、陈皮助理气止痛；红藤通经活络、散瘀止痛；金荞麦清热解毒、排脓祛瘀；鬼箭羽对瘀阻腹痛有奇效。二诊时囊肿较前缩小，在原方基础上加葶苈子、白芥子、炮穿山甲等，直捣盘踞在囊肿之痰瘀窠臼。三诊时症状持续减轻，但胁痛未已，加入预知子、猕猴桃根等理气散结、清热解毒。四诊时囊肿消失，根据脾大、苔薄、脉细弦等症状，依原方巩固，加石见穿以活血化瘀、清热解毒。

〔郭建文、薛念慈　整理〕

【胁痛案5】湿热挟瘀（胰腺囊肿）

张某，女，35 岁。1997 年 2 月 15 日初诊。

〔主诉〕脘胁疼痛 2 个月。

患者经常脘胁疼痛，发现胰腺囊肿近 2 个月。1996 年 12 月 24 日于南通大学附属医院 B 超检查发现胰头液性囊肿（1.6 cm×2.8 cm）。多食即感脘胀，大便难。舌质衬紫、苔薄白，脉细弦。此湿热兼瘀滞蕴结中焦之咎。治宜化湿热，消瘀滞。处方：

柴胡 10 g	广郁金 20 g	焦栀子 10 g	蒲公英 30 g	鱼腥草 30 g
桃仁 10 g	红花 10 g	莪术 8 g	生薏苡仁 30 g	白花蛇舌草 30 g
鸡内金 15 g	甘草 4 g	7 剂，每日 1 剂，水煎分 2 次服		
另：通便胶囊，每次 3～4 粒，每日 1 次				

2 月 22 日二诊：药后症情同上，大便干结，舌质红、苔薄白，脉细小弦。上方加生大黄 8 g（后下），泽兰、泽泻各 20 g。14 剂。

3 月 15 日三诊：药后大便仍欠畅，苔薄白，脉细小弦。以 2 月 15 日方中加生大黄 15 g（后下），芒硝 6 g（分冲）。7 剂。

5 月 10 日四诊：B 超复查胰头囊肿已消，唯胰体仍大，宿患胆囊炎，口干。舌质淡紫、苔薄，脉细小弦，续当原法出入。处方：

柴胡 10 g	广郁金 20 g	败酱草 30 g	蒲公英 30 g	全瓜蒌 20 g
桃仁 10 g	红花 10 g	决明子 15 g	生薏苡仁 30 g	甘草 4 g
14 剂				

7 月 12 日五诊：胰头囊肿已消失，唯胃脘不适，饥嘈，便难，苔薄，脉细弦，予原方出入。处方：

决明子 15 g	蒲公英 30 g	生薏苡仁 15 g	炒薏苡仁 15 g	陈皮 8 g
全瓜蒌 20 g	藿梗 8 g	广郁金 15 g	徐长卿 15 g	甘草 6 g
14 剂				

2010 年 11 月 15 日六诊：胰头囊肿经治消失 3 年余，今年 1 月起脘腹阵发胀痛，引及腰背，查血、尿淀粉酶正常，曾先后用西咪替丁、山莨菪碱、左克（盐酸左氧氟沙星）、怡开（胰激肽原酶肠溶片）、铝碳酸镁、护肝片等治疗。近来腰背胁腹酸痛，本月初上腹部计算机断层扫描（CT）及 MRI 提示胰颈部囊性占位伴胰体尾部萎缩，胰管不规则扩张，考虑胰颈部囊腺瘤合并胰体尾部慢性炎症可能大，肝右叶血管瘤，右肾小囊肿。查肿瘤标志物均阴性。舌红、苔薄，脉细弦，仍予清化湿热，化瘀止痛。处方：

柴胡 10 g	赤芍 15 g	白芍 15 g	广郁金 20 g	蒲公英 30 g
败酱草 30 g	生薏苡仁 40 g	泽泻 30 g	泽兰 30 g	肿节风 30 g
桃仁 10 g	红花 10 g	甘草 6 g	14 剂。并嘱劳逸结合，避免受	
惊，饮食有节				

12 月 13 日七诊：药后大便已畅，腰背疼痛减轻，经事正常，舌偏红、苔薄，脉细弦。上方加川续断 10 g，金钱草 30 g。14 剂。

【按】这是朱老"胰胆同治"的典型案例。此例起病以脘腹疼痛、腹胀、便难为主，恐其平素饮食不节，为湿热郁结，阻碍气机升降，日久成瘀，故朱老认为病机为湿热挟瘀滞、蕴结中焦。方中用焦栀子、蒲公英、白花蛇舌草、鱼腥草、薏苡仁以清湿热；广郁金、柴胡疏肝理气；桃仁、红花、莪术活血祛瘀；加用鸡内金以健胃消食。"六腑以通为用"，初诊朱老用通便胶囊（生大黄、决明子各等份），大便尚干结；二诊改用生大黄后下，大便尚欠畅；三诊加入芒硝冲服，效果甚好，胰头囊肿已消。朱老强调大黄是一味攻下热结、解毒利湿之品，且能利胆消石，推陈致新，不仅能攻病祛邪，而且有"调中化食，安和五脏"（《神农本草经》）之功。后患者虽有复发，症状较前略有加重，但因病机未变，故仍沿用前法，方虽变，大法不离。

〔潘　峰、龚宝莹　整理〕

【胁痛案6】肝经郁热（胆囊炎、胆管结石）

郑某，男，40岁。2010年7月26日初诊。

〔主诉〕右胁胀痛2个月。

患者有胆囊炎、肝内胆管结石病史，近2个月右胁下作胀、疼痛，口干，溲黄，肤黄，大便2～3日一行、质溏。舌苔薄腻，脉弦细。此乃肝经郁热，气机郁滞。治宜疏肝利胆，理气止痛。处方：

柴胡 12 g	广郁金 20 g	金钱草 30 g	海金沙 15 g(包)	蒲公英 30 g
生白术 15 g	炒延胡索 30 g	预知子 20 g	蚕沙 15 g(包)	甘草 6 g
20 剂，每日 1 剂，水煎分 2 次服				

2011年9月5日二诊：药后胆管结石消失，唯感右胁下作胀，偶尔疼痛。2011年8月3日曾于河南民权县入院查肝功能示：ALT 42.4 U/L，轻度升高，余正常。总胆固醇（TG）3.91 mmol/L。B超示胆囊壁毛糙。舌苔薄腻，脉细弦。前法治之。处方：

柴胡 10 g	生白芍 20 g	金钱草 30 g	炒白术 20 g	焦山楂 20 g
六神曲 20 g	泽泻 20 g	生薏苡仁 30 g	垂盆草 30 g	田基黄 30 g
甘草 6 g	20 剂			

【按】慢性胆囊炎表现为右胁下胀痛或隐痛，能找到压痛点，痛常反

射至右肩背，食油腻易腹泻，B超示胆囊壁粗糙。由于胆汁排泄不畅，胆汁淤积凝结成石。胆囊结石多呈泥沙状，症状不明显，而胆总管结石可因痛甚加剧炎症复发。肝内胆管结石，手术效果欠佳，均愿求治于中医，本例即为典型案例。

患者初诊时因便溏而痛不甚，朱老以金钱草、海金沙、广郁金利胆排石，配大剂蒲公英利胆清热，复佐生白术健脾助运，又以预知子与炒延胡索相伍而定痛。药理研究证实，预知子还可治输尿管结石，朱老悟出或有助于胆结石的排出。蚕沙虽为朱老治痹证的常用药，但用其治胆囊炎湿浊蕴结引起的疼痛，获效果彰。

二诊患者仅余右胁下作胀、偶疼，但肝功能略异，胆壁毛糙，遂用金钱草合田基黄、垂盆草清利肝胆湿热，降酶恢复肝功能；泽泻、生薏苡仁利尿消脂；炒白术、焦山楂、六神曲健脾助运；生白芍配甘草解痉缓痛，颇为见效。

〔潘　峰、郭建文　整理〕

【胁痛案7】阴虚郁热（胆石症、胆囊炎）

钱某，女，67岁。1984年8月15日初诊。

〔主诉〕低热、右胁隐痛3个月。

患者长期低热，右胁下隐痛，口干掌烘，头晕神疲，纳呆。舌红、苔薄，脉细弦。B超提示胆囊炎、胆囊多发结石。此郁热伤阴，熬液为石。治宜养阴清热，利胆消石。处方：

川石斛 12 g	麦冬 10 g	蒲公英 30 g	广郁金 10 g	焦栀子 10 g
龙胆 2 g	芒硝 6 g（分冲）	甘草 6 g	生大麦芽 20 g	知母 12 g
6 剂，每日 1 剂，水煎分 2 次服				

8月29日二诊：肝胆郁热，经治好转，但停药后胁痛又作，仍予前法出入。处方：

柴胡 6 g	炒黄芩 8 g	焦栀子 10 g	蒲公英 30 g	广郁金 10 g
芒硝 6 g（分冲）	莱菔子 10 g	徐长卿 15 g	橘核 10 g	荔枝核 10 g
甘草 6 g	8 剂			

9月10日三诊：诸恙渐释，精神转振，口干不显，药既奏效，上方继进8剂。

【按】胆石病、胆囊炎，病位在胆，涉及肝，亦和中焦脾胃密切相关。本案患者长期低热，口干，掌烘，乃郁热伤阴之象，郁热熏蒸，疏泄失职，胆汁结而为石。治当养阴清热，疏肝利胆，兼消结石。初诊时，予川石斛、麦冬、知母养阴清热；焦栀子、龙胆、蒲公英清肝泄热；广郁金疏泄肝胆之气，助诸药斡旋；芒硝软坚排石。二诊时胁痛又作，朱老认为重视气机升降乃此病治疗关键，予加柴胡、橘核、荔枝核、莱菔子行气散结；徐长卿行气止痛。现代药理学研究表明徐长卿有抗菌镇痛之用。须知症状改善后，仍当长期服药，方能消除结石。

〔郭建文、周粤湘　整理〕

【胁痛案8】湿热蕴结（胆结石）

徐某，女，54岁。1984年9月17日初诊。

〔主诉〕右胁疼痛1个多月。

患者于1978年曾行胆囊切除术，B超提示肝左叶胆管结石。1984年7月起右胁疼痛反复发作，腹胀攻窜，大便2～3日一行，口干而苦。苔薄黄腻，脉小弦。证属湿热蕴阻胆经，结而为石。治宜清化湿热，利胆化石。处方：

金钱草30 g	茵陈30 g	蒲公英30 g	虎杖20 g	芒硝6 g(分冲)
莱菔子12 g	全瓜蒌20 g	生大黄6 g	甘草6 g	6剂，每日1
剂，水煎分2次服				

9月26日二诊：药后右胁绞痛未作，苔薄，脉弦细，药既奏效，毋庸更张。上方加知母10 g。8剂。

10月4日三诊：药后症平，大便日行1次，口干不显，苔薄，脉弦细。上方续进8剂，巩固疗效。

【按】本病乃胆囊切除术后复发右胁胁绞痛，口干而苦，苔薄黄腻，脉小弦，证属湿热蕴阻胆经；大便2～3日一行，乃肝胃失于通降所致。朱老选金钱草、茵陈、蒲公英清化湿热；全瓜蒌、芒硝、生大黄合虎杖通腑泄热；莱菔子行气消胀。药后右胁绞痛未作，药既奏效，效不更方，须长期服药，结合饮食调节，乃奏全功。

〔郭建文、罗杰莲　整理〕

第二节　积　聚

【积聚案1】邪毒瘀结（肝硬化）

顾某，男，67岁。1974年3月2日初诊。

〔主诉〕纳差乏力伴腹胀便溏2年。

患者于1972年患急性黄疸型肝炎后，肝功能长期受损，血清白蛋白/球蛋白比例倒置，检查确诊为早期肝硬化，迭经中西药物治疗，效不显著。胁痛纳差，脘腹胀满，肢乏便溏。视其面色晦滞，颈部左侧有蜘蛛痣1枚，肝掌明显。苔腻、舌质衬紫，脉细弦。触诊肝肋下1.5 cm，剑突下4 cm，质地Ⅱ°，脾大肋下1 cm、质软、表面润滑。肝功能检查：ALT正常，碱性磷酸酶（ALP）18 U/L，白蛋白28 g/L，球蛋白30 g/L。此邪毒久羁，肝郁脾虚，气血痹阻，瘀结为癥癖。治当疏肝益脾，补气和血。处方：

生黄芪30 g	当归10 g	潞党参12 g	炒白术10 g	柴胡6 g
炒白芍10 g	生鸡内金10 g	炒枳壳6 g	生麦芽30 g	石见穿15 g
糯稻根30 g	炙甘草6 g	7剂，每日1剂，水煎分2次服		
另服复肝丸，每次3 g，每日2次				

二诊：服药半个月，诸恙减轻，精神较振，仍予原法出入为方。

三诊：调治3个月后，肝功能在正常范围内，血清蛋白72 g/L，白蛋白42 g/L，球蛋白30 g/L。停煎剂，继续服用复肝丸。

四诊：服用复肝丸半年，自觉症状消失，面色转荣。

随访4年，未见复发。

【按】肝藏血，主疏泄；脾统血，主健运。一旦肝脾俱病，则疏泄失职，运化失司，气结不散，血滞成瘀。本病案患者以腹胀便溏为甚，病机应为先病在肝，后病及脾，证属本虚标实，故治以疏肝益脾，补气和血之法。方中柴胡、炒枳壳疏肝理气；炒白术健脾益气；生麦芽、生鸡内金健脾益胃；生黄芪、当归、炒白芍、潞党参补气益血；石见穿、糯稻根为朱老治疗肝硬化白蛋白／球蛋白比例倒置的经验药对。配合复肝丸标本兼施，以达扶正消癥之目的。

〔马继松、张海波　整理〕

【积聚案2】阳虚水泛（肝大）

陈某，男，38岁。2009年6月17日初诊。

〔主诉〕心慌、气短13年，双下肢浮肿1个多月。

刻下：体胖，面色晦暗无华，眼睑微浮，神疲懒言，不欲动作，时觉心悸气短，难以平卧，心下痞块如盘大，触之能动，按之微痛，下肢浮肿以午后为甚。舌淡、质略带紫、少苔，脉沉而结代。胸片示心脏扩大，肺瘀血。超声提示肝大。曾服苓桂术甘汤等剂，效不显。以温阳化饮之剂仅能收暂效，此证脉络闭塞，癥积已成，致水湿不利，虽行水亦是徒劳，当温补阳气为先，化瘀活血次之。以真武汤合五苓散加减。处方：

生晒参 10 g	茯苓 15 g	制附子 15 g（先煎）	白芍 10 g	干姜 6 g
桂枝 10 g	泽泻 10 g	猪苓 10 g	白术 15 g	7剂，每
日1剂，水煎分2次服				

6月24日二诊：患者症情好转，继以膈下逐瘀汤。

当归 10 g	川芎 10 g	桃仁 10 g	红花 10 g	牡丹皮 6 g
赤芍 10 g	乌药 10 g	延胡索 10 g	制香附 10 g	枳壳 10 g
五灵脂 10 g	甘草 10 g	30剂		

7月24日三诊：连服30剂后诸症大减，精神渐充，饮食日增，喘息已平，肿退身轻，唯动则心中微悸，心下痞块小如覆杯，此法初见成效，仍制重剂温补以扶正，乘其性而彰之，更须消散之品以化积，顺其势而衰

之。乃投真武汤合五苓散、桃红四物汤加减：初诊方制附子减为 10 g，加桃仁、红花、当归、川芎各 10 g。30 剂。

续服 30 剂后诸症尽除。

【按】癥瘕积聚耗气损精，而致气衰无力，血必因之瘀阻，常呈气虚血瘀之候。朱老认为此类病证应选益气活血、化瘀生新之品，方能奏养正消积之功。此案患者病史较长，心气内损在先，致积证已成，难求速效。张介宾所云："治积之要，在知攻补之宜……凡积聚未久而元气未损者，治不宜缓，盖缓之则养成其势，反以难制，此其所急，在速改可也。若积聚渐久，元气日虚，此而攻之，不死于积而死于攻矣。"故临证必缓以图之，遵"虚者补之""劳者温之""结者散之"之旨。此案中投真武汤、五苓散以益气温阳、化气行水，取正胜邪自去之意；用膈下逐瘀汤以活血化瘀、消癥破积，即邪去正自复之谓。随症应用，各得其宜，收效甚捷。

〔潘　峰、龚宝莹　整理〕

【积聚案3】肝郁脾虚（肝硬化）

顾某，男，65 岁。1983 年 7 月 8 日初诊。

〔主诉〕腹胀、乏力 3 个多月。

患者因急性黄疸型肝炎误治，发展至早期肝硬化，自述胁痛纳差，脘腹胀满，肢疲便溏。查面色晦滞，颈左侧有一蜘蛛痣，肝掌显见。舌苔白腻、舌质偏紫，脉弦细。肝肋下扪及 1.5 cm、剑突下 4.0 cm、质硬；脾肋下 1.0 cm、质软。肝功能检查：麝香草酚浊度试验（TTT）和硫酸锌浊度试验（ZnTT）增高，白蛋白与球蛋白比值（A/G）倒置。腹部 B 超检查：肝内回声增粗增强。曾选进中西药物治疗，效不显著。肝郁脾虚，则生化乏源，肝脾大，肝质偏硬。治以养正消癥，调理脾胃。处方：

柴胡 6 g	郁金 10 g	茯苓 12 g	炒白术 10 g	当归 10 g
炒白芍 10 g	陈皮 6 g	生黄芪 30 g	党参 12 g	石见穿 15 g
糯稻根 30 g	炙甘草 6 g	7 剂，每日 1 剂，水煎分 2 次服		
另服复肝丸，每次 3 g，每日 2 次				

二诊：服药 2 周，诸症大减，精神转佳，仍以原方出入调治 3 个月。

三诊：复查肝功能正常，A/G 比值已无倒置。寐食精神近如常人，自觉症状消失。停煎剂，继服复肝丸半年，面转红润，肝脾软化回缩到稍可扪及。

随访 4 年，未见复发。

【按】朱老指出，"肝硬化虽病由肝起，却是一种影响全身错综复杂的慢性病变，且在病变过程中，导致脏腑阴阳紊乱，表现为虚实交错的病机"。朱老以养正消癥、调理脾胃的自拟复肝丸为主，或单用，或因证配合煎剂，汤丸并进，疗效颇著。此案肝郁脾虚，重在疏肝实脾，扶正消癥。方中柴胡、郁金为伍，疏肝解郁；茯苓、炒白术为伍，健脾化湿；当归、炒白芍为伍，养血补肝；炙甘草、陈皮和中解毒；石见穿伍糯稻根养正消癥；党参、生黄芪甘温益气。诸药并用，为消补兼施之良方。

〔潘　峰、龚宝莹　整理〕

【积聚案4】郁热成石（肝内胆管结石）

严某，女，47 岁。2011 年 4 月 4 日初诊。

〔主诉〕肝内胆管结石、甲胎蛋白异常 4 年多。

诊见患者精神可，未见黄疸及其他不适，纳谷一般，无口干口苦，二便正常，诉有胆管结石，甲胎蛋白（AFP）升高 4 年多。舌红、苔薄，脉弦细。有脾大病史，肝功能正常。查体：眼血管扩张、弯曲（83、65），色鲜红。此肝经郁热，结而成石。拟清肝化石，缓图效机。处方：

柴胡 10 g	赤芍 10 g	白芍 10 g	郁金 20 g	金钱草 40 g
海金沙 15 g（包）	鸡内金 10 g	芒硝 4 g（分冲）	蒲公英 20 g	焦栀子 8 g
30 剂，每日 1 剂，水煎分 2 次服				

5 月 16 日二诊：药后无明显不适。精神可，胃纳可，二便调，苔薄白，脉细。复查肝功能相关指标有所升高，前法继进之。上方去芒硝，加石见穿 30 g。14 剂。

5 月 30 日三诊：患者 AFP 增高，但无异常症状，舌淡红、苔薄，脉弦细。处方：①上方加莱菔子 15 g，土鳖虫 10 g，生山楂 20 g。14 剂。
②排石冲剂，每次 1 包，每日 3 次。

6 月 13 日四诊：患者 AFP 增高，无明显异常，舌脉无明显变化。处方：

柴胡 12 g	赤芍 15 g	白芍 15 g	郁金 20 g	金钱草 40 g
蒲公英 30 g	生山楂 20 g	芒硝 5 g(分冲)	石见穿 30 g	海金沙 15 g(包)
鸡内金 10 g	甘草 6 g	14 剂		

6 月 27 日五诊：患者精神可，舌质偏红、苔薄，脉细，肝内胆管结石，AFP 增高，自觉无明显不适，饮食、二便正常，眼血管仍扩张。续予清利肝胆法。上方加土茯苓 40 g，焦栀子 10 g。14 剂。

7 月 11 日六诊：患者药后病情稳定，纳谷可，精神佳，二便调，苔少质红，脉细弦，前法继进之。上方加川石斛 15 g。14 剂。

7 月 25 日七诊：患者自觉情况尚可，二便调，舌红苔少，脉细弦。前法继进。予四诊方去蒲公英、生山楂、芒硝、甘草，加焦栀子、炙鳖甲、土鳖虫各 10 g。14 剂。

随访病情稳定。

【按】本案为肝内胆管结石，结合舌红苔薄，脉弦细，眼血管扩张、弯曲、色鲜红。乃肝经郁热，灼津成石，故立"清肝化石"法，取柴胡配合郁金、金钱草、海金沙、鸡内金解肝胆之郁、消化结石，并利于胆汁排出。二诊时复查肝功能相关指标升高，考虑胆石阻滞，肝脉瘀滞，遂加石见穿以活血化瘀、清热解毒，以利结石外排。其后甲胎蛋白仍升高，故加莱菔子、土鳖虫、生山楂，以通肝络、化肝瘀，合排石冲剂助排石。五诊时患者舌质偏红、苔薄，脉细，考虑肝胆热象较显，予土茯苓、焦栀子清利肝胆。六诊时患者苔少质红，脉细弦，加川石斛养肝阴。后在前方基础上改加炙鳖甲养阴清热。随访病情稳定。

朱老善于创新。早在 20 世纪 50 年代末，即提出通过眼血管的望诊来协助肝病的诊断，以《内经》"肝开窍于目"为理论基础，同时受《本草

99

纲目》"秦艽"条下，引崔元亮《海上方》用秦艽治黄疸，述其症状"目有赤脉"的启示而提出的。本案患者亦以眼血管扩张、弯曲以及色泽的变化，作辨证的参考，从而决定处方用药，可供学者参酌。

〔张海波、周粤湘 整理〕

【积聚案5】肝脾郁滞（早期肝硬化）

张某，男，48岁。1978年7月24日初诊。

〔主诉〕反复右胁隐痛10年。

有慢性乙型肝炎病史近10年，迭经治疗，症情不够稳定，时或右胁隐痛，纳谷不馨，大便不实。近日复查肝酶谱逐步上升，B超提示早期肝硬化。刻下：神疲乏力，口苦黏腻，夜寐不良，面浮肢肿。苔薄腻，脉细弦。此肝郁脾滞，疫毒留恋。治宜疏肝理脾，泄化疫毒。处方：

柴胡8g	赤芍12g	石见穿15g	糯稻根30g	全当归10g
平地木30g	生麦芽15g	预知子15g	丹参15g	甘草6g
8剂，每日1剂，水煎分2次服				

8月8日二诊：面浮肢肿渐减，神疲，胁痛隐隐，苔腻，脉弦细。此疫毒蕴阻，续当泄化。处方：

川厚朴10g	苍术10g	全当归10g	丹参15g	豨莶草30g
平地木15g	石见穿15g	连皮茯苓15g	生薏苡仁15g	生鸡内金10g
甘草6g	10剂			

8月26日三诊：药后纳谷振，胁痛缓，唯口苦，苔仍腻，脉细弦。此时疫毒蕴阻未净，肝郁脾滞未已，续当前法出入。处方：

赤芍12g	丹参12g	平地木15g	生鸡内金10g	川黄柏5g
龙胆5g	生薏苡仁10g	炒薏苡仁10g	川百合15g	石见穿15g
甘草5g	8剂			

12月18日四诊：近日精神仍疲，纳馨，胁痛不著，口苦减，苔微腻，脉尚平。乃正气受戕，肝经疫毒留恋，予以扶正祛邪，益气解毒。上方加

太子参 30 g，炙鸡内金 10 g。10 剂。

此后宗上法调治 2 个多月，肝酶谱渐趋正常。

【按】肝硬化多属中医"积聚"范畴，本案患者神疲乏力、面浮肢肿，一派脾虚失运之象。朱老取柴胡、赤芍为伍，疏肝散瘀；全当归、丹参为伍，养血和血；甘草、生麦芽为伍，和中解毒。朱老经验：石见穿有纠正白蛋白与球蛋白比值倒置之殊功；糯稻根有益胃生津、退虚热、止盗汗之效；平地木利湿、活血、止痛；预知子疏肝理气止痛。全方意在调肝运脾，活血消癥。四诊加太子参伍炙鸡内金扶正消积，加强泄化之力。分析此案或用连皮茯苓、苍术健脾渗湿，或用川黄柏、龙胆苦寒泄热，随症用药，以冀吻合病机。

〔张海波、周粤湘　整理〕

【积聚案 6】肝脾郁滞（肝硬化）

王某，女，48 岁。2009 年 10 月 19 日初诊。

〔主诉〕肝区不适 3 年。

右胁不适，面色晦滞，饮食一般，二便正常，牙龈出血，舌苔薄腻，脉细弦。当地医院 B 超示肝硬化，脾大。肝功能正常。清蛋白与球蛋白比值（A/G）：36.8/35.9＝1.02，乙型肝炎表面抗原阳性，血常规：WBC 2.6×10⁹/L，血小板（PLT）37×10⁹/L。拟从肝脾郁滞、疫毒内蕴调治。处方：

柴胡 12 g	广郁金 20 g	枸杞子 20 g	田基黄 30 g	垂盆草 30 g
土鳖虫 10 g	油松节 30 g	鸡血藤 30 g	牛角腮 30 g	甘草 6 g
14 剂，每日 1 剂，水煎分 2 次服				
另服复肝丸×2 盒，每次 1 丸，每日 3 次				

11 月 23 日二诊：腹胀，纳谷一般，二便调，牙龈出血，夜寐欠安，苔薄，脉细弦。血常规：WBC 2.5×10⁹/L，血红蛋白（Hb）122 g/L，RBC 4.08×10¹²/L，PLT 40×10⁹/L。处方：

柴胡 12 g	赤芍 15 g	白芍 15 g	广郁金 20 g	枸杞子 15 g
油松节 30 g	牛角腮 30 g	鸡血藤 30 g	女贞子 20 g	田基黄 20 g
土鳖虫 8 g	小蓟炭 12 g	炙鳖甲 15 g	14 剂	
继服复肝丸×2 盒				

2010 年 1 月 4 日三诊：腹胀减轻，有时胁肋不适，背寒，眼睑轻度浮肿，夜寐欠安，每晚睡 4～5 小时，牙龈出血已少，二便正常，舌苔薄，脉细弦。前法继进之。上方去女贞子，加葛根 20 g，首乌藤、生薏苡仁各 30 g。20 剂。继服复肝丸×2 盒。

2 月 22 日四诊：药后牙龈出血明显减少，腹胀偶作，舌质淡红、苔黄腻，脉细涩。血常规：WBC $3.4×10^9/L$，PLT $34.4×10^9/L$。肝功能：AST 48 U/L，乳酸脱氢酶（LDH）294 U/L。B 超示肝硬化，胆囊炎性改变，胆囊壁水肿，胆囊结石，脾大，门脉增宽。前法治之。处方：

柴胡 12 g	广郁金 20 g	菴闾子 30 g	楮实子 20 g	丹参 15 g
太子参 15 g	生白术 20 g	蜂房 12 g	土鳖虫 10 g	炙鳖甲 15 g
生麦芽 15 g	青皮 8 g	陈皮 8 g	甘草 6 g	14 剂
继服复肝丸×2 盒				

【按】本案患者面色晦暗，牙龈出血，气滞、血瘀、湿热胶结，属肝脾郁滞，疫毒内蕴，宜标本同治。取柴胡、广郁金疏肝调气；田基黄、垂盆草清热利湿；土鳖虫散瘀消癥；患者长期患病，牙龈出血，气不摄血，机体免疫力低下，朱老将油松节、鸡血藤、牛角腮同用以补血摄血。

二诊去垂盆草，加白芍、女贞子养肝柔肝，牙龈仍出血，予小蓟炭、炙鳖甲滋阴止血，后仍以疏肝、散瘀结为主。

〔郭建文、罗杰莲　整理〕

第三节 鼓 胀

【鼓胀案 1】脾肾阳虚（肝硬化腹水）

季某，男，48 岁。2007 年 4 月 2 日初诊。

〔主诉〕腹胀伴双下肢浮肿 3 个多月。

患者曾有慢性病毒性肝炎史，肝功能长期受损，持续 3 年，迭经中西药物治疗，效不显著。近期鼓胀已 3 个多月，来诊时面色晦滞，胁痛脘痞，纳差便溏，尿少，双下肢轻度浮肿，精神委顿。苔白腻，脉弦细。B 超示回声增粗、增强，血管网络欠清，肝脾大，腹水。鼓胀为病，脾肾阳虚，水湿停聚为患。治以温补脾肾，益气化瘀，佐以利水。处方：

菴闾子 20 g	生黄芪 30 g	当归 10 g	制附子 6 g	干姜 2 g
茯苓 15 g	生白术 30 g	淫羊藿 10 g	丹参 15 g	
另用益母草 100 g、泽兰叶 30 g 煎汤代水煎药。5 剂，每日 1 剂，水煎分 2 次服				

二诊：连服 10 剂，小便量增多，腹胀已消，足肿消退，纳眠均安。予原方出入。上方去益母草、泽兰叶，加炙鳖甲 30 g、怀山药 20 g。10 剂。加服复肝丸，每次 3 g，每日 2 次。

三诊：上方服用 3 个月后，自觉无不适，肝功能复查正常，即停服汤药，嘱守复肝丸以善其后。

随访 3 年，一切正常。

【按】肝硬化一旦出现腹水，则提示病入晚期，脏器大虚，邪毒益盛，图治不易。朱老认为当以养正消积辅以利尿为大法。养正重在脾肾，因多现阳虚之症，故用制附子、淫羊藿温煦之；重用生黄芪、生白术补肝脾之气；辅以大剂益母草、泽兰叶、菴闾子以行水利尿。《神农本草经》言菴闾子"味苦微寒，主五脏瘀血、腹中水气"，为朱老治鼓胀常用之品。二诊以炙鳖甲、怀山药代益母草、泽兰叶，同时配合复肝丸，益彰其效。

〔郭建文、周粤湘 整理〕

【鼓胀案 2】阴虚血瘀（肝硬化腹水）

张某，女，32 岁。1979 年 5 月 23 日初诊。

〔主诉〕产后双下肢浮肿 6 日。

患者有肝硬化腹水已久，曾有慢性肝炎史，面色晦滞如蒙尘，因妊娠后期发现两下肢浮肿未予重视，分娩后 6 日，腹仍鼓大如箕，两下肢高度浮肿，呼吸短促，纳呆腹胀，小溲赤少，形体消瘦，两颧及鼻准部显见血缕。舌红少苔，舌边有瘀斑，脉细弦。肝功能：TTT 11 U，ZnTT 28 U，ALT 100 U/L。B 超诊为肝硬化腹水，触诊肝脾均于肋下 3 cm 可触及。血鼓隐伏已久，肝肾阴虚，血瘀癥积，水湿凝聚，运化失司。正虚邪实，补正则壅中，攻邪则伤正。拟攻补兼施，补中去水，徐图效机。处方：

> 菴闾子、楮实子、怀山药各 15 g　　　生黄芪、党参、茯苓、炒白术各 12 g
> 干蟾皮 3 g，赤小豆、葫芦瓢各 30 g　　8 剂，每日 1 剂，水煎分 2 次服
> 另嘱每日鲤鱼 500 g，或鲫鱼 500 g（去肠杂），赤小豆 100 g，清炖（少放盐）
> 佐膳

二诊：药后尿量增多，腹水逐日消退，胃纳亦增，精神较振，效不更方，原方再进 5 剂。

三诊：上药再进 5 剂后，腹水全消，自觉颇安，嘱服复肝丸合二至丸气阴双调，而收全功。

【按】鼓胀已久，又值产后，气血肝肾亏虚更甚，纯补无益，峻攻不耐。此方攻补兼施，补中去水。方中菴闾子"主五脏瘀血、腹中水气"，能行水散血，朱老实践证明，其治疗肝硬化腹水颇为合拍；楮实子甘寒养阴、补虚养肾，菴闾子与之相伍，有利水而不伤阴之妙。又妙以《千金方》鲤鱼赤小豆汤佐膳，既可补正利水，又能健脾醒胃。更值得一提的是干蟾皮治肝腹水，蟾皮辛凉，颇能消积解毒，利水消胀，其特殊成分和蟾酥相似，《本草汇言》谓其能化解瘀郁壅滞诸疾，民间单方有用一味鲜蟾皮治肝硬化腹水。朱老配合辨证论治方中，更能发挥其利水消胀之功。

〔郭建文、罗杰莲　整理〕

【鼓胀案 3】湿热疫毒（肝硬化腹水）

吴某，男，61 岁。2006 年 6 月 12 日初诊。

〔主诉〕腹水伴尿少 7 个多月。

患者有腹水 7 个多月，经中西药物治疗，病反加重，口服速尿（通用名为呋塞米）无效，需注射速尿方能维持小便。纳呆，大便黏溏，面色晦黄、目黄，两颧及鼻准部布满血缕，常有鼻衄，口干，形体消瘦。舌质红绛、边有瘀斑，舌苔厚腻稍黄，脉细弦。自觉皮肤灼热。湿热疫毒交阻，气机失畅，水饮停滞，症情复杂。处方：

滑石 12 g（包）	黄芩 10 g	茵陈 15 g	广藿香 8 g	连翘 10 g
石菖蒲 6 g	薄荷 2 g	木通 6 g	射干 10 g	川贝母 10 g
郁金 15 g	楮实子 15 g	萹蓄子 10 g	白豆蔻 2 g	7 剂，每日
1 剂，水煎分 2 次服				
另以琥珀末、沉香末、蟋蟀末各等份装于胶囊中，每次 1.5 g，每日 3 次，吞服				

二诊：药后，尿量渐增，内蕴之湿热、疫毒分化，气化枢机得以调整。盖气化则水行，速尿一周内即改为口服。上方继服 7 剂。

三诊：速尿半个月内撤去，尿量增至每日 1 000 mL，守服上方出入 3 个多月，黄疸、腹水全消。

【按】此方乃楮实子、萹蓄子合甘露消毒丹化裁。滑石、木通、茵陈利湿解毒；萹蓄子行水散血；楮实子益阴利水；薄荷、广藿香、石菖蒲、白豆蔻均芳香通利、拔动气机；黄芩清热；川贝母开郁下气；连翘轻清透热散结；郁金疏泄肝胆；再配合琥珀末、沉香末、蟋蟀末胶囊，共奏化气行水、泄热解毒之功。朱老告诫吾辈，肝肾阴虚型或阴虚湿热型在治疗过程中不可妄行攻下，恐其伤络出血，不可不慎。

〔郭建文、罗杰莲　整理〕

【鼓胀案 4】脾肾阳虚（肝硬化失代偿期）

刘某，女，54 岁。1977 年 11 月 20 日初诊。

〔主诉〕腹胀乏力 3 年，加重 1 个多月。

患者于 1974 年 6 月患病毒性肝炎，迁延 2 年不愈。1976 年在某医院确诊为早期肝硬化，迭经中西药物治疗，效不显著。至 1977 年秋后，症情日趋严重，今来我院就诊，胁痛纳减，腹胀溲少，便溏不实，精神委顿。诊脉沉弦而细，舌质衬紫、苔白腻。触诊腹部膨隆而软，肝脾未满意触及，两下肢轻度凹陷性水肿。肝功能检查：ZnTT 18 U，ALT 56 U/L，白蛋白 23 g/L（2.3 g％）*，球蛋白 28 g/L（2.8 g％），黄疸指数 9 U。超声示密集微小波，并见分隔波，有可疑腹水平段。湿毒久羁，气血瘀滞，肝脾损伤，肾阳虚衰。拟方温补脾肾、益气化瘀。处方：

> 生黄芪 30 g　　当归 10 g　　　熟附子 6 g　　　茯苓 12 g　　淡干姜 2 g
>
> 生白术 10 g　　熟地黄 15 g　　菟丝子 15 g　　　5 剂，每日 1 剂，水煎分 2 次服
>
> 另用益母草 100 g、泽兰叶 30 g 煎汤代水煎药

11 月 28 日二诊：连服 5 剂后小溲畅行，腹胀已消，足肿消退，眠食俱安。继用原方去益母草、泽兰叶，加炙鳖甲、怀山药等，配合复肝丸，治疗 2 个月。

1978 年 1 月 30 日三诊：2 个月来患者食欲增加，自觉症状不著，复查肝功能正常。白蛋白 38 g/L（3.8 g％），球蛋白 30 g/L（3 g％），停服煎剂。续予复肝丸巩固疗效。

四诊：复肝丸继续口服，半年后恢复工作。

【按】肾为先天之本，藏真阴而寓元阳。脾胃之健运，肝胆之疏泄，均有赖于肾气之鼓动、肾阳之温煦。肝病损及脾肾，三脏阳气偏衰，互相影响，互为因果。本案由肝引起，累及脾肾，气血瘀滞，鼓证已成。故重用生黄芪益气；桂、熟附子、淡干姜温煦脾肾之阳；又以大量益母草、泽兰叶化瘀利水；更加生白术健脾、熟地黄益肾。立方刚柔相济，药后小便畅行，胀消肿退。二诊腹胀已消，去益母草、泽兰叶，加炙鳖甲、怀山药补益脾气、软坚散结之品，终以复肝丸扶正消癥而获得根治。

〔郭建文、罗杰莲　整理〕

---

* 为保持医案原貌，括号前为原稿常用单位，括号内为换算的法定计量单位（后同）。

第四节 头 痛

【头痛案 1】肝肾阴虚（血管痉挛性头痛）

张某，女，58 岁。2010 年 9 月 13 日初诊。

〔主诉〕偏头痛 5 年余。

患者偏头痛经常发作，发作时以左侧为甚，痛剧时需服用止痛药，伴作胀、麻木，已历 5 年多。目前以少寐、咽干为主，后颈部不适。舌苔薄，脉细弦。拟从肝肾阴虚调治。处方：

枸杞子 10 g	菊花 10 g	赤芍 15 g	白芍 15 g	生地黄 20 g
川石斛 15 g	炒酸枣仁 30 g	女贞子 20 g	墨旱莲 20 g	首乌藤 30 g
炙甘草 6 g	14 剂，每日 1 剂，水煎分 2 次服			

10 月 11 日二诊：药后头痛未发，夜寐亦安，唯夜寐手麻、头晕、口干。舌红、苔薄，脉细弦。拟从肝肾不足，络脉失和治之。处方：

枸杞子 15 g	菊花 15 g	潼蒺藜 15 g	生白芍 20 g	女贞子 20 g
丹参 20 g	生黄芪 30 g	豨莶草 30 g	全当归 10 g	甘草 6 g
14 剂				

药后效果稳定。

【按】 此患者既往发作时痛势较剧，病延已 5 年之久，为痰瘀阻络、清阳被遏、久痛入络之象，本应以息风通络为要。但患者就诊时头痛已不著，结合咽干、少寐和苔脉，系为肝肾阴虚，络脉失和，选用枸杞子、女贞子、墨旱莲补益肝肾以固本；生地黄、川石斛、菊花清热滋阴；炒酸枣仁、首乌藤安神；赤芍、白芍养血活血。全方未用止痛药，治病求本，收效较著。

〔郭建文、李梦真 整理〕

【头痛案 2】肝郁血瘀（紧张性头痛）

陈某，女，33 岁。2012 年 9 月 7 日初诊。

〔主诉〕反复头痛 10 余年。

患者额顶部疼痛、重压感持续不解，痛甚牵及双侧太阳穴。纳可，二便尚调，夜寐不佳、多梦。平素脾气较急，易焦虑，月经周期不规律，经量少、色暗，经前有乳房胀痛及少腹隐痛。舌淡暗，舌底脉络迂曲，苔薄白，脉细小弦。头颅磁共振成像未见明显异常。肝郁气滞，瘀血阻络。治拟疏肝解郁，通络止痛。处方：

> 痹通汤加黄芪 30 g　醋柴胡 15 g　炒赤芍 20 g　炒白芍 20 g　焦栀子 6 g
> 淡豆豉 15 g　　　　川芎 10 g　　葛根 20 g　　首乌藤 30 g　　30 剂，每
> 日 1 剂，水煎分 2 次服

10 月 8 日二诊：患者服药后，头痛发作次数较前减少，纳可便调，夜寐欠佳。舌淡暗，舌底脉络迂曲青紫，苔薄白，脉细小弦。原方加刺五加 15 g，生地黄、熟地黄各 10 g。30 剂。

11 月 9 日三诊：患者经治 1 个月来诊，头痛发作已不显，嘱其放松情绪，调畅情志，坚持治疗半年，头痛未再发作。

【按】 本案患者反复头痛，肝气郁滞而见焦虑、乳房胀痛，气血不足而见经量少，舌淡暗，脉细小弦等见症。朱老认为"久病多虚、久病多瘀、久病入络"，治疗应注意疏通经络气血，开其闭阻。

痹通汤为朱老治疗痹证的自拟方，由当归、鸡血藤、炙土鳖虫、炙僵蚕等组成。全方以通为用，标本兼治，补益气血，化瘀通络，故选用痹通汤以活血化瘀，通络止痛。考虑患者额顶部疼痛，痛甚牵及双侧太阳穴，加用醋柴胡、川芎、葛根等少阳、阳明经药，使药达病所；炒赤芍、炒白芍养血活血；焦栀子、淡豆豉清热除烦；首乌藤通络安神。全方共奏疏肝清热、养血活血、通络止痛之功。

〔潘　峰、李梦真　整理〕

【头痛案3】阴虚阳亢（高血压病）

胡某，女，46 岁。1975 年 4 月 15 日初诊。

〔主诉〕反复头痛、耳鸣 5 年余。

患高血压病 5 年余，血压（150～170）／（100～110）mmHg。平素性情急躁，常因情志不遂而头痛加剧，午后面部烘热，目涩视糊，耳鸣，夜寐欠佳，乱梦纷纭，口干且苦，腰脊酸楚。舌质偏红、苔薄黄，脉细弦。证属肝肾不足，虚阳亢扰。治拟滋补肝肾，重镇潜阳。处方：

> 怀牛膝 30 g　　桑寄生 30 g　　枸杞子 15 g　天冬 15 g　　赭石 30 g（先煎）
>
> 生龙骨 20 g（先煎）生牡蛎 20 g（先煎）夏枯草 10 g　车前子 30 g（包）生麦芽 30 g
>
> 生白芍 15 g　　　5 剂，每日 1 剂，水煎分 2 次服

4 月 20 日二诊：上药服用后颇适，头痛大减，面部烘热及口干且苦基本消除，余症亦减。苔薄质偏红，脉细弦。血压 130/80 mmHg。原方再服 5 剂。

7 月三诊：询及病况，上方服完诸症消失，血压一直正常。

【按】 高血压病阴虚阳亢者，多为本虚标实。本虚为肝肾不足，标实为孤阳亢扰。朱老喜用怀牛膝、桑寄生补肝肾，并指出怀牛膝补肝肾、引火下行，桑寄生补肝肾、有降压作用，此两味以 30 g 为常量。本案患者证属肝肾不足，虚阳亢扰。腰为肾之府，肝肾亏虚，脉络失养，则见腰脊酸楚。虚阳上浮，扰于头目，故见面部烘热，夜寐欠佳。此证予怀牛膝、桑寄生加枸杞子、天冬、生白芍补肾滋液；赭石、生龙骨、生牡蛎重镇潜阳；夏枯草、车前子清肝泄热；生麦芽为疏肝妙品，临床需用大剂量（30 g）为宜。

〔潘　峰、李梦真　整理〕

【头痛案 4】肝经郁热（血管痉挛性头痛）

李某，女，33 岁。2006 年 5 月 8 日初诊。

〔主诉〕右侧偏头痛伴鼻塞 1 年余。

患者近 1 年多来在无明显诱因的情况下，右侧偏头痛时作，伴鼻塞不通，夜寐不良，口苦，大便干燥。舌淡红、苔薄白，脉细弦。此为内伤头痛，肝经郁热，络脉不利。宜疏肝解郁，清肝通络。处方：

柴胡 10 g	黄芩 10 g	炒竹茹 10 g	枳壳 10 g	青蒿 15 g
滁菊花 10 g	蔓荆子 12 g	羌活 8 g	炙全蝎末 3 g (分冲)	细辛 3 g
甘草 6 g	14 剂，每日 1 剂，水煎分 2 次服			

5月22日二诊：药后头痛减轻，口干、尿黄、大便干燥。肝阳得平，头痛渐减，郁热仍显，拟育阴清热。处方：

青蒿 30 g	白薇 15 g	珠子参 15 g	炙鳖甲 15 g (先煎)	地骨皮 15 g
十大功劳叶 15 g	玄参 12 g	金银花 10 g	连翘 10 g	甘草 6 g
14 剂				

【按】头痛有外感、内伤之别。此例患者以一侧头痛为主，伴口苦、大便干燥、脉细弦，为肝经郁热、腑气不通之象。治宜疏肝解郁，清肝通络。方以柴胡疏肝解郁，又为引经药；黄芩、滁菊花、青蒿清肝经郁热；羌活、蔓荆子上行头面，通络止痛；更以虫类药全蝎搜剔，细辛味辛散窜，加强通络止痛之功。故初诊药后头痛减轻，但郁热仍见。二诊改以育阴清热为主，以青蒿、白薇、地骨皮、十大功劳叶清解郁热；炙鳖甲、珠子参、玄参滋阴养肝治其本，故显效也。

此外，朱老治疗一侧顽固性偏头痛，常内外合治，配合鼻药疗法往往疗效显著。朱老指出："鼻药疗法的奏效机制乃据《黄帝内经·灵枢》'十二经脉，三百六十五络，其血气皆上于面而走空窍……其宗气上出于鼻而为臭'之理。"故可借其与内在经络联系。辨证论治常选用硫黄、川乌、草乌、北细辛、全蝎、制南星、六神丸、甜瓜蒂等药中的两三味，研细末用食用醋调成软膏，取稍比黄豆大的一块，用纱布包好，塞头痛对侧之鼻孔，由鼻窍经络调整全身脏腑功能，疗效显著。

〔马继松、李梦真　整理〕

【头痛案5】阳亢风动（血管痉挛性头痛）

张某，女，31岁。2006年4月10日初诊。

〔主诉〕反复头痛9年余。

9年来患者头痛时时发作，以头部两侧胀痛为主，太阳穴呈搏动感，纳谷尚可，二便正常。舌红、苔薄，脉细。此为肝阳偏亢，化风上扰。治宜平肝潜阳，息风通络。处方：

明天麻 10 g	石决明 30 g(先煎)	枸杞子 15 g	菊花 15 g	女贞子 15 g
生牡蛎 30 g(先煎)	生白芍 20 g	地龙 15 g	川石斛 10 g	徐长卿 15 g
路路通 10 g	甘草 6 g	7 剂，每日 1 剂，水煎分 2 次服		

4 月 17 日二诊：药后头痛明显好转，胃脘不舒、胀闷，胁痛，纳减，大便约 2 日一行。舌红、苔薄白，脉细。风阳得息，肝郁不畅。治疗以疏肝解郁为主。处方：

枸杞子 10 g	菊花 10 g	广郁金 20 g	合欢皮 15 g	十大功劳叶 15 g
青皮 8 g	陈皮 8 g	瓜蒌 20 g	徐长卿 15 g	金钱草 15 g
绿萼梅 10 g	甘草 6 g	10 剂		

【按】头痛起病有急有缓，辨证有虚有实。虚有肝肾阴虚、气虚、血虚之别，实有外感、痰浊、肝阳、瘀血之分。此例患者头痛以胀痛为主，证属风阳上扰，治以平肝潜阳、息风通络为主，以明天麻、石决明、生牡蛎平肝潜阳息风；菊花清热平肝；枸杞子、女贞子、生白芍、川石斛养阴柔肝；地龙、徐长卿、路路通通络止痛；生白芍、甘草缓急止痛。二诊头痛明显好转，然见胃脘不舒及胀闷、胁痛、纳减等肝胃不和之象，加用绿萼梅、青皮、陈皮、广郁金疏肝解郁，理气和中。

〔马继松、郭建文　整理〕

【头痛案 6】肝郁痰瘀（偏头痛）

毛某，男，58 岁。1982 年 5 月 8 日初诊。

〔主诉〕头痛半个月。

宿有慢性肝炎、早期肝硬化史。近半个月面色萎黄，神疲，偏头痛，口干，且口苦殊甚。苔微腻、质衬紫，脉弦。证属肝郁痰瘀交阻。治宜疏柔肝木，泄化痰瘀。处方：

生白芍 15 g	首乌藤 30 g	炙蜈蚣 2 g(研末分吞)	丹参 15 g	佩兰 10 g
炒决明子 10 g	竹沥半夏 10 g	合欢皮 15 g	生麦芽 15 g	甘草 5 g
5 剂，每日 1 剂，水煎分 2 次服				

5 月 13 日二诊：口苦/口干较前好转，偏头痛瘥减，脑血流图提示Ⅱ°脑动脉硬化、血管痉挛性头痛。苔微腻、质衬紫，脉弦。药既奏效，效不更方。上方继进 3 剂。

6 月 1 日三诊：口中干苦已显见好转，唯偏头痛仍不时发作。苔中腻，脉弦缓，证属痰瘀内阻，续当泄化，佐以息风。处方：

竹沥半夏 10 g	化橘红 6 g	丹参 15 g	钩藤 12 g(后下)	炙僵蚕 10 g
川芎 8 g	炙蜈蚣 2 g(研末分吞)		炙全蝎 2 g(研末分吞)	
甘草 5 g	5 剂			

6 月 11 日四诊：药后精神较振，偏头痛迄今未作，苔薄，脉弦，药既奏效，毋庸更张，前法出入，上方加泽泻 10 g，生山楂 15 g。6 剂。

【按】本案患者素有肝炎、肝硬化病史，偏头痛兼见口苦殊甚，舌质衬紫，脉弦等肝郁痰浊之象，治当疏柔肝木、泄化痰瘀为主、予生白芍敛阴以养血平肝；首乌藤通络祛风；丹参养血活血；佩兰芳香化浊；炒决明子清泄肝胆郁火；竹沥半夏清热豁痰；合欢皮安五脏、和气血；生麦芽疏肝和胃。

本案患者头痛迁延难愈，选用虫类药血肉有情之品，有起沉疴、疗顽疾之疗效。方中蜈蚣伍全蝎，柔肝疏肝与祛风活络并举，临床效果显著。

头痛是临床常见疾病，不少患者头痛经久难愈，病情极为顽固。朱老经过多年实践总结，拟定"钩蝎散"，经临床观察，效果较为满意。组成：全蝎、钩藤、紫河车、地龙各等份，共研细末，每服 3 g，每日 2 次，餐后温水冲服，一般当日便可奏效，可供参用。

〔郭建文、李梦真　整理〕

【头痛案 7】肝阳上扰（血管性头痛）

白某，女，69 岁。2010 年 3 月 29 日初诊。

〔主诉〕头痛 1 周。

有头痛宿疾，后脑、头顶窜痛近 1 周又发，胃脘不适，口干口苦。舌红、苔薄腻，脉细弦。从肝阳上扰调治。处方：

枸杞子 12 g	菊花 12 g	川石斛 20 g	蒲公英 30 g	决明子 15 g
明天麻 10 g	徐长卿 15 g	泽漆 10 g	珍珠母 20 g(先煎)	女贞子 20 g
首乌藤 30 g	甘草 6 g	7 剂，每日 1 剂，水煎分 2 次服		

4 月 12 日二诊：头痛阵作，大便干结。舌质红、苔薄、根黄腻，脉小弦。前法治之。处方：

枸杞子 15 g	菊花 15 g	僵蚕 12 g	地龙 15 g	川石斛 20 g
天麻 12 g	石决明 30 g(先煎)	珍珠母 30 g(先煎)	炙全蝎末 3 g(分冲)	
怀牛膝 15 g	桑寄生 30 g	全瓜蒌 30 g	甘草 6 g	7 剂

4 月 19 日三诊：头痛窜作药后减轻，与天气变化有关，大便通畅，舌红、苔薄微腻，脉细弦。血压 140/90 mmHg。前法治之。上方加女贞子 20 g。7 剂。日趋向愈。

【按】头痛病因病机复杂，涉及肝、脾、肾等脏腑及风、火、痰、瘀、虚等，而与肝的关系尤为密切，内伤七情，肝失疏泄，则气机不畅，经气壅遏，闭阻不通，不通则痛。本案朱师先从肝阳上扰治之，予草木之剂清肝泄热、养血安神，收效不著。朱老认为，久病必瘀、久病入络。而叶天士有言"久则邪正混处其间、草木不能见效，当以虫蚁疏逐"，以"搜剔络中混处之邪"，故二诊加用僵蚕、地龙、全蝎等搜风逐瘀通络之品，并加全瓜蒌化痰、通便泄热，果见其效。

〔马继松、郭建文　整理〕

【头痛案 8】瘀血阻窍（外伤后头痛）

秦某，男，37 岁。1983 年 6 月 9 日初诊。

〔主诉〕后脑刺痛反复发作 5 年。

外伤性脑震荡后头痛，迭进中西药物，收效甚微。刻下：头晕健忘，失眠乏力，后脑偏左刺痛，固定不移，有跳动感，每逢气候变化、环境喧闹而增剧。舌淡、边有紫斑、苔薄白，脉细涩，重按无力。恙由瘀血阻窍，并见肝肾亏虚。亟须活血通窍，滋养肝肾，健脑散治之。处方：

红参 15 g	当归 21 g	枸杞子 21 g	紫河车 24 g	乳香 12 g
没药 12 g	鸡内金 24 g	血竭 6 g	川芎 15 g	土鳖虫 21 g
全蝎 12 g	地龙 12 g	制马钱子 15 g(先煎)	甘草 6 g	

上药研细末和匀，每次服 4.5 g，每日 2 次

7月4日二诊：药服一料，病衰已半。

7月28日三诊：再服一料，诸症悉除，记忆如常，沉疴告愈。

【按】头为"诸阳之会""脑为髓海"，五脏精华之血、六腑清阳之气皆能上注于头。本案是由头部外伤，气滞血瘀，脉络阻塞，延久不愈，耗伤气血，脑髓失荣所致。朱老20世纪70年代曾拟定"健脑散"，即为脑震荡后遗症而设，其中，红参、当归、枸杞子、紫河车大补气血，滋养肝肾；乳香、没药、血竭、鸡内金活血化瘀；全蝎、土鳖虫搜逐血络；地龙利水去浊；制马钱子通络止痛；川芎引药上行入脑；甘草调和诸药。全方合用，使正胜邪祛，脑络通畅，头脑得养，其病则愈。朱老认为，马钱子有剧毒，需经炮制，一般先用水浸1日，刮去毛，晒干，放麻油中炸，应掌握火候，如油炸时间太短，则内心呈白色，服后易引起呕吐等中毒反应；如油炸时间过长，则内心发黑而炭化，往往失效，所以在炮制中可取一枚切开，以黑面呈紫红色最为合度。本方治疗阿尔茨海默病亦有效。

〔郑晓丹　整理〕

第五节　眩　晕

【眩晕案1】中虚痰瘀（高血压病）

施某，男，58岁。1995年11月19日初诊。

〔主诉〕头晕加重1周。

患者形体肥胖多年，高血压8年，血压（152～170）/（110～

130) mmHg，因头晕而重，全身乏力，口干，四肢常有麻木，视物模糊，近 1 周加重而住某医院，入院检查：血压 200/130 mmHg，血黏度高（++++），TG 9.5 mmol/L，微循环重度障碍。舌红、苔薄白、根微腻，脉细涩。证属脾胃气虚，痰瘀互结。治拟补中益气，化痰逐瘀，投"双降汤"原方。处方：

生黄芪 30 g	丹参 30 g	净山楂 30 g	豨莶草 30 g	地龙 10 g
当归 10 g	赤芍 10 g	川芎 10 g	泽泻 18 g	水蛭末 3 g(分吞)
甘草 6 g	10 剂，每日 1 剂，水煎分 2 次服			
配合"降压洗脚汤"：桑叶、桑枝、茺蔚子各 60 g，5 剂，煎汤泡脚，1 剂用 2 日，每日 1 次				

12 月 3 日二诊：服完 10 剂后，复诊诉头晕重，全身乏力等诸症消失，自觉腹部肥胖较前有减。去"降压洗脚汤"，守内服方 30 剂，停药观察 10 日。

1996 年 1 月 14 日三诊：停药 10 日一切正常，血压稳定在 160/（100～110）mmHg。复查血黏度正常，TC 8.5 mmol/L，微循环基本正常。嘱注意饮食宜忌，守服一段时间。随访 3 年血压稳定在正常范围。

【按】本案患者高血压病程迁延 8 年之久。新病多实，久病多虚。由脾胃气虚、健运失司、湿邪停留、聚湿为痰、气滞血瘀、痰瘀互结、虚实夹杂所致。治宜补中益气，化痰逐瘀。故朱老用双降汤调治。方中重用黄芪，辅以甘草补中益气以固本，使其气旺则血行，"气血流通，百病自已"，且可免破瘀伤正之弊；用水蛭末、地龙破血逐瘀；合丹参、川芎活血通脉；泽泻、净山楂、豨莶草化痰泄浊，消食降脂。现代药理学研究表明，丹参、川芎、地龙、水蛭、山楂等活血化瘀药有扩张血管、促进血液循环的作用，并对脂质代谢有影响；山楂、泽泻化痰泄浊，能调节脂质代谢；再配以"降压洗脚汤"外用，畅营卫，通经络，引血下行。诸药合用，标本兼顾，虚实同调，攻补兼施，使中气得补则脾胃调和，痰瘀消除则脉络通畅。如此，气血通行，清窍畅利，则诸症自消。

〔潘　峰、杨杰聪　整理〕

【眩晕案2】痰瘀阳亢（高血压病）

孙某，男，72 岁。2006 年 3 月 8 日初诊。

〔主诉〕眩晕 3 年。

常年高血压，3 年前肢麻，旋即恢复，经常眩晕，视眊，口干。舌苔薄黄、边尖红绛，脉细弦。血压 180/110 mmHg。头颅 MRI 示脑梗死、脑萎缩。有饮酒史。此痰瘀内阻、肝阳上亢之咎。治宜化痰瘀，平肝阳。处方：

明天麻 12 g	枸杞子 12 g	菊花 12 g	地龙 15 g	丹参 20 g
竹沥半夏 10 g	黛蛤散 15 g(包)	桑寄生 20 g	怀牛膝 15 g	珍珠母 30 g(先煎)
甘草 6 g	7 剂，每日 1 剂，水煎分 2 次服			

3 月 25 日二诊：药后头晕减缓，自觉较适，肢麻亦减，此佳象也，苔薄白，质绛亦减，脉细弦。药既获效，毋庸更换，前法出入。上方加葛根 20 g，豨莶草 30 g。21 剂。

4 月 15 日三诊：头眩已大为减缓，肢麻亦减，苔薄、质微红，脉细弦，前法续进之。处方：

明天麻 12 g	丹参 15 g	葛根 20 g	川芎 10 g	豨莶草 30 g
地龙 15 g	竹沥半夏 10 g	怀牛膝 12 g	甘草 6 g	7 剂

4 月 22 日四诊：头眩肢麻逐步减缓，眠食均安，血压 150/95 mmHg，苔薄中腻，脉微弦。药既奏效，毋庸更张。处方：

葛根 20 g	枸杞子 10 g	菊花 10 g	豨莶草 30 g	地龙 15 g
桑寄生 20 g	怀牛膝 10 g	甘草 6 g	14 剂	

药后病情稳定，疗效满意。

【按】此例患者常年高血压，痰瘀内阻，肝阳上亢，治当以化痰祛瘀，平肝潜阳。方中明天麻平肝息风，《本草纲目》云天麻为"治风之神药"。合地龙、珍珠母平肝潜阳，朱老认为，地龙走窜通络，又可利尿降压，甚为合拍；丹参助地龙活血化瘀；竹沥半夏、黛蛤散清化痰热；枸杞子、菊花滋肾养肝，清热明目。朱老还喜用怀牛膝、桑寄生补肝肾，因怀牛膝补肝肾，引血下行，桑寄生补肝肾，并有降压作用，两药补而不腻，一药数效，可奏殊功。二诊后症情明显好转，原方加葛根、豨莶草再服。朱老认为豨莶草平肝化瘀，通其络脉，用治肢麻尤具卓效。三诊头眩减缓后去黛蛤散、珍珠母，加川芎行气活血以养脑，促进恢复。全方配伍契合病机，故疗效殊为满意。

〔潘　峰、杨杰聪　整理〕

【眩晕案3】络脉瘀阻（后循环缺血）

郑某，男，60岁。2009年10月12日初诊。

〔主诉〕头晕1周。

头晕伴耳鸣，泛泛欲吐，在南通大学附属医院就诊，诊为后循环缺血。苔白，脉细。络脉瘀阻，清窍失养。处方：

枸杞子 12 g	菊花 12 g	磁石 30 g(先煎)	川芎 12 g	丹参 20 g
女贞子 20 g	墨旱莲 20 g	生地黄 15 g	熟地黄 15 g	甘草 6 g
14剂，每日1剂，水煎分2次服				

11月23日二诊：头胀、耳鸣药后症减，后脑及颈部不适，舌苔薄，脉细弦。前法治之。上方加葛根20 g，豨莶草30 g。14剂。

【按】眩晕伴随耳鸣是临床非常棘手的症状，常常多次复诊而难收佳效。临床还有医生拘泥于后循环缺血，而一味采用活血化瘀之品。此例患者因头晕、耳鸣确诊为后循环缺血，朱老认为，这是脉络瘀阻不通以致清窍失养，而后导致眩晕，其为标证，而根本是肝肾不足。故朱老以固本为法，枸杞子、菊花、女贞子、生地黄、熟地黄、墨旱莲皆为滋补肝肾之品；再予川芎配丹参行气活血；磁石潜阳纳气，引药下行；甘草调和诸药。二诊患者头胀耳鸣得减，可知药方对症，故效不更方，而又有后脑及颈部不适，朱老予原方加葛根以解肌；豨莶草能平肝化瘀，通其络脉。豨莶草在《本草纲目》有"治肝肾风气，四肢麻痹，骨痛膝弱，风湿诸疮"之记载，在滋补肝肾基础上通利血脉，临床从无偾事者。

〔郭建文、杨洁聪　整理〕

【眩晕案4】肾阳不振（脑梗死后遗症）

严某，男，58岁。2009年6月15日初诊。

〔主诉〕反复头晕1个多月。

有脑梗死、脑萎缩病史，近1个月经常头晕，健忘，行走蹒跚，语言謇涩，畏寒怕冷，纳谷尚可，夜寐不良，大便日行2次、成形。舌红、苔薄腻，脉弦。血瘀脑府，灵窍欠慧，肾阳不振。治宜温阳益肾，化瘀慧窍。处方：

生黄芪30 g	川芎15 g	全当归12 g	淫羊藿15 g	石菖蒲20 g
广郁金20 g	制附子12 g	桃仁10 g	红花10 g	豨莶草30 g
川桂枝12 g	甘草6 g	7剂，每日1剂，水煎分2次服		

6月29日二诊：药后自觉较适，怯冷已减，右腿冷痛亦缓，苔薄，脉细弦，前法继进之。上方加鸡血藤30 g。7剂。

【按】患者有脑梗死病史，瘀血停滞脑府，灵窍欠慧故头晕、健忘。肾气虚久而不复，必致阳虚，故见畏寒怕冷。朱老重视肾阳，常谓"偏枯不遂，久残不复，勿忘肾阳"。本例以补阳还五汤为主，加淫羊藿、制附子、川桂枝温补温通；石菖蒲配合广郁金化痰醒神开窍；豨莶草长于祛风，朱老亦常用于中风瘫痪诸疾。

〔郭建文、郭绮华　整理〕

【眩晕案5】肝肾不足（颈椎退行性变）

陆某，女，39岁。2010年1月11日初诊。

〔主诉〕头晕、视物旋转1周。

1周前突起头晕、视物旋转，伴恶心，曾在南通市第三人民医院做头颅CT等检查，未见异常。顷头晕减而未平，晨间眼睑虚浮，怯冷倍于常人。舌质偏红、苔薄，脉细。血压115/85 mmHg。无高血压等病史，拟从肝肾不足、清窍失养调治。治以补益肝肾，通窍活络。处方：

生黄芪30 g	潞党参20 g	枸杞子20 g	干地黄20 g	潼蒺藜12 g
淫羊藿15 g	玉竹15 g	山茱萸20 g	甘草6 g	生姜3片，
大枣7枚	14剂，每日1剂，水煎分2次服			

1月25日二诊：头晕好转，唯转颈则感不适，舌苔薄，脉细。X线示颈椎退行性变。前法继进之。上方加葛根30g。14剂。

2月9日三诊：头晕减轻，颈、肩部不适。舌质红、苔薄，脉细。处方：

生地黄20g	熟地黄20g	川石斛20g	葛根30g	补骨脂30g
蜂房10g	僵蚕10g	骨碎补20g	生白芍20g	鸡血藤30g
甘草6g	14剂			

2月23日四诊：转颈头晕，颈、肩不适，僵硬，舌红、苔薄，脉细弦。上方加全当归10g，制南星30g。14剂。

3月11日五诊：肩痛、头晕均好转，唯转颈时有不适，苔薄白，脉细弦。处方：

穿山龙50g	生地黄15g	熟地黄15g	全当归10g	鸡血藤30g
蜂房10g	九香虫6g	豨莶草30g	炒延胡索30g	葛根30g
甘草6g	14剂			

方药对证，诸症缓解。

【按】患者头晕，视物旋转，颈、肩部不适，考虑属于颈椎病所致眩晕。朱老治此类病证约之有四法：通补兼施，益肾蠲痹；平肝通络，新痹治肝；虚损不营，平补阴血；顽痰深伏，峻药导痰。临床当因证用之。本案患者头晕、怯冷、晨起眼睑虚浮，乃肝肾不足之象，故先补肾治其本。方以干地黄、山茱萸、枸杞子、潼蒺藜、玉竹益肾滋阴；淫羊藿壮肾阳；潞党参、生黄芪益气；生姜、大枣调中焦、和营卫。二诊加入葛根，能直接扩张血管，以缓解肌肉痉挛。药后头晕等虚象缓解，三诊加蜂房、僵蚕以蠲痹通络。四诊加入全当归补血活血，制南星导痰止痛。五诊肩痛、头晕均好转，唯转颈时不适，用益肾蠲痹法，以穿山龙为君药，配合生地黄、熟地黄、全当归、鸡血藤、蜂房补血活血，补肾逐痹；豨莶草、葛根祛风除湿，通经活络；九香虫、炒延胡索理气止痛，温中助阳。药后诸症缓解。

〔潘　峰、郭绮华　整理〕

119

【眩晕案6】痰浊内阻（高脂血症）

盛某，男，46岁。2009年11月16日初诊。

〔主诉〕头晕1个多月。

头晕时作，面颊色素沉着，有高黏血症、高脂血症、高尿酸血症等病史，血压120/80 mmHg。苔薄，脉细弦。此乃痰浊内阻。治宜泄化痰瘀。处方：

赤芍 15 g	白芍 15 g	牡丹皮 10 g	丹参 15 g	生山楂 30 g
泽泻 20 g	僵蚕 12 g	白鲜皮 20 g	桃仁 10 g	红花 10 g
刺蒺藜 12 g	蛇蜕 10 g	甘草 6 g	土茯苓 30 g	
14剂，每日1剂，水煎分2次服				

11月30日二诊：自觉症状改善，血脂正常，血液黏度检查示中度升高（+++）。苔薄，舌边有齿痕，脉细。面部色素斑渐有消退。血压120/80 mmHg。前法治之。上方加水蛭8 g。7剂。

12月7日三诊：症情同前，头晕偶作，面部色斑略减，余无不适，舌苔薄，边有齿痕，脉细弦。血压112/80 mmHg。上方加草薢15 g，威灵仙20 g。14剂。

【按】该患者有高黏血症、高脂血症、高尿酸血症病史，现头晕时作，颜面色素沉着，考虑为痰瘀内阻所致，初诊方中用赤芍、白芍、牡丹皮、丹参、桃仁、红花活血化瘀，推陈致新；生山楂、泽泻、土茯苓降脂泄浊；泽泻甘淡性寒，《神农本草经》称其"久服耳目聪明，不饥，延年，轻身，面生光"，具有减少胆固醇在血液中滞留以及降血糖等作用，朱老在长期临床中，亦常重用泽泻治疗单纯性肥胖、高胆固醇血症、脂肪肝等；配合白鲜皮、刺蒺藜、蛇蜕、僵蚕祛风消斑，共奏泄化痰瘀之效。二诊中加入水蛭一药，《神农本草经》谓其"主逐恶血、瘀血、月闭，破血瘕积聚，无子，利水道"，具有扩张毛细血管、缓解小动脉痉挛、减轻血液黏着力作用。

〔潘　峰、郭绮华　整理〕

第六节 痫 病

【痫病案】痰瘀内风（继发性癫痫）

刘某，女，15岁。1992年9月20日初诊。

〔主诉〕突然昏仆、口吐涎沫反复发作6年余。

6年前因跌伤头部，头晕胀而痛，以后经常出现突然昏厥，不省人事，口吐涎沫，手足轻度抽搐，7～8分钟渐苏，自觉疲乏头晕，需睡半日始复。初则1～2个月发作1次，近年来发作较频，1～2周即发作1次，甚至1周2次，影响学习，甚感苦闷，因之郁郁寡欢，懒于参加各种活动。曾先后服用多种镇静剂，有一定控制作用，但头晕困乏，神情呆滞，其父母殊为焦虑，慕名求治。诊见面色晦滞，双目乏神，寡言少语，口中黏腻，精神有压抑感，月经尚正常，眠食一般。舌质衬紫、苔薄腻，脉细弦。此为头部外伤，气血不利，久则痰瘀互结，上蒙清窍，引动肝风而致之癫痫。治宜涤痰化瘀，息风定痫。处方：

> 天麻10 g 钩藤15 g（后下） 地龙15 g 生龙骨、生牡蛎各15 g（先煎）
> 煅礞石8 g（先煎） 炙僵蚕10 g 制南星8 g 炙远志8 g
> 炙全蝎3 g 三七2 g（研末分吞）广郁金10 g 甘草6 g
> 15剂，每日1剂，水煎分2次服

另制涤痰定痫散：

> 炙全蝎、炙蜈蚣、炙僵蚕、广地龙各60 g，制南星、川石斛、天麻、青礞石各45 g，白芥子、化橘红、石菖蒲各30 g。共研极细末，每服3～5 g，开水调服，每日2次。

10月6日二诊：药后自觉头目较爽，服药期间昏厥发作1次，其势较轻，仅2～3分钟即苏，此佳象也。舌苔腻稍化、质衬紫亦减，脉细。药既奏效，毋庸更张，上方去生龙骨、生牡蛎，加枸杞子、菊花各10 g。15剂。散剂继服之。

10月25日三诊：药后昏厥未再作，舌苔薄、质紫渐消，脉细。可停服汤药，续予涤痰定痫散巩固之。

12月5日四诊：近日颇安，精神亦佳，学习成绩上升，病情已趋稳定，嘱散剂每日服1次，继服3个月进一步观察。

1993年6月随访，患者昏厥未作，精神状态良好，能正常在校学习。

【按】本例为脑外伤后继发性癫痫，治疗方法与原发性癫痫类似，但预后稍好。朱老治疗本病强调从"痰""瘀"着手。常云"痰为百病之源""怪病多痰"，而癫、狂、痫等脑系疾病更与"痰"密切相关。朱老通过长期临床实践，认为"痰"有其明显的特征。在临床上可表现为眩晕，头胀重，咽窒胸闷，喉中痰鸣，或口黏而腻，泛恶呃逆，呕吐痰涎，嗜睡或烦躁不眠。"痰"的体征还可见形体丰腴，掌厚指短，手足作胀，眼神呆滞，面色黯晦，或眼眶周围明显青暗，面部油垢异常，或光亮如涂油，手足心及前阴、腋下等处常见润湿，神志恍惚或抑郁或烦躁不宁，甚至昏厥、抽搐、口吐白沫，神志失常，舌体胖大，苔白腻如积粉，或灰腻而厚，脉沉或弦或滑或濡缓。以上辨痰的要点，不必悉具，只要见其一二，即可采用治痰之法。

本案患者6年前头部外伤，其后发生癫痫，此乃瘀血阻于脑窍，痰瘀互结，气血逆乱，窍闭神昏，方中煅礞石、炙僵蚕、胆南星、炙远志祛风痰；天麻、钩藤平肝息风定痉；三七通脉行瘀血；炙全蝎、地龙息风通络；广郁金行气活血，辅化痰药以开窍，助活血药以化瘀；生龙骨、生牡蛎镇心安神，平肝潜阳。全方着眼于涤痰化瘀、息风定痉、镇心平肝。同时兼服涤痰定痫散以增强疗效。该方中以多种虫类药为主化痰瘀、息肝风、定痉搐，其中炙蜈蚣一药"走窜之力最速，内而脏腑，外而经络，凡气血凝聚之处，皆能开之"（《医学衷中参西录》）。同时伍以制南星、青礞石、白芥子、化橘红、石菖蒲豁痰开窍，复入天麻息风定痉。川石斛更值得玩味，因其养阴益肾，可制他药性燥，以防久服损伤胃阴之弊，故日趋痊愈。

〔郭建文、郭绮华　整理〕

第七节 中风后遗症

【中风后遗症案 1】阴虚风火（脑梗死后遗症期）

赵某，男，55 岁。2011 年 3 月 22 日初诊。

〔主诉〕中风后言语欠利、头痛 7 个多月。

患者于 2010 年 8 月 20 日因头晕、言语不利，至莱阳市某医院就诊，头颅 MRI 提示左侧半卵圆形中心、左侧放射冠、双侧基底节区、左侧脑室后角、双侧丘脑桥脑多发脑梗死，遂拟"脑梗死"收入院，经活血化瘀、通络、降压降脂对症治疗，头晕较前有所好转出院，但仍有言语不利，并出现头痛，遂来求医。就诊时患者面赤，言语不利，说话速慢，吐字费力，头痛头晕，头部有紧束感，视物模糊，夜间头汗，纳谷、睡眠尚可，二便自调。舌淡、苔薄白，质微红，脉细弱。有吸烟、饮酒史，已戒，平素性情偏急躁。既往有高血压病史、高脂血症、糖尿病病史，常服用心脑康胶囊 4 粒，每日 3 次；脑脉泰胶囊 2 粒，每日 3 次；茴拉西坦胶囊 0.2 g，每日 3 次；阿司匹林 75 mg，每日 1 次；厄贝沙坦 150 mg，每日 1 次。自述血压、血糖控制尚可。查体：血压 140/90 mmHg，双侧瞳孔等大等圆，直径约 3 mm，对光反射灵敏，右侧鼻唇沟稍变浅，伸舌偏左，舌肌未见萎缩或震颤；其余神经系统检查未见异常。此属肝肾阴虚、风火相煽、痰瘀阻滞于脑。治以平肝祛瘀，通利脑窍。处方：

明天麻 15 g	钩藤 20 g(后下)	石决明 30 g(先煎)	枸杞子 15 g	菊花 15 g
赤芍 15 g	白芍 15 g	地龙 15 g	石菖蒲 15 g	丹参 20 g
桑寄生 30 g	怀牛膝 20 g	石斛 15 g	甘草 6 g	20 剂，每
日 1 剂，水煎分 2 次服				
另服蝎蚣胶囊，每服 5 粒，每日 3 次				

嘱患者控制情绪、适当劳作、清淡饮食。

4 月 9 日二诊：服药后头痛明显好转，言语费力情况及视物模糊亦减轻，但仍头晕。查体基本同前。辨治正确，宗原法续治，续予平肝潜阳、通络利窍。上方 20 剂。继服蝎蚣胶囊。

4月28日三诊：头痛未作，精神及言语清晰度好转，讲话费力明显改善，头晕偶作，无视物旋转及视物模糊，余无特殊不适，要求继服前药 10 日。

5月25日四诊：述至今服汤药已 2 个月，言语不利明显改善，语速流利，目前头痛头晕基本消失，低头时偶有头晕，视物清晰，无视物旋转，纳可眠安，二便调，舌淡、苔薄白，脉细弦。血压 156/96 mmHg，目前宜注重平肝潜阳，予原法出入。上方加谷精珠、决明子各 15 g，20 剂。另用降压洗脚方（桑叶、桑枝、茺蔚子各 60 g）20 剂。每晚睡前泡脚半小时，以辅助降压。继服蝎蚣胶囊。

随访 2 年余，患者病情稳定，无不适。

【按】中风后言语不利是中风后遗症之顽固症状。朱老临床治疗此类疾病多选用地龙、全蝎、蜈蚣等，认为全蝎、蜈蚣俱入肝经，具息风定痉、开瘀蠲痹之功，为治风证要药；地龙能息风止痉而通络。现代药理学研究表明地龙具有明显抗栓溶栓、镇静、抗惊厥、降压等作用，还可以修复中风发生周边坏死的脑组织，改善血栓及后遗症状。

本案患者面赤、头痛、夜间头汗，为肝阳上亢之征，脉细弱，乃肝肾亏虚之象。方中明天麻、钩藤、石决明、菊花、白芍能平上亢之肝阳，佐以桑寄生、怀牛膝、石斛等补肝肾，强腰膝；石菖蒲开窍豁痰、醒神益智；丹参、赤芍养血活血；并配合蝎蚣胶囊，亦彰其效。

〔郭建文、郭绮华　整理〕

【中风后遗症案2】气虚血滞（脑梗死）

蔡某，男，80 岁。2009 年 3 月 21 日初诊。

〔主诉〕中风后左侧半身不遂 1 年。

患者于 1 年前猝发中风，在南通市第一人民医院救治后神志转清，但左侧半身不遂，左手握物无力，左下肢软无力，不能行走，兼见言謇语涩，口眼㖞斜。曾口服华佗再造丸、中风回春丸等，效果不著。刻下：神志清楚，左侧半身不遂，肢软无力，伴言謇语涩，口眼㖞斜，面色萎黄无华。舌淡紫、苔薄白，脉细涩。证属气虚血滞，脉络瘀阻。治以补气活血，通经活络。处方：

生黄芪 20 g	炙黄芪 20 g	当归尾 10 g	广地龙 10 g	赤芍 10 g
桃仁 10 g	红花 5 g	炙全蝎 3 g	炙蜈蚣 3 g(研末分吞)	桑枝 9 g
制白附子 10 g	僵蚕 10 g	白芷 10 g	生甘草 6 g	7 剂，每

日 1 剂，水煎分 2 次服

并嘱患者避风寒，外出戴口罩、围巾，注意保暖。

3 月 28 日二诊：言语渐清，左侧肢体活动仍欠利，但已无乏力感，口眼㖞斜较前好转，上方加桂枝 9 g，桑寄生 10 g。继服 7 剂。

4 月 5 日三诊：言语清楚，口角无㖞斜，左侧肢体活动仍欠利，伴左下肢麻木感，大便秘结，3 日未行。上方去制白附子、僵蚕、炙蜈蚣、炙全蝎，加肉苁蓉 6 g、郁李仁 6 g。7 剂。

5 月 12 日四诊：左侧肢体活动渐复，左下肢已能行走，语言清晰，纳可寐安，舌淡、苔薄，脉细数，嘱其坚持功能锻炼，随访 1 年无复发。

【按】 本例证属"偏枯"，患者以左侧半身不遂，言謇语涩，伴口眼㖞斜为主要临床表现，脉证互参，乃气虚血瘀之候。治以补气活血、化瘀通络为主。朱老认为王清任补阳还五汤促使痿废恢复，用之颇合病机。方中重用生黄芪补气，以当归尾、广地龙、桃仁、红花、赤芍化瘀血，通经络；加炙全蝎、炙蜈蚣、桑枝等以增强通经活络之力；佐牵正散以祛风化痰，通络解痉；生甘草调和诸药。二诊虽诸症较前好转，但左侧肢体仍偏废，故加桂枝、桑寄生通络壮筋。三诊兼大便秘结，故加肉苁蓉、郁李仁以润肠通便。

朱老治疗此类病证时，尝加入水蛭 4 g，以逐瘀生新。对于血压偏高者，加入紫贝齿 30 g、怀牛膝 12 g；或用地龙、蜈蚣、水蛭、川芎各等份，装入胶囊，每服 1.2 g，每日 3 次，可供辨证应用。

〔郭建文、郭绮华 整理〕

【中风后遗症案3】经脉不利（脑梗死）

佟某，男，75岁。1986年5月26日初诊。

〔主诉〕步履不利3年余。

中风后遗症3年余，经治逐渐好转。顷右腿步履不利，右手麻木乏力，间或头晕，面赤流涎，大便干结，纳谷、夜寐尚可。舌衬紫、苔腻，脉象弦细，血压166/100 mmHg。治宜平肝和络。处方：

枸杞子10 g	菊花10 g	生白芍15 g	豨莶草30 g	广地龙12 g
土鳖虫10 g	石决明30 g（先煎）	怀牛膝10 g	酒炒桑枝20 g	甘草6 g
5剂，每日1剂，水煎分2次服				

5月31日二诊：右手足仍麻木无力，步履不便，言语欠利，大便数日1行。舌衬紫、苔黄腻，脉弦劲，血压166/90 mmHg，痰瘀内阻，经脉痹闭不利。续当化痰瘀、通经络。处方：

赤芍12 g	豨莶草30 g	广地龙10 g	葛根20 g	石菖蒲8 g
炙僵蚕10 g	土鳖虫10 g	全瓜蒌20 g	决明子20 g	甘草6 g
5剂				

6月6日三诊：药后症情平稳，大便日行1次，质稍干，舌质紫气渐消，苔薄腻，脉弦细。血压150/90 mmHg，前法出入，巩固疗效，上方继进5剂。

后以此方增损半年，行动渐利，言语较前清晰。

【按】此例患者病机复杂。中风多由肝肾亏于下，气血并走于上，肝阳偏亢，内风时起所致。风阳之动，必挟痰火窜阻经络，则见口眼㖞斜，舌强不言，半身不遂。痰瘀互结，气机闭塞，郁而化热。故平肝息风、化痰通络、宣通机窍，是治疗本病全过程中的重要法则。患者中风后遗留偏瘫，语言欠利，头晕面赤，此为肝肾亏虚、肝阳上亢、肝风内动之象，故用枸杞子、怀牛膝、生白芍补益肝肾治其本；菊花、石决明、酒炒桑枝镇肝息风治其标，《医学衷中参西录》亦指出"石决明味微咸，性微凉，为凉肝镇肝之要药"；土鳖虫、广地龙、豨莶草、酒炒桑枝活血通络。朱老认为豨莶草味苦性寒，入肝肾二经，能强壮腰膝、祛风通络、逐湿利痹，中风后遗症若湿热蕴结、络脉瘀滞，该药能直入至阴，导其湿热。该患者有大便干结、舌苔腻等湿热之证，用之颇为切合。而土鳖虫，黄元御著《长沙药解》称其"善化瘀血，最补损伤"，其特点为"破积而不峻"，是一味性味平和的活血化瘀药，凡血瘀经闭、跌打损伤、瘀血凝痛，用之均有良效。

二诊患者面赤、头晕消失，考虑肝风渐平，但仍有痰瘀内阻经脉，故续以赤芍、豨莶草、土鳖虫活血化瘀；广地龙、葛根通经络，朱老认为葛根能扩张心脑血管，并针对顽固性骨痹时常用此药；石菖蒲、全瓜蒌、炙僵蚕化痰浊；配合决明子息风通便。治疗后肝风已平，痰瘀皆去，病情稳定，效果明显。

〔郭建文、郭绮华　整理〕

127

第五章

肾

系

病

证

（28 例）

第一节　水　肿

【水肿案 1】风水相搏（急性肾小球肾炎）

朱某，男，19 岁。1995 年 5 月 4 日初诊。

〔主诉〕面睑、下肢浮肿 4 个月，咽痛、咳嗽 10 余日。

患者 4 个月前出现面睑、下肢浮肿，住苏州医学院第一附属医院治疗，诊为急性肾小球肾炎，尿蛋白（+++），经治好转出院，后病情复发，服用泼尼松 60 mg/d，尿蛋白转阴。近 10 余日外感风邪，咽痛、咽喉猩红，咳嗽痰白，观其面部有痤疮，满月脸。舌质衬紫、苔薄白腻，脉细小弦。乃属风邪外袭，风遏水阻，通调失职。宿疾、新感交相为患，治以兼顾。处方：

鱼腥草 30 g	金荞麦 30 g	荆芥 8 g	防风 8 g	生黄芪 30 g
生地黄 15 g	僵蚕 10 g	木槿花 10 g	丹参 15 g	淫羊藿 15 g
甘草 4 g	杏仁 15 g	薏苡仁 15 g	油松节 30 g	六月雪 30 g

15 剂，每日 1 剂，水煎分 2 次服

另服玉屏风口服液，每次 1 支，一日 3 次

5月17日二诊：咽喉猩红，鼻塞，头晕，夜寐难以入眠，苔薄白微腻，脉细小弦，续当原法出入。上方加首乌藤、酸枣仁各30 g，生地黄改为30 g。15剂。玉屏风口服液续服。

6月2日三诊：患者纳呆，神疲乏力，ALT 61 U/L，AST 31 U/L，低密度脂蛋白（LDL）4.43 mmol/L，肌酐（Cr）77 μmol/L。苔白腻，脉细小弦。湿毒未化，痰滞未清，肾气未复，原法续进之。处方：

金荞麦30 g	鱼腥草30 g	赤芍10 g	白芍10 g	丹参15 g
木槿花12 g	泽兰12 g	泽泻12 g	炒谷芽15 g	炒麦芽15 g
土茯苓45 g	生黄芪30 g	白茅根30 g	陈皮8 g	六月雪30 g
接骨木30 g	杏仁15 g	薏苡仁15 g	14剂	
玉屏风口服液续服				

6月22日四诊：醋酸泼尼松每日35 mg减至30 mg，纳呆，神疲乏力，二便正常，苔薄白，脉细小弦。续当原法出入。处方：

生黄芪30 g	生地黄20 g	山药30 g	枸杞子15 g	知母10 g
淫羊藿15 g	白茅根30 g	六月雪20 g	大枣5枚	接骨木20 g
木槿花12 g	丹参15 g	甘草6 g	20剂	

7月12日五诊：尿常规示尿蛋白弱阳性；红细胞（RBC）少许，呈弱阳性。药后无明显不适，嗜睡，尿量减少，易出汗，易疲劳，醋酸泼尼松减至25 mg已半月。苔薄白腻，脉细小弦，原法续进之。上方加泽兰、泽泻各30 g，玉米须15 g。20剂。

8月4日六诊：肝功能：ALT 77 U/L，AST 47 U/L，TBA 38.52 μmol/L，尿素氮（BUN）2.69 mmol/L，肌酐（Cr）86 μmol/L，TG 1.86 mmol/L，A/G 1.4；尿常规正常；自觉症状较轻，醋酸泼尼松每日20 mg。苔薄白、根微腻，脉细小弦，续予当原法出入。处方：

生黄芪45 g	怀山药30 g	枸杞子15 g	生地黄20 g	淫羊藿15 g
六月雪30 g	接骨木20 g	垂盆草30 g	丹参15 g	石韦20 g
蒲公英30 g	白茅根30 g	大枣10枚	甘草4 g	30剂

9月5日七诊：近日自觉疲乏，可能系天气炎热及激素减量太快造成（已减至每日 10 mg），舌象尚可，脉细弦。原法出入，上方加广郁金 20 g，柴胡 12 g，赤芍 20 g，皂角刺 10 g。20 剂。

10月7日八诊：自觉症状好转，醋酸泼尼松减量为 7.5 mg，纳谷欠香，舌苔腻，脉细弦，原法出入。处方：

柴胡 10 g	荆芥 6 g	防风 6 g	广郁金 15 g	丹参 15 g
仙鹤草 30 g	淫羊藿 15 g	刘寄奴 15 g	接骨木 30 g	六月雪 30 g
怀山药 30 g	山茱萸 10 g	枸杞子 15 g	生黄芪 30 g	甘草 4 g
30 剂。嘱注意休息				

11月10日九诊：醋酸泼尼松减量至 2.5 mg，精神较前好转，但行走时间长后两下肢酸楚，苔薄白，脉细小弦，续当原法出入。上方加菝葜 40 g，生地黄 10 g，熟地黄 15 g。30 剂。

12月8日十诊：醋酸泼尼松 1.25 mg 已 2 日，尿常规正常，无明显不适，苔薄白，脉细小弦，续当原法出入。10 月 7 日方加菝葜 25 g，生地黄、熟地黄各 20 g。30 剂。玉屏风口服液续服。

1996年1月11日十一诊：由于激素递减太快，两腿疲软乏力，尿蛋白（+），苔薄白，脉细，病情尚稳定，续当原法出入。处方：

生黄芪 30 g	淫羊藿 15 g	菝葜 30 g	生地黄 30 g	熟地黄 30 g
山茱萸 10 g	补骨脂 15 g	肉苁蓉 10 g	仙鹤草 30 g	杜仲 10 g
丹参 15 g	全当归 10 g	甘草 4 g	40 剂	

2月10日十二诊：不耐疲劳，腰疲不甚，夜寐欠佳，食欲尚可，口不渴，大便干燥，2 日一行。舌质红、苔薄白，脉细。症状基本稳定，当以避免疲劳，预防感冒，原法续进之。上方去补骨脂加北沙参 10 g、决明子 15 g。30 剂。加服六味地黄丸，每次 10 粒，每日 3 次。

3月13日十三诊：尿蛋白波动于弱阳性及阴性之间，感不耐疲劳，夜寐欠实。苔薄白，脉细小弦。续当原法出入。1 月 11 日方加炒酸枣仁 20 g，首乌藤 30 g，制黄精 15 g。30 剂。

十四至二十七诊：守法守方随症加减，诸症维稳，处方从略。

1998 年 7 月 23 日二十八诊：尿常规正常，症情稳定，苔薄白，脉细小弦，续当原法巩固之。处方：

黄芪 30 g	菝葜 50 g	山茱萸 15 g	怀山药 30 g	枸杞子 15 g
杜仲 15 g	益智 30 g	熟地黄 20 g	六月雪 30 g	炒酸枣仁 30 g
甘草 6 g	淫羊藿 15 g	接骨木 30 g	全当归 10 g	丹参 15 g
仙鹤草 30 g	30 剂			

另制丸药：

　　山茱萸 500 g，枸杞子 600 g，合欢皮、丹参各 400 g，六月雪、接骨木各 500 g，淫羊藿 300 g，益智、杜仲各 500 g，赤芍、白芍各 300 g，上药研细末。生黄芪 800 g，熟地黄 600 g，穿山龙 800 g，怀山药 600 g，煎取浓汁和细末泛丸，如绿豆大，每日早晚各服 6 g，以巩固疗效。

【按】患者为急性肾小球肾炎所致浮肿，属中医"水肿"范畴，风邪袭表，肺气闭塞，通调失职，风遏水阻而发为风水相搏之证。加用足量激素治疗后，尿蛋白转阴，但易耗阴伤液，阴不制阳，出现肝肾不足、阴虚火旺之候，故可能出现不同程度的失眠、痤疮、多毛、盗汗等症，同时由于患者体质较差，易感受外邪，致咳嗽、咽部猩红，治疗当以疏风解表、清肺化痰为主，酌加清利之品。朱老首方以鱼腥草为君，此药性微寒，入肺经，有清热解毒、清热利尿之效；配以木槿花，《本草纲目》称木槿花可"利小便，除湿热"，朱老受其启发，广泛应用于下焦湿热证，包括淋病、痢疾、泄泻、带下等疾患，朱老认为其清泄之效同样也可用来降低尿蛋白。尿蛋白的出现多系脾肾亏虚，不能固摄精微所致。但若湿热瘀浊蕴结，肾气因病而虚者非泄化瘀浊不为功。朱老指出油松节能提高免疫功能，对体气虚弱、易于感冒者，可加用此药以提高固卫防御之功，在此处使用尤为合拍。随着外感的渐愈及激素的撤减，朱老由滋阴补肾清热的大法，渐转至补脾滋肾之法则，酌加怀山药、生黄芪等药。纵观患者的整个治疗过程，朱老采用益肾清利活血法与激素的有机结合，增强患者对激素的敏感性，减少激素的不良反应，提高疗效，减少复发。其次注重调理脾胃，以纠正低蛋白血症。朱老认为蛋白为人体的精微物质，低蛋白血症可从调理脾胃着手，因此方中多用益气健脾之品，如黄芪、山药、白术等以助脾健运，以期提高血浆白蛋白水平。注重辨病辨证相结合，朱老在反复实践中发掘了穿山龙的潜能，触类旁通地应用于肾病的治疗中。他认为穿山龙的祛风利湿有利于尿蛋白、水肿的消退，且实验证实，穿山龙有抑制过敏介质释放作用和类激素作用。

〔李　靖　整理〕

【水肿案 2】卫表气虚（原发性肾病综合征）

王某，女，7岁。2010年10月20日初诊。

〔主诉〕眼睑、下肢浮肿3年。

患童3年前感冒后出现双眼睑、双下肢浮肿，尿少、尿色混浊，遂至上海交通大学医学院儿童医学中心以"血尿、尿蛋白查因"收入院。尿常规示尿蛋白（+++），WBC 10～12 个/HP*，RBC 150 个/HP，尿蛋白定量 179 mg/24 h，诊断为"原发性肾病综合征（肾炎型）"，经治疗病情好转。此后分别于2008年6月、2009年6月及2010年7月因上呼吸道感染诱发。2008年7月始服泼尼松 30 mg/d，至2010年5月停用。2010年8月底病情复发，一直服用中药治疗，未使用激素。2010年9月20日因"肺炎"住院治疗，尿蛋白异常至今，10月18日尿蛋白定量：3 588 mg/24 h。刻下：晨起眼睑浮肿，尿量正常、色呈茶色、泡沫状，面色无华，纳减，大便正常，眠安。舌质淡衬紫、苔薄黄中根腻，脉细。卫表气虚，精微失摄。治拟益气固表，固摄精微。处方：

---

* HP（high power microscope）：高倍镜；高倍视野。

穿山龙 15 g	生黄芪 15 g	仙鹤草 15 g	木槿花 6 g	土茯苓 15 g
六月雪 10 g	接骨木 10 g	僵蚕 6 g	淫羊藿 6 g	蝉蜕 6 g
蜂房 5 g	金樱子 6 g	大枣 5 枚	甘草 3 g	20 剂，每日

1 剂，水煎分 2 次服

另嘱服玉屏风口服液

11 月 8 日二诊：药后症平，10 月 27 日复查 24 小时尿蛋白定量：118 mg。最近复感外邪，鼻塞、流清涕。11 月 5 日复查 24 小时尿蛋白定量：3 569 mg。咽喉不肿，纳食可，二便正常。苔薄，中根厚腻，脉细。上方加苍耳子、杏仁、前胡各 6 g。14 剂。

11 月 24 日三诊：药后诸症均缓，近日小便量、色均正常，面色转佳，无晨起眼睑水肿，纳眠佳，大便调。11 月 16 日复查 24 小时尿蛋白定量：60 mg。苔薄白，脉细。续前法巩固之。首诊方加党参 8 g，熟地黄 10 g。30 剂。

12 月 22 日四诊：药后无明显不适，唯晨起有喷嚏，无咳嗽、流涕，无眼睑及双下肢浮肿，小便量可，纳眠可。舌质红、苔薄白，脉细软。今晨复查尿常规：尿蛋白（-），尿潜血试验（+），尿 RBC 0～3 个/HP。续当原法出入。上方加茜草炭 8 g，白茅根 15 g。30 剂。

2011 年 1 月 12 日五诊：药后症情平稳，感冒症状消失。苔薄白，脉细。尿蛋白（-）。续当原方续进。30 剂。

3 月 23 日六诊：近日感冒，无畏寒、发热，无咳嗽、咳痰，唯晨起喷嚏、流涕，精神尚可，纳食可，大便调，矢气臭，小便如常，夜眠安，眠中后背、颈部汗出湿衣，余无特殊不适。复查尿常规（-）。苔薄白、根微腻，脉细。续当原法出入。上方加瘪桃干 6 g，炙鳖甲 8 g。30 剂。

5 月 27 日七诊：药服至今，患童精神可，偶咳嗽，鼻塞，流涕，无畏寒发热。纳谷欠馨，大便通畅，小便调，眠安，夜间头汗出明显，微汗。苔薄白，脉细软。药已见效，守法继进。上方加煅龙骨（先煎）、煅牡蛎各 15 g（先煎）。30 剂。

8月25日八诊：药后诸症平稳，连续数月复查尿常规，蛋白阴性。纳眠可，二便调，唯夜间汗出、量少。苔薄白、根白腻，脉细软。再从益气固表、健脾益肾、固摄精微论治，以善其后。处方：

穿山龙 30 g	生黄芪 30 g	仙鹤草 30 g	木槿花 8 g	土茯苓 30 g
六月雪 20 g	接骨木 20 g	僵蚕 6 g	大枣 5 枚	淫羊藿 8 g
蝉蜕 8 g	蜂房 8 g	金樱子 8 g	甘草 3 g	党参 10 g
熟地黄 10 g	茜草炭 10 g	白茅根 15 g	瘪桃干 15 g	炙鳖甲 10 g（先煎）
生薏苡仁 15 g	熟薏苡仁 15 g	白豆蔻 2 g（后下）	煅龙骨 30 g（先煎）	
煅牡蛎 30 g（先煎）		糯稻根 20 g	20 剂，1 剂服 2 日	

【按】 肾病综合征多为脾肾不足、外邪诱发所致。本案女孩，晨起眼睑浮肿，面色无华，知其阳气虚弱，既不能外御风邪，又不能固摄精微。方以穿山龙、生黄芪益气固表、通利络道；淫羊藿、金樱子培补肾精；木槿花、土茯苓、六月雪、接骨木清解热毒；僵蚕、蝉蜕透邪外出；蜂房温肺肾利尿。并以玉屏风口服液卫外固表。药后复查尿蛋白已明显减少，但因复感外邪，尿蛋白再增，乃以上方加苍耳子、杏仁、前胡通督升阳、祛风利肺，14 剂后诸症均缓，小便量、色均正常，面色转佳，无晨起眼睑浮肿，复查尿蛋白定量亦减，可见外邪引发水肿加重。其后宗益气固表、固摄精微，佐以补益脾肾之品以治本，守法调治，而获临床治愈。

朱老指出，肾病综合征急性期用清解之法，虽为必须但不可久用，尤其注意不可过用清泄、苦寒。过用苦寒，一者易伤脾胃，二者易冰伏邪气不得外透，成为慢性病的基础。必须详审邪正虚实，方为恰当。慢性久病尤其是体弱患者，多年反复感染，正虚之象较著者，朱老以甘淡通利、益气养阴滋肾为大法，治疗重在调理阴阳，顾护正气。

〔李　靖　整理〕

【水肿案3】脾肾亏虚（慢性肾炎）

王某，男，40 岁。1979 年 1 月 15 日初诊。

〔主诉〕反复面浮肢肿 1 年余。

1年前起面睑、双下肢反复出现浮肿，伴蛋白尿、高血压，西医诊断：慢性肾炎。近日上呼吸道感染后，面浮，神疲，咳呛有痰，入暮为甚。舌淡红、苔薄白，脉细弦。尿检：尿蛋白（++），颗粒管型（++），RBC偶见。久病气虚，外邪易侵，先予扶正固表，肃肺止咳。处方：

生黄芪 12 g	炒防风 6 g	炒白术 10 g	苏子 10 g	白前 10 g
前胡 10 g	天竺子 10 g	佛耳草 10 g	车前子 10 g(包)	怀山药 20 g
甘草 5 g	8 剂，每日 1 剂，水煎分 2 次服			

2月19日二诊：面色较华，精神尚可，咳已，症情渐趋稳定。舌淡红，苔薄，脉微弦。血压 150/90 mmHg。外邪已解，肾气久虚，气血亏损，治当固本。处方：

生黄芪 15 g	淫羊藿 12 g	怀山药 20 g	菟丝子 12 g	补骨脂 10 g
芡实 12 g	土鳖虫 10 g	败酱草 20 g	甘草 5 g	10 剂

4月19日三诊：药后血压渐降，头痛减，余象尚平，脉小弦，前法继进，参以滋肾养肝之品。处方：

生黄芪 15 g	党参 12 g	枸杞子 10 g	菊花 10 g	桑寄生 30 g
炙土鳖虫 10 g	败酱草 20 g	广地龙 10 g	葛根 15 g	石韦 18 g
甘草 5 g	10 剂			

【按】慢性肾炎的病因比较复杂，总与禀赋不足、脏腑柔弱、饮食不节、脾胃损伤有关。肾为先天之本，脾为后天之本，二者相互影响。脾虚日久势必导致肾虚，肾虚日久也会累及脾胃，最终导致脾肾两虚。脾肾两虚是本病发生的内在因素，蛋白尿的产生主要由于脾失健运，肾失封藏，阴阳失调，导致精微物质下泄所致。感受风寒湿热之邪常为疾病发生、发展的外因，脏腑、气血、三焦气化失调是疾病发生的病理基础，所以温补脾肾是治疗慢性肾炎的重要法则，并当标本兼顾，方可奏功。初诊患者因外感而来，朱老在用药时选用玉屏风散加减以扶正固表；兼以苏子、白前、前胡、天竺子、佛耳草等宣肃并用以镇咳，并非一味地以祛邪为主；

待外感愈后，又以生黄芪、淫羊藿、怀山药、菟丝子、补骨脂、芡实益气培本为法。三诊症缓，血压渐降，在益气补脾基础上，加枸杞子、菊花、广地龙补肾清肝；炙土鳖虫味咸性寒，可破血逐瘀，《本草再新》称其可"消水肿，败毒"，可用于慢性肾炎中以消蛋白尿，合石韦或益母草效果更好；桑寄生小量能治肝肾不足之腰痛，大量能降压，一般每日 30 g，根据病情，可在辨证基础上相机参入。

〔李　靖　整理〕

【水肿案4】肾虚瘀浊（慢性肾炎）

施某，男，22 岁。2008 年 1 月 12 日初诊。

〔主诉〕双下肢浮肿 1 个多月。

有"慢性肾炎"病史 2 年余，间断服用中药治疗。近 1 个月来双下肢浮肿明显，腰酸且痛，小溲多泡沫，舌苔薄，脉小弦。尿常规：尿蛋白（++），尿潜血试验（+++），RBC 20～25 个/HP。24 小时尿蛋白定量：1 480 mg。血压 110/70 mmHg。此乃肾气亏虚，瘀浊留滞。拟益肾泄浊为法。处方：

生黄芪 30 g	广地龙 12 g	泽泻 12 g	僵蚕 12 g	怀山药 20 g
漏芦 15 g	菝葜 15 g	石韦 15 g	蝉蜕 6 g	淫羊藿 15 g
川续断 10 g	7 剂，每日 1 剂，水煎分 2 次服			

1 月 20 日二诊：药后浮肿消退，腰酸、腰痛明显改善，复查尿常规示：尿蛋白（±），尿潜血（+），RBC 6～9 个/HP。24 小时尿蛋白定量：560 mg。效不更方，原方继进 14 剂。

【按】慢性肾炎以耗损精血、伤及肾气为其特点。肾气不足则气化无权，关门不利，水湿潴留，故气病水亦病。气虚则无力鼓动血液运行，络脉瘀滞，血不利亦可病水。气、水、血三者互相影响，而以气为主要矛盾。朱老认为，慢性肾炎"水肿是标，肾虚是本，气化无权是病机所在，益气即是利水消肿，化瘀可以推陈致新"，故以益气化瘀为治疗大法。临证多选用生黄芪为君药，以充养大气，益气生精，既能调整肺、脾、肾三脏之功能，促进全身血液循环，提高机体免疫力，又兼有利尿作用，用量多为 30～60 g；淫羊藿、川续断、怀山药补益脾肾，与生黄芪相伍有助气化。化瘀常用虫类，如僵蚕配地龙，僵蚕僵而不腐，得清化之气，散风泄热，化痰散结，活络通经，并有抗过敏作用；地龙味咸性寒，泄热定惊，肃肺平喘。两药配伍，既可上达肺脏调节宣发之气，亦可下行膀胱利尿通淋，故对慢性肾炎之水肿亦效。张锡纯曾述及蝉蜕"为其不饮食而时有小便，故又善利小便"，亦有利尿之功。石韦与菝葜、漏芦、泽泻利湿泄浊、利尿消肿，与蝉蜕均有消除蛋白尿之功，体现了朱老辨证与辨病相结合的治疗理念。

〔李 靖 整理〕

【水肿案 5】肾虚饮停（糖尿病肾病）

刘某，男，73 岁。2010 年 2 月 3 日初诊。

〔主诉〕反复口干多饮、消瘦 8 年余，双下肢浮肿 2 周。

患者 8 年前出现口干多饮、消瘦，无明显消谷善饥，当时查空腹血糖＞10 mmol/L，长期服用降糖药消渴丸、格列齐特（达美康）等，初始血糖控制尚理想，多在 6～9 mmol/L 波动，近 2 年因血糖控制不理想而改为皮下注射诺和灵 30R，血糖控制在 5～8 mmol/L。近 2 周来患者出现双下肢浮肿，朝轻暮重，尿量正常，自觉尿中夹有泡沫，平素乏力，不耐疲劳，腰酸，无明显口干多饮，饮食自我控制，大便调，夜寐安。尿常规示尿蛋白（+++）。肾功能正常。舌质淡胖、苔薄白，脉细。有"高血压"病史 5 年余，平时血压控制在 150/（80～90）mmHg。此为消渴日久，脾肾亏虚，湿浊内停所致。治宜益肾健脾，活血利水。处方：

生黄芪 30 g	淫羊藿 15 g	怀山药 20 g	生白术 15 g	牛膝 20 g
广地龙 15 g	泽兰 30 g	泽泻 30 g	石韦 15 g	菝葜 15 g
蝉蜕 6 g	益母草 60 g	甘草 6 g	7 剂，每日 1 剂，水煎分 2	
次服				

2 月 10 日二诊：药后双下肢浮肿明显减轻，仅有轻度压迹，偶感下肢发麻、足底刺痛，仍感疲乏，舌质淡、苔薄，脉细。治守前法。上方加鬼

箭羽 20 g，鸡血藤 30 g。7 剂。

2 月 17 日三诊：患者双下肢浮肿基本消退，下肢麻木、刺痛亦较前改善，精神渐振，空腹血糖 6.8 mmol/L，尿常规：尿蛋白（+）。原方继服 14 剂以巩固。

【按】糖尿病肾病为糖尿病的微血管并发症，病程较长，久病必瘀，久病入络，久病必虚，终至瘀血内停，故瘀血贯穿于糖尿病肾病的发展始终。肾气亏虚，气化无权，水液代谢和分清泌浊功能障碍，乃致湿浊内蕴。湿浊与瘀血又进一步阻滞气机。所以本病病机为本虚标实，本虚为脾肾亏虚，标实乃瘀血、湿浊、气滞。方中生黄芪补气，调整肺、脾、肾三脏之功能，促进全身血液循环，提高机体免疫能力，同时兼有利尿作用；淫羊藿可益精气、坚筋骨、利小便；怀山药健脾益肾；生白术燥湿健脾，使水有所制；泽兰、广地龙、益母草活血化瘀利水，其中，广地龙为化瘀要品，能走窜通络，与黄芪相伍，有益气开瘀、利尿消肿、降低血压等多种作用，泽泻直达肾与膀胱，泄肾浊而利水；牛膝活血并引药下行，更利于下肢浮肿消散；菝葜、石韦可利尿消肿，与蝉蜕、益母草均有消除蛋白尿之功。患者初诊服用 7 剂药后，下肢浮肿较前明显消退，唯下肢麻木、刺痛，为糖尿病神经并发症，亦因消渴日久，瘀血内阻，肌肉筋脉失养所致，故控制血糖是后续固本之策，加用鬼箭羽、鸡血藤两味药。鬼箭羽味苦性寒，能破瘀行血、活络通经，《本草述钩元》谓本品"大抵其功精专于血分"，朱老用其活血降糖，蠲痹通络；鸡血藤可行血补血，舒筋活络，《饮片新参》谓其"去瘀血，生新血，流利经脉"。故二诊加用此两味药以改善糖尿病末梢神经病变。

〔李　靖　整理〕

【水肿案 6】脾肾两虚（慢性肾炎、肾性高血压）

卞某，女，40 岁。1979 年 4 月 16 日初诊。

〔主诉〕反复面浮足肿 5 年。

罹患慢性肾炎、肾性高血压、氮质血症，患病已久，症状反复加重，面浮足肿。舌质偏红、苔薄。脾肾两虚，肝阳上亢，拟方养阴清肝。处方：

双钩藤18 g(后下)	白花蛇舌草24 g	木槿花12 g	首乌藤30 g	枸杞子12 g
桑寄生30 g	楮实子12 g	车前子18 g(包)	石韦24 g	金钱草18 g
广地龙10 g	玫瑰花6 g	5剂，每日1剂，水煎分2次服		

4月30日二诊：血压160/90 mmHg，慢性肾炎已久，肾功能严重损害，血压偏高，连续服药，近日尚可，苔薄，脉平，再予益肾固本。处方：

淫羊藿10 g	生黄芪15 g	广地龙10 g	桑寄生20 g	木槿花10 g
石韦15 g	接骨木15 g	甘草5 g	丹参15 g	10剂

6月7日三诊：头晕明显，口干而苦，面目浮肿，午后足肿，动则汗出，大便正常，血压130/96 mmHg。舌质红、苔白腻，脉沉弦。脾肾亏虚已久，有时虚阳上越。治宜培益脾肾，潜降虚阳。处方：

枸杞子12 g	菊花12 g	炙黄芪15 g	广地龙10 g	川续断12 g
连皮茯苓10 g	泽兰10 g	泽泻10 g	桑寄生30 g	甘草5 g
5剂				

【按】慢性肾衰竭由多种肾脏疾患发展而来，肾元亏虚，脾失健运，气化功能不足，开阖升降失司，形成本虚标实之证。以脾肾亏虚为本，湿浊瘀血为标。慢性肾衰竭患者常伴有肾性高血压，用药时不应一味地平肝镇降而舍本逐末。朱老在方中仍以枸杞子、桑寄生补益脾肾；淫羊藿以益火之源，温补肾阳；楮实子、车前子、石韦、金钱草、木槿花、接骨木、广地龙、丹参等泄浊解毒化瘀；双钩藤平肝潜阳，合桑寄生加强降压之效，体现了朱老辨病与辨证相结合的用药特点。

〔李 靖 整理〕

【水肿案7】阳虚水凝（水肿原因待查）

赵某，女，47岁。2006年4月10日初诊。

〔主诉〕反复面部及双下肢浮肿3年。

3年来面部、下肢经常浮肿，经检查未能确诊，长期服用氢氯噻嗪、普萘洛尔治疗。刻下：面部虚浮，下肢肿胀、压之凹陷，腰痛，小便多泡沫，活动后心慌气短，怯冷倍于常人，经事延期，纳谷、睡眠尚可。察其舌体淡红、苔薄白，脉细。此为后天失调，劳倦过度，脾肾两虚，阳气不足，水湿内停，外溢肌肤之候。拟温阳利水之法。处方：

生黄芪30 g	制附子10 g(先煎)	川桂枝10 g	连皮茯苓15 g	泽兰20 g
泽泻20 g	玉米须30 g	楮实子20 g	生姜4 片	大枣5 枚
甘草3 g	7 剂，每日1 剂，水煎分2 次服			

4月17日二诊：药后浮肿减轻，活动后心慌，怯冷，服中药后即停服氢氯噻嗪，经事延期。水湿渐去，阳气未复，仍宜益气温阳，活血利水。处方：

太子参15 g	川桂枝10 g	淫羊藿15 g	生薏苡仁30 g	制附片10 g
连皮茯苓15 g	丹参15 g	生黄芪30 g	炙甘草6 g	14 剂

【按】水液的代谢有赖肺、脾、肾三脏功能的正常，其中肾脏功能正常至为关键。水为阴邪，得阳则化而行。此例病程较长，面浮足肿，动则心慌气短，怯冷倍于常人，阳气虚衰，无以温煦蒸腾气化，水湿内停，泛溢肌肤，故见诸症。治疗重在温阳利水，方中以生黄芪益气健脾利水，制附子、川桂枝温阳化气利水；连皮茯苓、泽兰、泽泻、玉米须利水消肿；楮实子补肝肾、壮腰膝，并有利水之功。初诊后浮肿即减。二诊仍以益气温阳为主，但加入淫羊藿温肾助阳；太子参益气养阴；因经事延期，以丹参活血通经。诸药合用，共奏益气温阳、利水消肿之功。

〔李　靖　整理〕

第二节　淋　证

【淋证案1】湿热兼表（先天性尿道狭窄合并尿路感染）

葛某，女，50岁。2010年8月2日初诊。

〔主诉〕尿频、尿急、尿痛，伴恶寒、发热 10 日。

患者宿有"先天性尿道狭窄"病史，近 10 余日尿频、尿急、尿痛，伴恶寒、发热，无汗，下肢怯冷，口干口苦，纳呆乏力。舌苔黄腻，脉濡数。当地医院查血、尿常规未见异常，使用抗生素效不显。此乃湿热兼表，阳气被郁，膀胱气化失司。治宜清热、渗湿、解表并进。以麻黄连翘赤小豆汤出入。处方：

生麻黄 6 g	连翘 15 g	赤小豆 30 g	土茯苓 40 g	草薢 20 g
石韦 20 g	木槿花 15 g	生槐角 20 g	海金沙 15 g(包)	甘草 6 g

14 剂，每日 1 剂，水煎分 2 次服

9 月 6 日二诊：尿频等已除，发热渐平，怯冷异于常人，神疲腰酸，夜寐口干，手心烘热，二便正常，无汗，舌苔薄腻，脉细弦。年届五旬，阴阳失调，郁热内蕴。治拟清泄郁热，调摄阴阳。处方：

穿山龙 40 g	淫羊藿 15 g	枸杞子 15 g	女贞子 15 g	珠子参 15 g
杜仲 15 g	桑寄生 30 g	甘草 6 g	14 剂	

方药对症，始获佳效。

【按】《金匮要略·消渴小便利淋病脉证并治》云："淋之为病，小便如粟状，小腹弦急，痛引脐中。"该患者原有先天性尿道狭窄病史，此次发病，症见发热恶寒，尿频急痛，当属中医"淋证"范畴。患者先天禀赋不足，盛夏暑湿相蒸，阳气被郁，气机失宣，致发热恶寒无汗；湿热下注，膀胱气化失司，水道不利，则尿频急痛；湿热中阻故纳呆；困遏肢体肌肉则乏力神疲。表里同病，朱老予麻黄连翘赤小豆汤加减治之。方中麻黄宣散使湿热从汗而出；连翘清热解毒，既可通利小便，又具发表之功；土茯苓、草薢、石韦、木槿花、生槐角、海金沙、赤小豆均为清热渗湿通利之品。朱老尝谓此类药物性味平和，疗效可靠，又无耗气伤阴之弊。诸药合用，清热渗湿，解表散邪。二诊热退，二便自调，然仍怯冷、神疲腰酸、夜寐口干、手心烘热。此阴阳失调，郁热内蕴，转方清泄郁热，调摄阴阳。方中穿山龙、淫羊藿、杜仲、桑寄生温肾壮督，祛风利湿，活血通

络，强筋健骨；枸杞子、女贞子、珠子参滋阴补肾，清退虚热；甘草清热解毒，调和诸药。以之培本补肾，清利余邪，巩固疗效。麻黄连翘赤小豆汤为仲景《伤寒论》方，以治"伤寒瘀热在里"之黄疸，方由麻黄、连翘（连翘根）、杏仁、赤小豆、大枣、生梓白皮、生姜、甘草组成，能宣通表里、清利湿热。朱老以此治方加减而获效，乃异病同治也。盛夏酷暑而用生麻黄 6 g，正是抓住了"发热恶寒无汗"之关键。

〔李 靖 整理〕

【淋证案 2】湿热蕴结（双肾结石）

张某，男，40 岁。1975 年 8 月 27 日初诊。

〔主诉〕腰痛反复发作 5 年，发现血尿 1 个多月。

患者经常腰痛，已历 5 年，曾数次尿血，迭经治疗，均未见效。今年 7 月 27 日又出现血尿，在南通医学院附属医院静脉注入造影剂后分别于 8 min、25 min、60 min 时各摄片 1 张，结果肾盂、输尿管显影不满意，但见双侧输尿管及肾盂有积水现象。印象：两侧肾盂及输尿管积水（结石引起可能性为大）。7 月 30 日尿检示 RBC（++++），7 月 31 日尿三杯试验示尿蛋白（+），RBC（+++），WBC 少许，三杯结果相同。苔薄微腻，脉细弦。湿热蕴结下焦，凝而为石，阻塞气化，水液蓄潴。治宜化湿清热，利水通淋，而消结石。自拟通淋化石汤加减，处方：

金钱草 60 g	鸡内金 10 g	海金沙 12 g（包）	石韦 15 g	冬葵子 12 g
香附 9 g	石见穿 20 g	芒硝 6 g（分冲）	六一散 10 g（包）	
小蓟 18 g	琥珀末 3 g（吞）	8 剂，每日 1 剂，水煎分 2 次服		

9 月 6 日二诊：服第 7 剂后，排出结石 3 枚（0.7 cm×0.5 cm、0.35 cm×0.2 cm 各一枚，另一枚落入厕所，未能捡出），面浮及腰痛略轻。苔薄腻、舌边有齿痕，脉细弦。效不更方，继进之。上方加黄芪 15 g，地龙 12 g。8 剂。

9 月 16 日三诊：面浮、腰痛尚未悉除，是积水未尽，肾虚未复之征。苔薄腻，脉细。前法继进之。上方去地龙，加楮实子 15 g。8 剂。

9月24日四诊：面浮已消，腰部微酸。原方继服8剂。

10月9日五诊：诸象趋平，小溲甚畅，自觉精神颇爽。舌淡红、苔薄，脉细软。再为善后。上方继服8剂；加六味地黄丸500 g，早晚各服9 g，以巩固疗效。

12月15日在南通医学院附属医院复查，完全正常，恢复工作，迄今未发。

【按】本患者为石淋导致的血尿，为湿热蕴结下焦，凝而为石，阻塞气化，水液蓄潴。朱老根据多年经验自拟通淋化石汤治疗泌尿系结石，此方以清利为主，佐以温通，其中，鸡内金与金钱草为伍，以化石、排石；海金沙与石见穿相伍，以攻坚排石；石韦与冬葵子为伍，一为利水通淋止血，泄水而消瘀，一为甘寒滑利，通淋排石，取《古今录验方》"石韦散"之意。又伍以香附、芒硝、六一散，以行气通淋、利水排石。因石动伤络，血尿明显，加琥珀末、小蓟，以通淋化瘀止血。服用7剂后即排出结石3枚，湿热渐清，气虚渐显，故加用黄芪、地龙，黄芪补气健脾，地龙咸寒走下入肾，能清热结而利水道。三诊患者肾盂积水未完全消退，故加用楮实子，此药有利水气而不伤阴之效。后续以六味地黄丸滋肾阴、泄肾浊巩固善后。

〔李　靖　整理〕

【淋证案3】湿热蕴结（肾结石）

杨某，男，52岁。1974年7月24日初诊。

〔主诉〕腰痛2日，发热1日。

2日前患者突然腰腹部绞痛、呕吐，自疑为急性肠胃炎去某院急诊，注射阿托品并输液，略见好转，即带药回家，旋又剧痛，并见血尿，复去南通医学院附属医院急诊，诊为肾结石引起的肾绞痛，观察1日后，仍阵发性剧痛，不愿手术，自动出院，要求服用中药。症见发热38 ℃，困惫，腰腹部绞痛阵作，作则呻吟呼叫、翻滚不宁、面色苍白、汗出如雨、小便短涩欠利。尿检示RBC（+++）。舌红、苔黄腻，脉细弦数。证属湿热蕴结下焦，煎熬尿液，积为砂石，壅塞水道，通降失利，而作绞痛。治宜渗泄湿热，理气止血，利水通淋。处方：

金钱草 30 g	海金沙 30 g(包)	小蓟 30 g	苎麻根 60 g	冬葵子 12 g
生地榆 15 g	白花蛇舌草 30 g	广地龙 12 g	延胡索 12 g	琥珀末 3 g(分吞)
六一散 12 g(包) 2 剂，每日 1 剂，水煎分 2 次服				

7 月 26 日二诊：药后腰腹绞痛逐步缓解，已能耐受，尿赤渐清，苔薄腻，脉细弦。前法继进之。上方去苎麻根。3 剂。

1976 年 4 月随访，未再发作，一切正常。

【按】泌尿系结石属中医学"砂淋、石淋"范畴。其病因多因湿热久蕴，煎熬尿液，结为砂石，阻塞尿路所致，故小便短涩欠利；尿路阻塞，气血瘀滞，故腰腹部绞痛；砂石损伤脉络，可见血尿。故朱老认为在清热利湿的同时，应配伍行气活血、软坚化积之品。一方面使气血畅通，另一方面使结石溶化。方中金钱草功专清热解毒、通淋排石、利尿消肿，现代药理研究表明此药有抑菌消炎作用。海金沙味甘、咸，性寒，入小肠、膀胱经，善泄小肠膀胱血分之热，功专清热解毒，可利尿、通淋、排石，为治疗石淋、尿道结石之要药。金钱草与海金沙相伍清热利尿、通淋排石力量倍增。琥珀末、生地榆、苎麻根、小蓟止血，其中，琥珀末与小蓟为伍，增加利水通淋、散瘀止血之功；瘀热甚者，朱老常用苎麻根 60 g、白茅根 100 g 煎汤代水。广地龙、延胡索活络止痛。白花蛇舌草、冬葵子、六一散清利湿热，共起通淋、溶石、排石之效。

〔李　靖　整理〕

【淋证案 4】湿热耗阴（泌尿系结石）

邹某，男，56 岁。1973 年 12 月 15 日初诊。

〔主诉〕腰痛反复发作 1 年。

近一年经常腰腹酸痛，经南通医学院附属医院摄片报告：右侧肾区见 1.0 cm×1.2 cm 结石影，膀胱区见 1.0 cm×0.7 cm 结石影。印象：右肾及膀胱结石。舌质红、苔薄白，脉弦细。湿热蕴结，肾阴为耗，煎液成石，阻于下焦。治宜清利湿热，养阴益肾，通淋化石。处方：

| 生地黄 24 g | 生鳖甲 18 g(先煎) | 金钱草 60 g | 海金沙藤 30 g | 赤芍 12 g |
| 冬葵子 12 g | 鱼脑石 4.5 g | 芒硝 4 g(冲) | 甘草 4 g | 14 剂，每 |

日 1 剂，水煎分 2 次服

1974 年 3 月 23 日二诊：当地医院 X 线腹部平片报告：两肾阴影边缘及输尿管、膀胱均能清楚见到，右肾见一透光结石（1.2 cm×0.8 cm），位于第 2 腰椎横突下干，结石呈长尖形，膀胱阳性结石未明显发现。印象：右肾结石。服上药近 60 剂，腹痛已趋消失，无特殊不适，根据 X 线摄片结果，膀胱结石已消失，右肾结石亦略缩小，苔脉无明显变化，继进上药：上方加石见穿 30 g，鸡内金 9 g。20 剂。另加服知柏地黄丸 500 g，每服 6 g，每日 2 次。

1975 年 2 月随访：未摄片复查，但一切正常。

【按】朱老认为泌尿系结石的治疗方法较多，但总不能离开整体治疗原则，既要抓住石淋为下焦湿热蕴结致气滞血瘀，又要注重湿热久留致耗伤肾阴或肾阳。故新病应清利湿热，通淋化石；久病则需侧重补肾或攻补兼施。患者病程 1 年余，为肾阴亏虚、湿热下注之候，故方中用生地黄、生鳖甲滋养肾阴，金钱草、海金沙藤、冬葵子、鱼脑石、芒硝通淋排石；赤芍清热凉血。朱老认为，芒硝辛、苦、咸、寒，有泄热、润燥、软坚、化石之功，《神农本草经》有芒硝"能化七十二种石"之说，先生宗之，随证应用，屡收佳效。此方服用近 60 剂后，患者症状已明显改善。二诊加石见穿、鸡内金为朱老临证擅用药对。方中鸡内金、金钱草为伍，一以化石，一以排石。张锡纯谓："鸡内金鸡之脾胃也……中有瓷、石、铜、铁皆能消化，其善化瘀积可知。"临床证实重用鸡内金确有化石之殊功。金钱草清热利尿、消肿排石，大剂量使用，对泌尿系结石的排出尤有殊效。石见穿能助鸡内金攻坚化石，亦助金钱草通淋排石。

〔李　靖　整理〕

【淋证案 5】湿热下注（尿路感染）

姜某，女，55 岁。2008 年 12 月 22 日初诊。

〔主诉〕尿频、尿急、尿痛反复发作半个多月。

患者半个月来尿频、尿急、尿痛，反复发作，腰骶部疼痛，大便正常。舌红、苔薄腻，脉细弦，尿检：RBC（+）、WBC（+++）、潜血试验（++），中段尿培养：大肠杆菌大于10万CFU/mL。属湿热下注膀胱之证。宜清利湿热法。处方：

生地榆 20 g	生槐角 20 g	木槿花 10 g	土茯苓 30 g	知母 6 g
黄柏 6 g	石韦 20 g	白花蛇舌草 30 g	甘草梢 6 g	小蓟 15 g
白茅根 30 g	7剂，每日1剂，水煎分2次服			

12月29日二诊：药后尿频、尿痛好转，近感心慌易怒，夜寐不实、似睡非睡，口干，便调，苔薄腻，脉小数。上方加珠子参15 g，炒酸枣仁30 g。14剂。

2009年1月12日三诊：尿频、尿急、尿痛已瘥，诸症渐平，尿常规（-），续予知柏地黄丸善后。

【按】《景岳全书·淋浊》载"淋之初病，则无不由于热剧……"淋证之始，其来势骤急，多属实，常热胜于湿。热结膀胱，气化不利，则出现小便频急，灼热涩痛；热毒炽盛，入于血分，动血伤络，血溢脉外，与溲俱下，可见尿中带血。故先生主张本病初起的治疗在清热利湿的同时，须加用凉血之品，如生地榆、生槐角等，此二药尤为治淋要品，凉血有助于泄热；白花蛇舌草、石韦、木槿花、土茯苓、知母、黄柏清热利湿解毒；小蓟、白茅根清热利尿，凉血止血。药后患者尿路刺激征即明显改善，但夜寐不良，伴见口干，湿热伤阴，而致失眠，故加用珠子参及炒酸枣仁以养阴安神助眠。《本草推陈》云，珠子参能"治热病阴伤"之失眠，可资选用。

〔李　靖　整理〕

【淋证案6】湿热瘀毒（膀胱炎，右肾、输尿管结石）

黄某，男，65岁。2009年3月2日初诊。

〔主诉〕右侧腰痛、间歇性血尿半年。

近半年来右侧腰痛，伴有血尿、尿频、尿急、尿痛，曾在上海市第二人民医院住院治疗，膀胱活检示黏膜急慢性炎，部分上皮脱落，肉芽形成，局灶上皮细胞异形增生，布氏巢形成（2009-02-25）。膀胱镜示膀胱炎，右肾、输尿管结石。有白细胞减少史。刻诊下腹部隐痛，口苦，舌红、苔薄边有齿印，脉细弦。湿热瘀毒蕴于下焦，治宜化湿热，解瘀毒。处方：

土茯苓 30 g	生槐花 15 g	木槿花 12 g	金钱草 30 g	海金沙 12 g(包)
琥珀末 5 g(分 2 次吞服)		白花蛇舌草 30 g	半枝莲 30 g	萹蓄 15 g
牛角腮 30 g	生地黄 20 g	甘草 6 g	14 剂，每日 1 剂，水煎分 2 次服	

3 月 16 日二诊：药后夜尿减，刺痛亦缓，苔薄，脉细。查 WBC 3.5×10^9/L。前法继之。上方加小蓟、生地榆各 15 g。14 剂。

4 月 1 日三诊：药后症减，舌红、苔薄，脉细弦。继进 14 剂。

【按】肾居下焦，肾络充盈通畅、气血灌注有序，是肾脏发挥正常生理功能的基础。倘若湿热毒邪蕴结，"久病入血""久病入络"，导致肾络瘀滞，血行不畅，溢于络外，则血尿而生，顽固不除。朱老治疗此证以清热通利为主，凉血化瘀为辅，取土茯苓、半枝莲、白花蛇舌草、木槿花、萹蓄清利下焦湿热。生槐花入肝经血分，泄血分湿热为其特长。《本草经疏》云琥珀"专入血分……心主血，肝藏血，入心入肝，故能消瘀血也"，朱老多用其治疗血淋伴血尿者。牛角腮不仅止血，还有化瘀之功，《神农本草经》言其"主下闭血，瘀血疼痛，女人带下血"，《本草经疏》亦云："牛角腮乃角中嫩骨也……苦能泄，温能通行，故主女人带下及闭血、瘀血疼痛也。"朱老认为，牛角腮生用、沙炙或醋淬用，确有化瘀之功，对各种有瘀象之出血症，具有止血而不留瘀之妙；朱老指出，牛角腮并具养血与益气之效，故常用其以升高血细胞。金钱草、海金沙利尿通淋排石。因有口苦、舌红阴伤之象，用生地黄养阴。初诊患者夜尿减，白细胞计数上升，加用小蓟、生地榆以凉血止血善后。

〔李　靖　整理〕

【淋证案 7】气血失畅（腺性膀胱炎）

张某，女，51 岁。2008 年 8 月 22 日初诊。

〔主诉〕反复尿频、尿急、尿痛，伴下腹坠胀 20 余年。

患者 20 年前出现尿频、尿急、尿痛，反复发作，以往经当地抗炎对症处理，效果不佳。2006 年 6 月膀胱镜检查＋活检提示：腺性膀胱炎。即行腺性膀胱炎电切术，继行 8 次灌注化疗。随后 2007 年 6 月及 2008 年 7 月，又行两次电切术，然自感症状未缓，遂来就诊。刻诊：精神疲乏，少气懒言，尿频尿急，排尿刺痛，下腹坠胀，腹部胀疼，胃脘作胀，大便干燥，2～3 日一行。苔薄，脉细缓。迁延已久，气血失畅，邪气稽留。治宜益气血，燮阴阳，徐图效机。处方：

生黄芪 30 g	川石斛 15 g	山茱萸 20 g	枸杞子 15 g	淫羊藿 15 g
升麻 8 g	柴胡 6 g	木槿花 12 g	生地榆 15 g	生槐角 15 g
石韦 15 g	徐长卿 15 g	绿萼梅 10 g	甘草 6 g	30 剂，每日 1 剂，水煎分 2 次服

10 月 10 日二诊：来电述总体好转，腹胀痛减轻，小解时灼热感减轻，续予原法出入。上方加潞党参 20 g，生地榆加至 20 g。30 剂。

11 月 21 日三诊：来电述目前尿常规正常，但数日症状仍反复 1 次，续予原法出入。上方加生薏苡仁 30 g。30 剂。

病情平稳，日渐向愈。

【按】腺性膀胱炎属中医学"淋证"范畴。淋证的病位在肾与膀胱，且与肝脾有关。其病机主要是肾虚，膀胱湿热，气化失司。肾与膀胱相表里，肾气的盛衰，直接影响膀胱的气化与开合。淋证日久不愈，热伤阴，湿伤阳，易致肾虚、气虚；肾虚、气虚日久，湿热秽浊邪毒容易侵入膀胱，引起淋证反复发作。实则清利，虚则补益，是治疗淋证的基本原则。徐灵胎评《临证指南医案·淋浊》时指出："治淋之法，有通有塞，要当分别，有瘀血积塞住溺管者，宜先通，无瘀积而虚滑者，宜峻补。"本患者有腺性膀胱炎病史近 20 年，初诊时大便干燥，少气懒言，尿频急痛，苔薄，脉细缓，为气阴两虚，湿热留恋之候，以生黄芪、枸杞子、山茱萸、淫羊藿、川石斛益气养阴，补益脾肾；气虚下陷，以柴胡、升麻升清泄浊；木槿花、生地榆、生槐角、石韦清利湿热，解毒化瘀；绿萼梅、徐长卿疏肝理气通络。初诊后患者尿路刺激症状改善明显，原方加潞党参补气，生地榆加量加强清利下焦湿热，继服以巩固疗效。朱老认为生地榆善治下焦血分湿热，性涩可缓尿频，去邪无伤阴之弊，现代研究显示其有抗菌消炎作用。

〔李　靖　整理〕

【淋证案8】肾气亏虚（泌尿系感染）

姚某，女，48岁。2010年6月9日初诊。

〔主诉〕尿频、尿急反复2个月，加重2日。

患者1个月前出现尿频、尿急、尿痛，并见肉眼血尿，在南通大学附属医院就诊，查尿常规示尿蛋白（+），RBC（+++），WBC（+++），诊为：急性泌尿系感染。予头孢西丁钠抗感染，5日后，尿急、尿痛完全改善，唯仍时有尿频，复查尿常规示：WBC（+）。后自行服用左氧氟沙星1周后停药。此后尿频、尿急时有反复，均自行间断口服抗生素而缓解。昨日起患者尿频、尿急又作，无尿痛，无肉眼血尿，伴见小腹胀痛，尤以尿时明显，故来寻求中医治疗。诊时感口干，腰酸。舌质偏红、苔薄白，脉细弦。尿常规示尿蛋白阴性，WBC 10～15个/HP，RBC阴性。此为淋证迁延日久，肾气亏虚，瘀浊残留。拟益肾泄浊化瘀治之。处方：

怀山药15 g	山茱萸10 g	女贞子10 g	生地黄15 g	熟地黄15 g
淫羊藿15 g	粉萆薢15 g	木槿花15 g	虎杖10 g	生薏苡仁30 g
荔枝核15 g	橘核15 g	金樱子15 g	覆盆子15 g	炒知母10 g
黄柏10 g	甘草6 g	7剂，每日1剂，水煎分2次服		

6月16日二诊：药后患者尿频、尿急完全改善，小腹亦无胀痛之感，无腰酸、口干，病情改善，效不更方，巩固疗效。上方去木槿花，7剂。以巩固疗效。

【按】该患者属劳淋，即小便淋沥不已，或不痛或痛不甚，时作时止，遇劳即发，伴见腰酸、神疲，形体消瘦，五心烦热，或神气怯弱，手足不温等症。多由诸淋日久不愈发展而来。其特点是本虚标实，虚实夹杂，反复发作，缠绵难愈。应予益肾固摄以治其本。然湿热虽挫，加之"久病致虚，因虚致瘀""久病入络为瘀"，致瘀浊仍滞留肾络，留恋不去，故还须泄浊化瘀以治其标。方中选用怀山药，因"山药为滋阴之良药，又为固肾之良药"，既能固摄下焦气化，"而阴虚小便不利者服之，又能利小便"（《医学衷中参西录》）；配合生地黄、熟地黄、女贞子、山茱萸、淫羊藿益肾固本，阴阳并调；以金樱子、覆盆子加强补肾固摄之力；以粉草薢、生薏苡仁、木槿花、虎杖、黄柏清利湿热，扫荡余邪，兼化瘀通络；炒知母养阴清热；荔枝核、橘核行气止痛。诸药配伍，补泻合宜，使扶正而不恋邪，祛邪而不伤正，正合劳淋正虚邪恋之病机。

〔李　靖　整理〕

【淋证案9】肾虚湿热（慢性尿道炎）

王某，男，40岁。1984年8月27日初诊。

〔主诉〕尿频、尿急3个月。

近3个月来小便欠利，尿频、尿急，小腹有下坠感，外阴部瘙痒。尿培养为大肠杆菌。苔黄腻，脉小弦。证属肾虚而湿热下注。治宜益肾兼化湿热。处方：

生地榆 20 g	生槐角 20 g	木槿花 10 g	土茯苓 30 g	知母 12 g
草薢 10 g	鹿衔草 20 g	白花蛇舌草 30 g	虎杖 20 g	甘草梢 6 g
10 剂，每日 1 剂，水煎分 2 次服				

9月5日二诊：血压120/80 mmHg，药后排尿空痛、外阴部瘙痒渐瘥，口干欲饮，苔薄黄，脉细弦。证属湿热未清，续当清化。处方：

| 生地黄 20 g | 生地榆 20 g | 木槿花 10 g | 瞿麦 15 g | 知母 15 g |
| 白花蛇舌草 30 g | 台乌药 6 g | 石菖蒲 8 g | 甘草梢 6 g | 8 剂 |

9月13日三诊：排尿后瘙痒不显，小腹坠感渐瘥，苔薄黄，脉细弦，前法出入，上方继进8剂。

【按】淋证之始，无论是急性期还是慢性急性发作期，其来势骤急，多属邪实，常常热胜于湿，所以朱老主张清热利湿的同时，须加凉血之品，如生地榆、生槐角等，以两药配伍，有明显的解毒、抗菌、消炎作用。木槿花、土茯苓、知母、草薢、白花蛇舌草、虎杖清热泻火，渗利湿毒；鹿衔草补虚益肾治其本。初诊后患者病情缓而未平，但见口干欲饮，苔薄黄，为湿热留恋，肾阴暗耗，故以瞿麦、生地榆等清利湿热的同时，加用生地黄、知母滋阴清热；又因气机郁滞，故加入台乌药疏通气机。

〔李　靖　整理〕

【淋证案 10】 肾虚湿热（肾盂肾炎）

阎某，女，49 岁。1984 年 9 月 17 日初诊。

主诉：尿频、尿急、尿痛 2 日。

宿有"肾盂肾炎"病史，顷又发作，小溲刺痛，频数，腰酸，午后为甚。苔薄腻，脉细。此肾虚而湿热下注者，先予清化湿热为主。处方：

| 生地榆 30 g | 生槐角 30 g | 白花蛇舌草 30 g | 木槿花 10 g | 石韦 20 g |
| 瞿麦 15 g | 白茅根 20 g | 甘草 6 g | | 5 剂，每日 1 剂，水煎分 2 次服 |

9 月 24 日二诊：湿热已逐渐清化，唯肾虚未复，腰酸楚未已，苔薄，脉细弦，再予滋肾，以治其本。处方：

| 生地黄 20 g | 生白芍 15 g | 女贞子 12 g | 墨旱莲 15 g | 川续断 12 g |
| 桑寄生 15 g | 杜仲 10 g | 木槿花 10 g | 甘草 6 g | 5 剂 |

9 月 28 日三诊：湿热渐化，肾虚未复，腰脊疼痛，乏力，苔黄腻，脉细，续当益肾培本。上方加土鳖虫 10 g。5 剂。

【按】患者有肾盂肾炎反复发作史，此次急性发作，属中医"劳淋"范畴。早期颇类热淋，但随着病程的迁延，湿热久居下焦，耗损正气及阴液，故朱老认为无论病程长短，湿热贯穿于始终，尤以肾阴虚兼挟湿热为多见。初诊以生地榆、生槐角、白花蛇舌草、木槿花、石韦、瞿麦、白茅根清热泻火、凉血止血、渗利湿毒为主。二诊湿热虽挫，但瘀浊残留，故以益肾固本为主，兼顾泄化瘀浊。方中以生地黄、女贞子、墨旱莲、川续断、桑寄生、杜仲与木槿花同用正是此意。三诊加用土鳖虫活血散瘀，为腰脊疼痛而设。全程以祛邪为先，继以扶正固本善后。

〔李　靖　整理〕

第三节　癃　闭

【癃闭案 1】湿热瘀滞（前列腺炎）

张某，男，40 岁。1979 年 10 月 24 日初诊。

〔主诉〕排尿不畅，淋沥不尽 1 个多月。

尿频，小腹坠胀作痛，腰酸肢乏，夜寐不宁。舌红苔薄，脉细弦。瘀热阻滞，气化不行。宜予清湿热、化瘀滞为治。处方：

白花蛇舌草 30 g	知母 10 g	黄柏 10 g	王不留行 12 g	红景天 12 g
石韦 12 g	琥珀末 3 g（分冲）	车前子 12 g（包）青皮 6 g		陈皮 6 g
瞿麦 12 g	土茯苓 30 g	5 剂，每日 1 剂，水煎分 2 次服		

10 月 28 日二诊：尿频，小腹坠胀有时作痛，腰脊酸胀，四肢乏力，苔薄，脉细弦。前方出入。上方加淫羊藿 10 g，黄芪 15 g。5 剂。

11 月 7 日三诊：药后尿坠痛较减，尿仍欠爽，腹部略胀，苔薄，脉细弦，再予前法加减：上方去王不留行、红景天、琥珀末，加炙升麻 5 g，炒柴胡 5 g，红花 12 g。5 剂。

11 月 14 日四诊：会阴部坠感已减，唯尿时淋沥、腰酸怯冷，腹已不胀。苔薄、脉细弦。拟上方益气滋肾，佐以清利。去红花、青皮、陈皮，加菟丝子 12 g，冬葵子 10 g，牛膝 12 g。5 剂。

11 月 20 日五诊：尿后淋沥，腰酸乏力，会阴部坠痛已减，平素怯冷，苔薄、脉细，拟予益气温肾，活血化瘀为法。处方：

炙升麻 5 g	炒柴胡 5 g	黄芪 15 g	淫羊藿 10 g	巴戟天 12 g
菟丝子 12 g	红花 9 g	瞿麦 12 g	白花蛇舌草 30 g	大熟地黄 12 g
丹参 12 g	制香附 10 g	5 剂		

【按】 前列腺炎有时可归于"癃闭"范畴。肾主水，与膀胱相表里，人体水液的输布主要依赖于肾的气化和调控，肝脾肺三脏相互协调，以三焦为通路而遍布全身。人体水液的排泄，也是依赖肾气的蒸化、推动作用排出体外。所以肾虚、膀胱气化不利是本病的主要病机，肾虚为本，湿热瘀滞为标。方中朱老先予清利湿热、泄化瘀浊为大法。知母、黄柏清除下焦血分之湿热；白花蛇舌草、土茯苓、车前子、石韦、瞿麦清热利湿，利尿通淋；红景天益气活血散瘀；琥珀末、王不留行活血通络、利尿通淋；腹胀不适，加柴胡、青皮、陈皮疏肝理气以导滞。三诊小腹坠胀，中气下陷，以炙升麻升阳举陷。待湿热渐清、瘀浊渐化，患者表现为腰酸怯冷，用淫羊藿、巴戟天等温肾壮腰之品，邪正兼顾。治疗过程注意权衡邪正的消长，处方用药加减进退自如，临证当细细品味。

〔李　靖　整理〕

【癃闭案 2】肝肾两虚（前列腺炎）

孙某，男，35 岁。1979 年 4 月 11 日初诊。

〔主诉〕小便余沥不尽 3 个月。

近 3 个月少腹有坠感，尿检示：卵磷脂（++），尿蛋白（±）。头晕腰痛。舌光红、苔薄，脉细弦。肝肾两虚，湿热下注，瘀热阻滞。治宜滋阴益肾，化瘀泄热。处方：

生地黄 15 g	赤芍 12 g	枸杞子 12 g	怀山药 20 g	王不留行 12 g
泽兰 12 g	泽泻 12 g	败酱草 20 g	甘草 5 g	桃仁泥 10 g

6 剂，每日 1 剂，水煎分 2 次服

4 月 28 日二诊：曾行激光 10 次，症状好转，舌苔薄、尖有紫瘀，前法出入。上方加白花蛇舌草 20 g。6 剂。

7 月 9 日三诊：近日咳嗽痰多，头晕腰酸，舌苔薄白、尖红，脉小弦。肾虚已久，兼见痰热蕴肺，治宜补肾虚、化瘀热。处方：

枸杞子 10 g	菊花 10 g	女贞子 10 g	白花蛇舌草 15 g	败酱草 15 g
杏仁 12 g	薏苡仁 12 g	补骨脂 10 g	川续断 10 g	天竺子 10 g
甘草 5 g	4 剂			

【按】患者小便余沥不尽，舌光红、苔薄，脉细弦，阴分亏虚，气化失司；湿热下注，瘀热阻滞水道，故拟育阴清化为法。方中生地黄、枸杞子、怀山药补益肝肾；赤芍、王不留行、泽兰、泽泻、败酱草、桃仁泥利水泄浊化瘀。服用 6 剂后患者症状改善明显，二诊再加用白花蛇舌草以清热利湿解毒。三诊因咳嗽、头晕，以枸杞子、补骨脂、川续断补益肝肾，杏仁、天竺子化痰止咳，标本兼顾。

〔李　靖　整理〕

第四节　肾　风

【肾风案 1】脾肾阳虚（慢性肾炎）

顾某，男，14 岁。2005 年 11 月 26 日初诊。

〔主诉〕纳谷不馨，怯冷 3 年。

患者患"慢性肾炎"已 3 年，迭治未瘥，面色少华，纳谷不馨，怯冷。舌苔薄白、质淡胖、有齿痕，脉细弦。尿常规示蛋白（++），潜血试验（+++）。属脾肾阳虚之证。宜温阳益肾。处方：

生黄芪 30 g	熟附子 10 g	淫羊藿 15 g	仙鹤草 30 g	穿山龙 30 g
怀山药 30 g	菟丝子 20 g	蜂房 10 g	山茱萸 15 g	炮姜炭 4 g
鸡内金 10 g	炙甘草 8 g	7 剂，每日 1 剂，水煎分 2 次服		

12 月 3 日二诊：药后尚可，纳谷欠馨，舌质淡胖、苔薄，脉细。尿常规示潜血试验（+++），蛋白（++）。前法续进。上方加藕节炭 12 g，枸杞子 10 g，砂仁 3 g（后下）。14 剂。

12 月 17 日三诊：近日症情平稳，面色渐见红润，纳谷渐馨，二便自调，舌淡胖、苔薄白，脉细。尿常规示尿蛋白（±），RBC（++），潜血试验（+++）。血压 110/60 mmHg。续前法出入。上方去砂仁，加姜半夏、防风各 10 g，生白术 15 g。14 剂。

12 月 24 日四诊：冬至后 2 日，近日症情平稳，自感无所苦，来人述症索药。尿常规示尿蛋白（±），RBC（++），潜血试验（++）。药既奏效，毋庸更换，前法进之。上方加小蓟炭 10 g。7 剂。

【按】慢性肾炎是一组免疫性肾小球疾病，临床表现为病程长，有蛋白尿、镜下血尿、水肿、高血压等征象。其致病因素比较复杂，脾肾两虚为发病的内在因素，风、寒、湿、热为其诱因，而脏腑、气血、三焦气化功能失调乃是构成本病的病理基础，治疗大法当标本兼顾，补泄并施，益气化瘀，通腑泄浊，庶可奏功。慢性肾炎，很难有一确切之中医病名代替，朱老认为《素问》之"肾风"似较切合，尿毒症阶段与"肾厥""关格"相一致，可从其有关文献中找到不少有益的资料。

此例患者面色少华，纳谷不馨，怯冷，结合苔脉，属脾肾阳虚之象，方中淫羊藿、生黄芪、熟附子是关键性用药，熟附子、淫羊藿不仅可以温肾，而且还有类肾上腺皮质激素样作用；黄芪益气培本，促进血液循环，兼能利水，均有助于肾功能之恢复；配合仙鹤草，对消除蛋白尿有较佳之效；怀山药、枸杞子二者同用，有育阴以涵阳之妙；穿山龙伍黄芪能调节机体免疫机制，防止组织细胞进一步受损，促使肾病病情稳定，提高疗效；菟丝子、蜂房、山茱萸温肾助阳；炮姜炭温经止血；小蓟炒炭后性平而涩，收敛止血之效更佳；鸡内金消食开胃。二诊尿血仍然，加藕节炭加强止血之力、砂仁行气化湿。三诊加防风、生白术健脾固卫，防外邪侵袭加重病情。诸药合用，共奏温补脾肾之功。四诊症情进一步好转，唯尿血不减，加小蓟炭以止尿血。

〔李　靖　整理〕

【肾风案 2】肾虚浊瘀（慢性肾小球肾炎）

陆某，男，55 岁。2005 年 10 月 24 日初诊。

〔主诉〕发现尿中蛋白 6 年。

患者患"慢性肾炎"6 年，无明显症状，24 小时尿蛋白定量 0.27 g/L，尿常规示蛋白（++）。察其舌淡红、苔薄白，脉弦滑。肾虚无以固摄，精微下泄，则见尿中蛋白，日久浊瘀内蕴，虚实夹杂。宜益气补肾，化浊祛瘀。处方：

穿山龙 50 g	生黄芪 20 g	淫羊藿 15 g	接骨木 20 g	丹参 15 g
金樱子 15 g	杜仲 15 g	枸杞子 15 g	女贞子 20 g	玄参 8 g
7 剂，每日 1 剂，水煎分 2 次服				

11 月 1 日二诊：晨间眼结膜充血，二便尚调。症情无明显变化，病机同前，仍守原法。上方加谷精珠 12 g，菝葜 10 g。7 剂。

11 月 8 日三诊：无明显不适，尿中稍有泡沫，尿常规示尿蛋白（＋），RBC 0～1 个/HP，前方有效，继以益气补肾化瘀法为主调治。处方：

穿山龙 50 g	生黄芪 30 g	丹参 15 g	菝葜 15 g	谷精珠 12 g
山茱萸 15 g	接骨木 20 g	金樱子 15 g	熟地黄 15 g	甘草 8 g
7 剂				

【按】慢性肾小球肾炎，见症不一，一些患者无明显症状，脾肾两虚为发病的内在因素，风、寒、湿、热为其诱因，脏腑功能失调是病理基础，常表现为缠绵难愈的蛋白尿或见镜下血尿。因此例虚实夹杂，治疗时将扶正祛邪熔于一炉，方中生黄芪、淫羊藿、金樱子、女贞子、枸杞子、杜仲益气补肾；穿山龙、接骨木祛风活血利湿；丹参活血化瘀。二诊后，小便复查尿中蛋白减少。见晨间眼结膜充血，予谷精珠清凉明目；菝葜清利湿热。三诊症情好转，仍以益肾化瘀、清利固摄法调摄，可见祛邪扶正，不可偏废，即使在无证可辨时，仍然抓住病机关键施治，长久治疗，方能使病情稳定。

〔李　靖　整理〕

【肾风案 3】阴虚阳亢（慢性肾炎）

杭某，男，21 岁。1994 年 9 月 6 日初诊。

〔主诉〕慢性肾炎 3 年。

患者"慢性肾炎"一度稳定，长期服用激素药维持，每日泼尼松 50 mg，烘热自汗，满月脸，水牛背，已成库欣综合征。舌苔腻，脉弦劲。尿常规示尿蛋白（＋＋＋＋）。阴虚阳亢，肾气久亏，精微失固。治宜滋阴潜阳、固摄精微。处方：

怀山药 30 g	生地黄 20 g	山茱萸 10 g	六月雪 30 g	接骨木 30 g
金樱子 15 g	覆盆子 15 g	益母草 45 g	芡实 15 g	煅牡蛎 30 g(先煎)
菝葜 20 g	土茯苓 45 g	甘草 6 g	7 剂，每日 1 剂，水煎分 2 次服	

10 月 8 日二诊：复查尿常规：RBC（++++），透明管型（+），颗粒管型（++）。腰痛如折，口渴而苦，纳可，大便正常，小便混浊。舌苔薄白腻，脉细小数。证属浊瘀内阻，精微不固。治宜益肾气，化浊瘀，摄精微。处方：

生黄芪 20 g	怀山药 30 g	萆薢 15 g	土茯苓 30 g	预知子 15 g
六月雪 30 g	金樱子 15 g	薏苡仁 30 g	木槿花 10 g	玉米须 20 g
甘草 6 g	14 剂			
加服知柏地黄丸，每次 10 粒，一日 3 次				

10 月 22 日三诊：尿常规示蛋白（++），白细胞（+）；体温 38.0 ℃，血压 150/90 mmHg。药后腰痛减轻，口干而苦，小溲混浊亦瘥，手足颤抖。舌苔黄厚腻、质紫，脉弦数。续当原法出入。上方去怀山药、预知子，加鱼腥草 30 g，生黄芪减为 15 g，玉米须加至 30 g。14 剂。知柏地黄丸续服。

11 月 5 日四诊：血压 135/92 mmHg，尿常规示蛋白（++），WBC（+），药后诸症瘥减，唯尿蛋白不消，口服泼尼松 40 mg/d，舌苔薄白腻，脉细小弦。前法出入，上方加石韦 20 g，益母草、仙鹤草各 30 g。14 剂。改服金匮肾气丸，每次 8 粒，每日 3 次。

12 月 24 日五诊：12 月 8 日复查尿常规：蛋白（+），泼尼松逐渐减量至每日 20 mg，症情尚可，来人述症，偶有头晕。前法出入。处方：

生黄芪 30 g	怀山药 20 g	炒白术 10 g	地龙 15 g	枸杞子 10 g
菊花 10 g	生地黄 20 g	怀牛膝 10 g	生牡蛎 30 g(先煎)	女贞子 15 g
石韦 20 g	仙鹤草 30 g	甘草 6 g	14 剂	

1995 年 2 月 16 日六诊：尿蛋白（+），偶见面颧升火，腰微酸，苔薄腻，脉细弦。前法出入，上方加川续断 12 g，金樱子、芡实各 15 g，蜂房

10 g。14 剂。

3 月 3 日七诊：泼尼松减量至 10 mg/d，腰痛减轻，面颧升火亦瘥，唯下肢易汗，苔薄白，脉细小弦，症情好转。前法出入，1994 年 12 月 24 日方加金樱子 15 g，蜂房 10 g，薏苡仁 30 g。14 剂。

3 月 18 日八诊：尿常规示尿蛋白（−），WBC、RBC（−），泼尼松减量至 7.5 mg/d，药后症情稳定，脉细小弦，续当原法出入，处方：

生黄芪 30 g	淫羊藿 15 g	炙僵蚕 10 g	蜂房 10 g	仙鹤草 30 g
油松节 20 g	地龙 15 g	怀山药 30 g	丹参 15 g	甘草 6 g
14 剂				

【按】朱老认为，正气虚弱、肺脾肾功能失调是本病的主要原因，肺失通调，脾失转输，肾失开阖，引起膀胱气化无权，三焦水道失畅，水液停聚。在治疗上当以扶正补虚为主。患者使用大剂量激素口服后，表现为烘热自汗及库欣综合征，乃阴虚阳亢之候。初诊朱老采用滋阴潜阳、固摄精微之法。以生地黄、怀山药、山茱萸滋养肝脾肾。辅以金樱子、覆盆子以补肝益肾。本病以湿浊、水毒、瘀血为标，故朱老在滋补肝肾的同时配合清湿热、利水毒、泄浊瘀之品，所以方中选用土茯苓、六月雪、接骨木、益母草、菝葜等药。服用 7 剂药后患者热毒渐清。二诊配合知柏地黄丸口服，汤药改为益肾清利之治则。三诊时患者口干而苦，苔黄厚腻，湿热明显，加入鱼腥草清热解毒利湿。四诊至七诊坚持益气健脾、补肾清利法调治，终收良效。纵观整个治疗过程，朱老认为随着激素的撤减，患者由阴虚逐渐转为阴阳两虚，在滋阴补肾的同时，应逐渐加用益气温肾的中药，如淫羊藿、生黄芪等。若拘泥于"激素撤减呈阳虚证"而过早大量使用温热补阳之品，则不可取，"阴中求阳"应贯穿于整个治疗过程中。

〔李　靖　整理〕

【肾风案 4】肾虚失固（慢性肾炎）

李某，女，22 岁。1984 年 8 月 15 日初诊。

〔主诉〕乏力、腰痛 3 年余。

"慢性肾炎"已近3载，乏力、腰痛、溲少，尿蛋白（＋～＋＋）。舌苔薄腻，脉细弦。证属肾虚已久，精微失固。治宜益肾固摄。处方：

怀山药 20 g	木槿花 12 g	乌梅炭 8 g	生白芍 15 g	生槐花 10 g
石韦 20 g	川续断 12 g	生地黄 15 g	荠菜花炭 20 g	甘草 6 g
8 剂，每日 1 剂，水煎分 2 次服				

8月29日二诊：药后溲量增多，唯腰痛未已，苔薄腻，脉小弦，前法出入，上方去乌梅炭、荠菜花炭，加桑寄生 15 g，菟丝子、杜仲各 10 g，益母草 60 g。6 剂。

9月3日三诊：药后效显，腰痛减轻，溲量增多，基本正常，舌苔薄腻，脉弦细。药既奏效，续当前法。上方继进 6 剂。

【按】慢性肾小球肾炎多属本虚标实之证，尤以脾肾亏虚为主，在蛋白尿的产生过程中，两脏器一损俱损，继而血瘀、水湿等病理产物也相继产生。瘀血一旦形成，血涩水蓄，水瘀互结，可进一步阻碍气机，使升降出入乖戾，以致肺失通调，肝失疏泄，三焦决渎失职，水道为之不利，又可形成水湿，即张仲景所说的"血不利则为水"，唐容川所说的"瘀血化水，亦发水肿"之意。方中怀山药、川续断、生地黄补益脾肾；荠菜花具利水消肿、清肝明目之功，作炭用之，还可收涩止泻，朱老用其伍乌梅炭以固摄精微；木槿花、石韦清利水湿；生槐花清热凉血。初诊服用 8 剂后尿量即增加，唯腰痛明显，加桑寄生、菟丝子、杜仲补益肝肾；大剂益母草活血利水，其合石韦也有消减蛋白尿之作用，10 余剂后症状明显改善。

〔李　靖　整理〕

第五节　肾　衰

【肾衰案 1】肾气不足（肾功能不全）

叶某，女，26 岁。1984 年 8 月 6 日初诊。

〔主诉〕乏力、头晕半年。

宿有"慢性肾炎、肾功能不全"10年，近半年乏力，头晕明显，刻诊：检 Hb 50 g/L（5 g/dL），RBC 1.7×10^{12}/L（170 万/μL），口干明显，体温 37.3 ℃，小便欠爽。苔白微腻，脉细弦。血压 120/80 mmHg，因肾病而引起慢性贫血，症势不轻，颇虑变端，治宜养血益肾，以治其本。处方：

炙黄芪 20 g	潞党参 15 g	淫羊藿 12 g	连皮茯苓 15 g	石韦 20 g
熟地黄 20 g	六月雪 30 g	接骨木 20 g	仙鹤草 20 g	甘草 6 g

6 剂，每日 1 剂，水煎分 2 次服

8月27日二诊：查放射性核素肾图示两肾梗阻伴功能受损，血常规：WBC 4 500/μL（4.5×10^9/L），RBC 1.7×10^{12}/L（170 万/μL），Hb 5 g/dL（50 g/L），肾功能：BUN 7.2 mg/dL（7 248.8 μmol/L），Cr 3.0 mg/dL（265.2 μmol/L）。药后尿次较频，口干亦减，唯神疲乏力，纳呆欠馨，两腿见紫癜，苔薄腻，脉细，恙势已深，不易速效，原法出入。处方：

潞党参 15 g	炙黄芪 20 g	淫羊藿 20 g	楮实子 20 g	接骨木 20 g
六月雪 30 g	石韦 20 g	丹参 15 g	益母草 60 g	生麦芽 15 g

6 剂

9月2日三诊：药后症减，乏力有所改善，苔薄腻，脉细。药既奏效，不宜更张，上方继进 6 剂。

【按】慢性肾衰竭患者大多合并有肾性贫血，以正虚邪实为基本特点。脾为后天之本，气血生化之源，肾为先天之本，主藏精，精血同源，精可化血。肾精不足是肾性贫血的根本，故治疗大法当以补肾培元为主。炙黄芪、潞党参、淫羊藿、熟地黄益气扶元以治其本；接骨木、六月雪、石韦、连皮茯苓利湿泄浊解毒；仙鹤草为止血要药，但此药止中有行，还擅活血，朱老认为其味苦辛而涩，涩则能止，辛则能行，是以止涩中寓宣通之意，常以仙鹤草配黄芪治疗血小板减少性紫癜、过敏性紫癜，其效颇佳，在此使用亦有祛瘀生血之意。二诊佐丹参、益母草活血化瘀利水；生麦芽消食开胃。朱老认为在肾性贫血的治疗过程中，不要拘泥于见肾虚而补肾，见血虚而补血，而是重视整体调理，标本兼顾，以达到脏腑协调、气血和畅、阴阳交通、邪气消散，从而促进气血生化目的。

【肾衰案2】肾虚浊瘀（慢性肾衰竭）

陆某，女，55岁。1984年8月8日初诊。

〔主诉〕胸闷、泛恶、尿少2个月。

长期肾功能损害，近日来自觉胸闷不适，泛泛欲呕，周身瘙痒，溲解不多，小便总量减少，头晕目眩。苔薄，脉细濡。肾气亏虚已久，浊瘀内阻，颇虑浊阴上逆之变。姑予益肾气、化浊瘀、降冲逆。处方：

> 生黄芪30 g　菝葜12 g　　六月雪30 g　　接骨木30 g　石韦30 g
>
> 楮实子20 g　生大黄6 g（后下）生牡蛎30 g（先煎）甘草6 g　　益母草90 g（煎汤代水）　**5剂，每日1剂，水煎分2次服**

8月20日二诊：药后胸闷不适、泛泛欲呕渐释，尿量增多，肤痒亦释，唯皮肤紫癜，苔薄白，脉细濡。续原法出入。上方生大黄改为3 g，加泽兰、泽泻各12 g。10剂。

9月1日三诊：药后尿量增多，唯皮肤紫癜仍存，苔薄，脉细濡。续予前法，上方继进10剂。

【按】慢性肾功能不全多为脾肾衰竭，湿浊内阻，气机升降失调，以致气虚血瘀，清阳不升，浊阴不降，瘀血阻滞经络。朱老认为慢性肾衰竭以肾虚为本，湿热、水毒、浊瘀为标，一般未到肾衰竭终末期时，邪实并不占突出地位，可在扶正的基础上酌加活血、清泄、利水、化湿等品。至尿毒症期，要以祛实治标为主。患者以胸闷不适、泛泛欲呕为主要不适，结合苔脉，以湿浊内蕴为主，以生黄芪益气补虚；用菝葜、接骨木、六月雪、石韦、楮实子、益母草等利湿解毒，泄浊化瘀；生牡蛎重镇降逆；生大黄通腑泄浊以排出体内毒邪，此为朱老常用之药，亦常伍他药同煎灌肠，用于慢性肾衰竭患者。二诊湿浊毒邪渐去，稍减泻下之力，防伤正，加泽兰、泽泻活血利水。三诊尿量增加，仍以原法调治。

【肾衰案3】肾虚瘀毒（慢性肾衰竭）

沈某，女，37岁。1984年5月12日初诊。

〔主诉〕胸闷、气短、恶心5个多月。

患者1年前夜尿增多，约1 500 mL，白天尿量减少，约500 mL，无尿路刺激征，仅劳累后腰痛，未引起重视。5个月前突感胸闷气急，呼吸困难，在如东县人民医院诊治，血压200/140 mmHg，经服用降压药后血压正常。停药1个月后，因恶心呕吐再次诊治，血压250/140 mmHg，尿常规示尿蛋白（++），血尿素氮（BUN）28.125 mmol/L（75 mg％），诊断为慢性肾炎（高血压型）、氮质血症。经住院抗感染、降压、扩血管及对症治疗后，自觉症状好转而出院，建议进一步检查，肾盂静脉造影示：左肾盂、肾盏偏小，肾轮廓偏小，右肾偏小；放射性核素肾图示左肾功能重度受损，右肾功能轻度受损。Cr 4.3 mg/dL（380.12 μmol/L），BUN 96 mg/dL（34.3 mmol/L），尿常规示尿蛋白（++），WBC、RBC少许，颗粒细胞（+），血压130/90 mmHg。刻下：腰酸、两膝酸软，鼻衄，大便2日一行，口干而苦，每日尿2～3次，每次500 mL左右，夜尿800～1 000 mL，小溲灼热。苔薄黄，脉细小弦。证属肾虚而湿热蕴毒，颇虑急变，亟予益肾固本、清化热毒。处方：

①生大黄15 g　生地榆20 g　生槐花15 g　石韦20 g　木槿花12 g
六月雪30 g　白花蛇舌草30 g　甘草6 g　6剂，每日1剂，水煎分2次服
②灌肠方：生槐花20 g　白花蛇舌草30 g　生大黄10 g　六月雪30 g
一日一煎，取150 mL，留温灌肠

6月1日二诊：服上药18剂后，面色转华，神疲、腰酸渐复，鼻衄已止，唯夜寐多梦，口苦渐释。苔薄白、中裂，脉细小弦。药既奏效，率由旧章。上方加川石斛、山茱萸各10 g，首乌藤30 g。20剂。继用灌肠方20剂。

8月31日三诊：今尿常规示蛋白（+），WBC少许，血压140/90 mmHg，服上药后神疲渐复，面色转华，唯腰酸、夜寐多梦，因停药20余日，近

日口苦又作，尿量昼夜均相等，大便正常。苔薄黄腻，脉细小弦。续当益肾固本、清化湿毒。5月12日方加首乌藤30 g，10剂。灌肠方继用10剂。

【按】慢性肾功能不全病机错综复杂，但不外乎正虚、邪实两方面，正虚以脾肾气阴亏虚为本，邪实以湿、浊、瘀、毒为标，在慢性肾病初期，蛋白长期从尿中排出，致使正气日益耗损，脾肾日渐虚弱，肾虚失其开阖，气化功能减弱，以使水湿内停，脾虚失其运化，升清降浊功能障碍，致浊毒内留，日久血络瘀阻，致瘀血、湿浊交结难解，进一步耗气伤阴，病情缠绵难愈。此患者见腰酸、两膝酸软，虽有本虚的表现，但伴见鼻衄，大便2日一行，口干而苦，小溲灼热，苔薄黄，脉细小弦，热毒内盛尤为明显。火亢则治宜清降，故急则治其标。方中朱老以生大黄为君，既可凉血祛瘀，还可清湿热、解毒；臣以生地榆、生槐花以清热凉血；佐以石韦、木槿花、六月雪、白花蛇舌草以清热解毒泄浊。投以6剂后，热象明显已挫，再加用川石斛、山茱萸清热养阴以善后。在治疗慢性肾功能不全时，朱老常用清泄、解毒、化瘀之生槐花、白花蛇舌草、生大黄、六月雪等中药灌肠，起到肠道透析的效果，促进毒性物质从肠道排出的同时，还可降低血钾，减轻肾周围水肿，改善肾血流量，有利于肾功能的改善和恢复。

〔李 靖 整理〕

【肾衰案4】浊阴内阻（慢性肾衰竭）

于某，男，31岁。1984年4月23日初诊。

〔主诉〕水肿、乏力半年余。

1983年11月检查诊断为慢性肾炎，后逐步加剧，目前住南通医学院附属医院治疗，BUN 42 mg/dL（1.5 mmol/L），Cr 4 mg/dL（353.6 mmol/L），尿酸（UA）130 μmol/L，肾功能严重损害，每日尿量约3 000 mL，血压偏高，下肢微浮，乏力倦怠，纳谷不思，大便日行1次。苔薄，脉弦。浊阴内阻，气化失司。治宜化浊阴、调气化。处方：

①炙黄芪30 g　　广地龙10 g　　六月雪30 g　　丹参20 g　　接骨木20 g

　桑寄生30 g　　怀牛膝10 g　　菝葜10 g　　淫羊藿15 g　　甘草6 g

8剂，每日1剂，水煎分2次服

②白花蛇舌草45 g，六月雪30 g，生大黄10 g，生牡蛎30 g(先煎)，一日一煎，
　取150 mL，待温后缓慢灌肠。10剂

③冬虫夏草90 g，研细末，每次服用2 g，一日2次

5月15日二诊：药后精神略振，唯肾功能波动，BUN 47 mg/dL（16.8 mmol/L），Cr 5.3 mg/dL（468.5 μmol/L），纳谷较前有增，苔薄质淡，脉细，症情未入坦途，守前法进治之。上方去桑寄生，加生槐花15 g，泽兰、泽泻各12 g。30剂。灌肠方续用30剂。

8月15日三诊：肾气衰败，浊阴内阻，逆而上干，时虞变端，来人述症，精神转振，眠食亦安，此佳象也。续予益气培补，化瘀清浊，徐图效机。4月23日方去桑寄生，加制附子5 g，当归12 g。10剂。

【按】朱老认为慢性肾衰竭在治疗中必须谨守"脾肾亏虚，浊毒瘀阻"的病机。此患者已至肾衰竭终末期，表现为正气不支，邪毒鸱张，故以炙黄芪、桑寄生、淫羊藿、怀牛膝益气补肾；广地龙、六月雪、丹参、接骨木、菝葜泄浊化瘀；配合中药灌肠，以泄浊化瘀解毒，防止肠道毒素的吸收，促进毒物排泄，抑制蛋白分解及肌酐、尿素氮的合成，保护肾功能。三诊肾气衰败，浊阴内阻仍存，以制附子、当归和黄芪等益气温阳补血扶正，合泄浊化瘀解毒去邪并施，竭力救治，延长生命。

〔李　靖　整理〕

第六节 耳 聋

【耳聋案】肝肾两虚（耳聋）

谢某，女，52岁。2006年4月24日初诊。

〔主诉〕右耳听力下降伴耳鸣10个多月。

患者耳鸣，右耳听力下降10个多月，伴头晕思睡，视物模糊，口干，便秘。察其舌淡红、苔黄，诊脉细弦。此为气阴两虚、清气不升、精气无以上奉、耳窍失养所致。宜益气养阴，滋养肝肾。处方：

生黄芪20 g	太子参15 g	枸杞子12 g	川石斛10 g	磁石20 g（先煎）
决明子15 g	谷精珠12 g	石菖蒲10 g	甘草6 g	14剂，每日1
剂，水煎分2次服				

5月8日二诊：药后头晕、便秘均见改善，右耳听力未变，耳鸣未除，守前法调治。上方加女贞子、桑椹各15 g。14剂。

5月22日三诊：药后症见好转，唯耳鸣，右耳听力未复，苔薄白，脉细弦。系肾虚难复，再拟前法进之。处方：

生黄芪30 g	枸杞子15 g	升麻8 g	女贞子15 g	石菖蒲10 g
太子参15 g	鹿衔草20 g	熟地黄15 g	甘草6 g	14剂

6月5日四诊：自觉头稍晕，右耳听力有所进步，耳鸣，苔薄腻，脉细弦。继以滋养肝肾、益气升清、通窍为主调治。上方加磁石（先煎）20 g。14剂。

6月19日五诊：耳鸣，目糊，大便干燥，腹胀，舌红、苔薄，脉细弦。血压110/70 mmHg。肝肾阴虚之象明显，仍从滋养肝肾论治。处方：

枸杞子10 g	菊花10 g	决明子15 g	密蒙花10 g	生麦芽15 g
磁石20 g（先煎）	全瓜蒌20 g	徐长卿15 g	女贞子15 g	制何首乌20 g
甘草6 g	14剂			

7月3日六诊：药后耳鸣好转，目糊存在，舌红、苔薄，脉细弦，前法继进之。上方加玉竹15 g，谷精珠12 g，14剂。

7月17日七诊：听力较前明显好转，耳鸣亦减，右耳轰鸣声减轻，舌红、苔薄，脉细弦，原法加减继进。处方：

枸杞子15 g	菊花15 g	磁石30 g(先煎)	全瓜蒌20 g	谷精草12 g
王不留行15 g	制何首乌20 g	丹参15 g	生地黄15 g	熟地黄15 g
甘草6 g	14剂			

【按】耳聋为听力减弱的病症，《仁斋直指附遗方论·耳》："肾通乎耳，所主者精，精气调和，肾气充足则耳闻而聪。若劳伤气血，风邪袭虚，使精脱肾惫则耳转而聋。"《医碥·耳》篇中指出："若气虚下陷则亦聋，以清气自下，浊气自上，清不升而浊不降也。"此例听力下降已历10个多月，伴头晕思睡，视物模糊，口干便秘，舌淡红，脉细弦。为气阴两虚，清气不升，兼肝肾阴虚，精气无以上奉濡养耳目。治疗先以生黄芪、太子参益气养阴升清；枸杞子、川石斛、谷精珠明目养肝；决明子清肝明目；磁石镇摄潜阳；石菖蒲通窍利耳。二诊加入女贞子、桑椹益肾滋阴、填精聪耳，后继予益气升清、滋养肝肾法为之调治。考虑病程时长，虚以致瘀，七诊中伍以王不留行、丹参活血化瘀通络，王不留行可治脑鸣，对耳鸣、耳聋亦有效果。此例守法治疗，终获良效。

〔李　靖　整理〕

第六章

气血津液病证

（24 例）

第一节 血 证

【鼻衄案】肝肾阴虚（特发性血小板减少性紫癜）

陈某，女，44 岁。2010 年 7 月 17 日初诊。

〔主诉〕鼻衄、皮肤瘀斑半年余。

患者自觉腰膝酸软，疲倦乏力，已历 2 年。今年 1 月因鼻衄、皮肤瘀斑入住当地医院检查，当时 PLT 20×10^9/L，之后急速下降至 2×10^9/L，血生化、免疫球蛋白、抗核抗体（ANA）及可提取核抗原（ENA）、心电图、胸片、B 超、头颅 CT 等检查均未见异常，骨髓穿刺诊断为"特发性血小板减少性紫癜"。予甲泼尼龙冲击治疗后，PLT 升至 150×10^9/L，出院时服泼尼松 50 mg/d，逐渐减量至 5 mg/d，3 个月前停服，当时 PLT $180 \times 10^9 \sim 200 \times 10^9$/L。今年 7 月 12 日复查血常规：WBC 7.4×10^9/L，PLT 54×10^9/L，RBC 4.04×10^{12}/L，Hb 123 g/L，又续服泼尼松 30 mg/d。刻诊：时有鼻衄，胃纳一般，大便日行 1～2 次，不成形。舌质衬紫、苔薄白，脉细。此紫癜也，肝肾阴虚，血不循经使然。治宜益气养阴，和营止血。处方：

女贞子 20 g	墨旱莲 20 g	生地黄 15 g	熟地黄 15 g	补骨脂 20 g
枸杞子 20 g	仙鹤草 40 g	油松节 30 g	牛角腮 30 g	紫草 15 g
炒当归 10 g	丹参 10 g	虎杖 20 g	20 剂，每日 1 剂，水煎分 2	
次服				

10 月 9 日二诊：上方在当地续服至今。原泼尼松服 30 mg/d，已停服半个月。10 月 8 日在镇江市第一人民医院查血常规：WBC 5.1×10⁹/L，RBC 3.81×10¹²/L，Hb 114 g/L，PLT 160×10⁹/L。药后症减，鼻衄未作，瘀斑已消，但不思饮食，神疲肢软，大便日行 5～6 次，苔薄白、微腻，脉细，续原法出入。上方去紫草、墨旱莲，加炒白术 20 g。30 剂。

11 月 12 日三诊：药后症减，精神转振，纳欲可，大便成形，日行 1 次，复查血小板计数正常。守前法继进 30 剂。

【按】 血小板减少性紫癜，朱老因证采用清营凉血、健脾统血、益肾固摄、温阳益气等法，复杂病情者，则诸法参用。此案患者肝肾阴虚，虚热内扰，而致营血不和，血不循经，溢于脉外而见鼻衄、肌衄，伴有腰膝酸软，乃肝肾不足之象。方以女贞子、墨旱莲、生地黄、熟地黄、枸杞子滋补肝肾，养血固本；又善补阴者，阳中求阴，故加用补骨脂，且补骨脂温阳摄血，为朱老独到之经验。患者使用激素后阴阳失衡，病证颇不典型，既有阴虚阳亢之见症，又有大便不成形、舌苔薄白等阳虚气弱之象，不得不复方多法图治，此等处初学者当细心体悟。仙鹤草，别名"脱力草"，江浙民间用此治脱力劳伤有效，足见其有强壮之功；油松节、鸡血藤、牛角腮三者为朱老之常用经验小品方，对于升高红细胞、白细胞、血小板皆有良效；紫草、虎杖、丹参既凉血止血，又不留瘀。此类病证十分顽缠，朱老的经验可供研索。

〔杨悦娅　整理〕

【咯血案】阴虚肺燥（支气管扩张症）

刘某，女，72 岁。2010 年 4 月 5 日初诊。

〔主诉〕咳嗽、咳痰带血3日。

患者素有支气管扩张病史，近3日咽部不适，咳嗽、咳痰，痰中带血、色鲜红或暗红，夜寐不安，易烦躁。舌质红、苔薄腻，脉细弦。此乃宿疾复发，阴虚肺燥，虚火灼伤肺络，扰乱心神。治宜滋阴清热，肃肺化痰，固络宁咳。处方：

川百合30 g	蒸百部15 g	白及15 g	煅花蕊石20 g(打)	炙紫菀15 g
山茶花15 g	三七末5 g(分冲)	甜杏仁15 g	金荞麦30 g	化橘红10 g
蜂房10 g	甘草6 g	14剂，每日1剂，水煎分2次服		

4月19日二诊：咯血已止，痰少易咯，自觉胸闷气短，夜寐较前转实。舌质红、苔薄腻，脉弦细。上方去煅花蕊石、山茶花、三七末，加北沙参、十大功劳叶各15 g。继服14剂。

5月10日三诊：胸闷气短减轻，口干夜甚，夜尿频多，手足欠温。舌质红、苔薄腻，脉弦细。乃气阴两虚。以前法出入。处方：

金荞麦30 g	北沙参20 g	麦冬12 g	川百合30 g	炙紫菀12 g
生黄芪20 g	蜂房10 g	款冬花15 g	甘草6 g	大枣5枚
14剂，每日1剂，水煎分2次服				

8月23日四诊：服药后诸恙均除，遂停药。近日又见咳嗽痰浓，未见咯血，CT示两肺散在支气管扩张合并感染。舌质衬紫、苔薄黄腻，脉细弦。拟从痰瘀阻肺，肃降失司论治。处方：

金荞麦40 g	鱼腥草30 g	杏仁15 g	生薏苡仁15 g	炙紫菀10 g
化橘红8 g	北沙参15 g	桃仁10 g	太子参15 g	蜂房10 g
甘草6 g	14剂,每日1剂，水煎分2次服			

9月6日五诊：咳嗽减轻，上方加制南星15 g，竹沥半夏10 g，续服14剂。嘱坚持服药，症情稳定后改为每3日服1剂，连服2个月以巩固疗效。

【按】《血证论·咳血》云："肺为娇脏，无论外因内伤，但一伤其津液，则阴虚火动，肺中被刑，金失清肃下降之令，其气上逆，嗽痰咯血。"本案患者久病"支扩"，反复咳嗽、咯血，日久阴虚肺燥，肺失清肃致咽喉不适，咳嗽咳痰，虚火灼伤肺络，则痰中带血；阴虚火旺，心神被扰，致失眠烦躁。初诊朱老予大剂川百合滋阴润肺，清心安神；白及、煅花蕊石、山茶花、三七末、金荞麦清肺凉血，止血散瘀；化橘红、蒸百部、炙紫菀、甜杏仁化痰下气，润肺止咳；蜂房补肺肾、止咳化痰；甘草润肺止咳、泻火解毒、调和诸药。诸药合用，滋阴清热，肃肺化痰，止咳宁络，止血不留瘀，散瘀不动血。二诊咯血已止，咳痰量少，自觉胸闷气短，夜寐较前转实，守方去止血之品，加北沙参、十大功劳叶以加强滋阴润肺之力。三诊诸恙续减，唯口干夜甚，夜尿频多，手足欠温，辨为气阴两虚，遂以益气养阴为主，固本善后，诸恙悉除。

患者自行停药 3 个月有余，病情反复，咳嗽痰浓，观其舌质衬紫、苔薄黄腻，脉细弦，辨证属痰瘀阻肺、肃降失司，遂予清热化痰、活血祛瘀、润肺止咳为治，病情得以控制。前后五诊，法随症变，药随法易，用药丝丝入扣，故收桴鼓之效。

此类患者需长期坚持服药，以巩固疗效，否则易反复。朱老告诫患者：不可症缓即过早停药，并应注意起居冷暖，以免外邪引动宿疾。朱老曾治疗南通日报社陈某的支气管扩张大咯血，取得良好效果。

〔杨悦娅 整理〕

【便血案 1】阴虚络损（十二指肠球部溃疡、浅表性胃炎）

祁某，女，68 岁。2011 年 12 月 16 日初诊。

〔主诉〕黑便 3 日。

患者 3 日前发现黑便，连续 2 日，每日 1 次，量少，大便成形。胃镜示十二指肠球部溃疡，浅表性胃炎。近 1 个月来食量减少，食后腹胀，神疲乏力，心悸气短，口干。舌嫩红、苔薄，脉细。乳腺癌术后 17 年。脉症相参，证属气阴不足、胃络受损。治拟补益气阴、护膜宁疡。处方：

生黄芪 30 g	生晒参 6 g	太子参 10 g	川石斛 15 g	玉蝴蝶 10 g
凤凰衣 10 g	炙海螵蛸 30 g	白及 15 g	预知子 15 g	生鸡内金 20 g
炒白术 30 g	茯苓 20 g	炒谷芽 15 g	炒麦芽 15 g	14 剂，每日 1 剂，水煎分 2 次服

2012年1月9日二诊：药后自觉舒服，尚时有心悸，咽部有黄白痰，食后腹胀，大便基本正常。苔薄，脉细。治守原意。上方加南沙参、炙僵蚕、浙贝母各10 g，莪术8 g，猕猴桃根20 g。14剂。

4月16日三诊：时隔3个月有余，患者再次来诊。上方服后，患者自觉诸症已瘥，遂停药。此次因"胃脘不适1个多月"来诊，食后腹胀，少有嗳气泛酸，二便调，未见黑便。舌质红、苔薄黄，脉细。肝气犯胃，胃失和降。治宜疏肝和胃、健脾助运。上方去炒白术，炒谷芽、炒麦芽改生谷芽、生麦芽各15 g，加鸡血藤30 g，莪术8 g，生山楂15 g，六神曲15 g，生甘草6 g。7剂。

4月23日四诊：尚有胃脘不适，偶有吞酸，二便调，自觉乏力、口干，舌偏红、苔少，脉细。仍予补益气阴、疏肝和胃。处方：

生黄芪20 g	生晒参6 g	太子参10 g	麦冬15 g	川石斛20 g
炙僵蚕15 g	莪术12 g	炙壁虎10 g	生鸡内金15 g	玉蝴蝶10 g
凤凰衣10 g	茯苓20 g	煅瓦楞子30 g	猕猴桃根30 g	生谷芽15 g
生麦芽15 g	预知子15 g	生甘草6 g	7剂	

4月30日五诊：药后胃脘觉舒，唯大便欠实，舌偏红、苔薄，脉细。仍予补益气阴、疏肝和胃。仍用四诊方，生鸡内金改20 g，生谷芽、生麦芽改为炒谷芽、炒麦芽各20 g。7剂。

【按】 患者为老年女性，发现黑便连续2日，近1个月食量减少，食后脘胀，神疲乏力，心悸气短，口干。舌嫩红、苔薄，脉细。此气阴不足、胃络受损所致。结合患者病史，故立"补益气阴、护膜医疡"法，以生黄芪、生晒参、太子参、炒白术、茯苓补益气阴，健脾养血；玉蝴蝶、凤凰衣、炙海螵蛸、白及护膜医疡；鸡内金、炒麦芽、炒谷芽消食助脾运。《本草经疏》谓白及"入血分以泄热，散结逐腐"。朱老认为本品苦降泄热、甘缓和中，虽为胶黏之质，但涩中有散，具有吸附收敛、止血生肌、清热护膜散瘀作用，辨证加入白及可广泛用于胃和十二指肠溃疡、糜烂性胃炎、溃疡性结肠炎等。

初诊后，患者自觉舒服，尚时有心悸，咽部有黄白痰，食后腹胀，苔薄，脉细。原方加南沙参、炙僵蚕、浙贝母、莪术、猕猴桃根以养阴、散结、清热，收效良好。患者自行停药，此后又因"胃脘不适1个多月"来诊，症见肝气不舒、伤脾碍胃，以"疏肝和胃、健脾助运"为法，以前方加减治疗。药后症均减，但觉口干、乏力，气阴不足可见，遂予补益气阴、疏肝和胃治之。

此案为癌症术后17年的患者，朱老认为，癌症术后患者正气多虚，当扶正为要，正气足则自可抗邪，主张"慎用攻伐，扶正消癥"，在朱老研创的"扶正散""扶正消癥方"等系列验方中俱有体现，可供参酌。

〔杨悦娅　整理〕

【便血案2】气不摄血（溃疡性直肠炎）

官某，女，20岁。1998年11月7日初诊。

〔主诉〕便血2个月，加重1个月。

患者1997年因便血而行肠镜检查：直肠小溃疡（未见报告，患者自诉），经住院治疗后血止。2个月前再次出现便血，2～3日即有随大便出血1次。近1个月来几乎每日均有便血，色鲜红、呈血丝状、色暗间见。刻诊：神疲乏力，舌体胖、苔薄，脉细弦。此为气虚不能摄血，脾虚不能统血，先予固涩止血为主。处方：

仙鹤草30 g	木槿花10 g	地榆炭10 g	诃子肉10 g	花蕊石20 g
枸杞子10 g	甘草6 g	徐长卿15 g	血余炭10 g	7剂，每日
1剂，水煎分2次服				

11月14日二诊：大便质软，便血好转，仅初便见血，1次/日，脐周湿疹，面色少华，苔薄白，脉细。原方加益气健脾之品，标本兼顾。上方加白术10 g，怀山药30 g，党参12 g。10剂。

11月28日三诊：便血逐步减少，唯面色仍㿠白，苔薄，脉细小弦，效不更方，原法续进之。处方：

仙鹤草 30 g	补骨脂 10 g	怀山药 30 g	党参 15 g	诃子肉 10 g
地榆炭 10 g	熟地黄 15 g	炙黄芪 20 g	花蕊石 20 g	血余炭 10 g
甘草 6 g	14 剂，每日 1 剂，水煎分 2 次服			

12 月 12 日四诊：症情稳定，大便成形但仍夹有血丝、黏液。苔薄白，脉细小弦，续当原法出入。上方加木槿花、桔梗、徐长卿各 10 g。14 剂。

12 月 26 日五诊：药后大便偶见黏液、血丝，苔薄白，脉细小弦，续守原法。原方 14 剂。

1999 年 1 月 9 日六诊：便后偶见黏液夹少量血丝，苔薄，脉细，善后巩固之。上方再服 14 剂，并同时服云南白药，每次 2 片，每日 3 次。

1 月 23 日七诊：加服云南白药后便血止，黏液极少，唯纳食欠佳，家人代诊，述症索方。调整处方：

仙鹤草 30 g	炒白术 15 g	木槿花 10 g	炙黄芪 20 g	乌梅炭 8 g
补骨脂 10 g	太子参 15 g	广木香 6 g	炒麦芽 15 g	甘草 4 g
14 剂，每日 1 剂，水煎分 2 次服				

2 月 6 日八诊：症情稳定，无便血，苔薄白，脉细小弦，续当原法巩固之。服至 3 月 20 日随访，病情未再反复。

【按】便血，有肠风、脏毒之辨，见症有属寒、属热之异。患者病起肠腑有热，气血壅滞，营血不和，损于肠腑之络，则下血鲜红。迁延时日，正气渐伤，脾失统摄，故又见大便下血，渐下渐频，伴有神疲乏力。初诊以固涩止血、塞流治标为要，二诊注重益气摄血，统血归经，还配合止血医疡之品，把整体与局部结合起来，获取效机。

〔杨悦娅 整理〕

【尿血案】脾肾不足（血尿）

邹某，女，7 岁。2009 年 8 月 31 日初诊。

〔主诉〕小便隐血，反复 2 年余。

平素易感冒，小便隐血 2 年多。感冒及劳累后加重，咽干，大便次数增多、成形。舌苔薄，脉细。证属脾肾不足，络伤血溢。拟健脾益肾，清营摄血。处方：

枸杞子 15 g	小蓟 10 g	蒲黄炭 8 g	侧柏炭 8 g	墨旱莲 8 g
瞿麦 6 g	僵蚕 6 g	白茅根 20 g	芡实 10 g	鹿衔草 10 g
槐花炭 6 g	血余炭 6 g	甘草 4 g	20 剂，每日 1 剂，水煎分 2 次服	

10 月 19 日二诊。尿常规：隐血（±）。药后睡眠改善，唇干，怯冷。舌苔薄、质偏红，脉细。前方参入温摄之品。处方：

穿山龙 15 g	生黄芪 15 g	淫羊藿 8 g	熟地黄 12 g	补骨脂 8 g
菟丝子 8 g	仙鹤草 15 g	蒲黄炭 6 g	血余炭 6 g	炮姜 3 g
枸杞子 8 g	甘草 3 g	20 剂，每日 1 剂，水煎分 2 次服		

11 月 15 日三诊：症情平稳，舌红、苔薄，脉细，前方继进 20 剂，巩固疗效。

【按】 此案小便隐血已 2 年余，每遇外感、劳累诱发。此宿疾虚证、脾肾不足。治宜标本兼顾，健脾益肾，收涩止血。初诊用枸杞子、鹿衔草、墨旱莲、芡实固脾肾以摄血；瞿麦、小蓟、白茅根清热利水；槐花炭、血余炭、蒲黄炭、侧柏炭、僵蚕止血又不留瘀。药后症情改善，二诊、三诊以固肾摄血治本为主。患者年仅 7 岁，肾气初萌，后天失于调养，脾虚气弱，大便不实，且易外感，故虽前期获效，续当重视调理先后天之本，以期远效。

〔杨悦娅　整理〕

【紫斑案 1】气血两虚（血小板减少性紫癜）

周某，女，27 岁。2009 年 1 月 5 日初诊。

〔主诉〕月经量多伴皮肤瘀斑半年。

血小板减少性紫癜确诊半年。患者一直服激素治疗，现已停服，血常规示 Hb 133 g/L，RBC 4.88×10^{12}/L，WBC 6.17×10^9/L，PLT 12×10^9/L。骨髓穿刺示血小板不易见，巨核细胞总数不高，伴成熟滞缓。月经量多、有块，皮肤布瘀斑，嗫浅。舌质淡红、苔薄，脉细。此为中医紫斑之属。目下气血两虚，治以补益气血为主。处方：

熟地黄 20 g	潞党参 20 g	仙鹤草 30 g	枸杞子 20 g	油松节 30 g
牛角腮 30 g	鸡血藤 30 g	补骨脂 20 g	炙黄芪 20 g	甘草 6 g
14 剂，每日 1 剂，水煎分 2 次服				

1 月 19 日二诊：自觉症状明显改善，精神渐振，寐好转，苔薄，脉细弦。效不更方，上方加全当归 10 g，女贞子 20 g。14 剂。

2 月 2 日三诊：血常规示 Hb 123 g/L，RBC 4.28×10^{12}/L，WBC 6.9×10^9/L，PLT 25×10^9/L。血小板较前有升高，腿部皮肤仍见散在瘀斑。行经量多、有块、色红，苔薄腻，脉细。继前法治之。处方：

仙鹤草 40 g	炙黄芪 30 g	潞党参 20 g	熟地黄 20 g	山茱萸 20 g
鸡血藤 30 g	油松节 30 g	牛角腮 30 g	制黄精 15 g	枸杞子 20 g
甘草 6 g	14 剂，每日 1 剂，水煎分 2 次服			

3 月 9 日四诊：PLT 25×10^9/L 左右，无明显自觉症状，皮肤瘀斑已隐退。仅在经期皮肤有些许瘀斑。精神颇振，苔薄，脉细。处方：

穿山龙 50 g	生地黄 20 g	熟地黄 20 g	枸杞子 15 g	墨旱莲 20 g
女贞子 20 g	牛角腮 30 g	油松节 30 g	鸡血藤 30 g	虎杖 20 g
补骨脂 20 g	甘草 6 g	14 剂，每日 1 剂，水煎分 2 次服		

3 月 23 日五诊：此次经期未见皮肤瘀斑，PLT 30×10^9/L，无任何不适，苔薄，脉平，前法进之。上方加阿胶 12 g（烊冲）。14 剂。

随访疗效稳固。

【按】此案紫癜为气虚不能固摄统血之证，故以潞党参、炙黄芪益气摄血、生血；熟地黄、枸杞子益肾养阴补血。凡贫血患者，红细胞减少，或仅血小板减少者，朱老每以油松节、鸡血藤、牛角腮、仙鹤草各 30 g，补骨脂 20 g 加入辨治方中。朱老认为，牛角腮兼养血与益气之效，能于养血中益气，善从补气中生血。配伍强壮止血的仙鹤草，不仅能提升血小板计数，还能增强机体的凝血机制。两者相须为用，一则止血之效大增，二则强壮之功加倍。配伍固卫生血的油松节，一补血中之气，二祛血中之风，对于血虚兼风湿侵犯者甚为合拍。配伍鸡血藤可增强活血通络之功，亦有瘀去新生之意。患者三诊过后血小板有所上升，但经行量多、有块、色红，皮肤有瘀斑，故于四诊加用苦寒解毒、活血祛瘀之虎杖，一则可制温热之性，二则虎杖所含蒽醌可明显升高血小板数目。对于热毒存留而致血小板减少者尤为适宜。经 3 个月治疗，患者症情向好，随访疗效稳固。

〔杨悦娅　整理〕

【紫斑案 2】热蕴营分（紫癜性肾炎）

周某，男，15 岁。2011 年 7 月 18 日初诊。

〔主诉〕紫癜 8 个多月。

患"过敏性紫癜"8 个多月，并出现"紫癜性肾炎"，服用泼尼松 15 mg/d。臀部及下肢出血性红疹，少许有脓头，为服激素后出现，与之攸关。精神可，纳谷香，二便调。舌质红、苔薄，脉细。风热蕴于营分，气血失和，血溢肌肤而致。治以清热凉血解毒。处方：

生地黄 15 g	赤芍 10 g	女贞子 10 g	紫草 12 g	鬼箭羽 12 g
金银花 10 g	土茯苓 15 g	白花蛇舌草 15 g	蚕沙 10 g（包）	蝉蜕 10 g
徐长卿 10 g	穿山龙 15 g	枸杞子 8 g	甘草 4 g	14 剂，每日
1 剂，水煎分 2 次服				

8 月 29 日二诊：药后症状明显缓解，皮下出血点减少，在南京军区南京总医院检查，指标均有改善，泼尼松已减至 5 mg/d。精神可，二便调，苔薄，脉细弦。前法治之。上方加积雪草 12 g，小蓟 8 g。20 剂。

9 月 18 日三诊：药后症减，下肢出血点基本消失。舌质红、苔薄，脉细。前法奏效，上方继进 20 剂。

9 月 30 日，患者家长来电告曰，下肢瘾疹未再作，复查尿常规正常。

【按】过敏性紫癜累及肾脏，引起肾脏损害者称紫癜性肾炎，临床表现除皮肤紫癜、关节疼痛、腹痛、便血等以外，主要为尿检血尿和蛋白尿，是过敏性紫癜较严重的并发症。朱老认为，紫癜常由"伏毒"致，指内外多种致病邪毒潜藏，具有伏而不觉、发时始显的病理特性，发病多由外感新邪、饮食劳倦、情志刺激、胎产伤正等诱发，常表现毒性猛烈、病情危重、迁延反复的临床特点。新邪与伏毒相合，侵犯人体，正邪交争，外郁肌腠，内闭营血，热毒壅盛，则迫血妄行，泛溢肌肤为紫癜，损及肠胃，则腹痛、便血，内伤肾络，肾失封藏，则见血尿及蛋白尿，乃属血热发斑，当予凉血解毒法治之。

朱老强调，正虚是伏毒的基础。"伏毒"贯穿紫癜性肾炎发生发展的整个过程，其病性具有"隐伏、缠绵、暴戾、杂合"的特点，致病机制颇为复杂，往往屡治屡发，故过敏性紫癜性肾炎患者久治难愈，每易复发，定当谨守病机，解毒祛邪与扶正并举，方可效如桴鼓。

〔朱金凤　整理〕

【紫斑案3】心脾两虚（血小板减少性紫癜）

吕某，女，33岁。2010年9月27日初诊。

〔主诉〕乏力伴皮肤瘀斑半年余。

产后1年余，近半年乏力，腰膝疼痛，皮肤瘀斑，1个月前月经来行量多，纳谷一般，夜寐欠安。舌苔薄、质淡，脉细。血常规：WBC 5.7×10^9/L，RBC 2.8×10^{12}/L，Hb 98 g/L，PLT 39×10^9/L。拟从气血不足、心脾两虚治之。处方：

潞党参 20 g	熟地黄 20 g	全当归 10 g	鸡血藤 30 g	油松节 30 g
牛角腮 30 g	枸杞子 20 g	炙黄芪 30 g	阿胶 10 g(烊冲)	煅海螵蛸 15 g
玉蝴蝶 8 g	炙甘草 6 g	大枣 7 枚	14 剂，每日 1 剂，水煎分 2 次服	

10月25日二诊：血常规示 WBC 3.2×10^9/L，Hb 101 g/L，PLT 43×10^9/L，RBC 2.97×10^{12}/L。药后乏力症状较前减轻，皮肤瘀斑有减，皮肤干裂。夜寐不良，带下夹有血丝。舌苔薄，脉细。前法治之。上方加茜草炭 10 g，鸡冠花 15 g，炒酸枣仁 30 g。14 剂。

11月22日三诊：血常规示 WBC 4.2×10^9/L，RBC 3.46×10^{12}/L，Hb 107 g/L，PLT 54×10^9/L。药后血常规指标改善，症状减轻，唯目前

经期乏力，腰际疼痛，舌苔薄，脉细。前法治之。上方潞党参、熟地黄改为各30 g，加仙鹤草40 g，川续断15 g，20剂。复方阿胶浆2盒，一次1支，每日2次。

经2个月治疗，患者症情平稳，月经量尚正常，皮肤瘀斑少见。

【按】 此案血小板减少性紫癜，乃产后失养、调理不当、气血亏虚所致。朱老从心脾论治，以潞党参、炙黄芪补脾益气为主，使气旺而血生，气足可摄血；全当归、熟地黄、阿胶养血补血，以润燥；煅海螵蛸、牛角腮摄血止血；后增仙鹤草、茜草炭、鸡冠花以增止血、洁带之功；加之全当归养血活血，使之止血不留瘀；鸡血藤、油松节、肿节风、玉蝴蝶合用既可祛风、通络、止痛，又能调控机体免疫功能；补骨脂配伍川续断补肾强骨；炒酸枣仁与全当归、熟地黄相配，补血养心安神，诸药合用，症状减轻，全血指标均逐步上升。

朱老对本案思辨证治特点值得同道及后学关注。一是心脾同治，气血并补，意即气为血之帅，气旺血生，气足血固，出血紫癜可消弭。二是在补益心脾的同时，兼顾先天之本，补肾强骨，以固本元。三是标本同治，补气健脾摄血与涩血止血并举，止血与活血兼顾，使之止血消斑而不留瘀。四是结合现代病理药理，配伍祛风止痛、调免疫的药物，抑制免疫变态反应，是一种尝试。

〔杨悦娅　整理〕

第二节　汗　证

【盗汗案1】阳虚卫弱（自主神经功能紊乱）

张某，女，51岁。1992年4月12日初诊。

〔主诉〕夜寐盗汗5年余。

患者夜寐盗汗，醒则汗止，扪之冰手，已5年有余。经西医内科检查，未见有器质性病变，诊断为自主神经功能紊乱。选经当归六黄汤、牡蛎散等治之未效。患者面色㿠白，神疲形瘦，腰酸怯冷。舌质淡、苔白，脉虚弦、右尺难及。良由肾阳式微，卫气不固，更以寐时阳必趋里，阴液乘虚而泄。法当温补肾阳，固表敛汗。处方：

> 淫羊藿 9 g　仙茅 5 g　　黄芪 15 g　　煅龙骨 15 g(先煎)　煅牡蛎 15 g(先煎)
> 五味子 10 g　炒白芍 9 g　瘪桃干 6 枚　5 剂，每日 1 剂，水煎分 2 次服

4 月 18 日二诊：上方服 5 剂后，盗汗转为间作，汗量亦减。前法既效，无须更张。疏以原方，又服 12 剂，盗汗即止，诸恙告除。

【按】中医古籍对盗汗论述颇多，以朱丹溪谓"自汗属气虚、血虚、湿、阳虚、痰"及"盗汗属血虚、阴虚"，影响最为广泛。故医者多以阳虚自汗、阴虚盗汗为思维定式。朱老则谓："汗证固有阳虚、阴虚之别，但不可拘泥于自汗必阳虚，盗汗必阴虚。须详察证候，辨别阴阳。盗汗者，可为阴虚阳亢、蒸泄阴液所致；亦可为阳虚表气不固、阴液乘虚而泄所致，还有血虚、血瘀、津亏、痰浊等因素。临证时必须掌握病情全貌，给予辨治，方合治病求本之旨。"朱老此论独到精辟，对后学启发颇深。朱老在继承前人理论与经验的基础上，结合长期实践，又有所发展。朱老诊病，尤善脉诊，对寸、关、尺三部辨识和脏腑偏盛偏衰，甚为重视。对一些慢性病症情复杂，阴阳、虚实难以辨析者，往往以脉诊为辨证的重要依据。此案患者脉虚弦、右尺难及，显系肾阳不足之征。故用淫羊藿、仙茅补肾壮阳；配合黄芪、煅龙骨、煅牡蛎、炒白芍、瘪桃干等固表敛阴之品，共奏温肾助阳、固表敛汗之功。本方药简力专，切中病机，5 年盗汗顽疾，一朝竟获痊愈。

〔李亚平　整理〕

【盗汗案 2】肾虚卫弱（自主神经功能紊乱）

姚某，女，56 岁。2009 年 3 月 23 日初诊。

〔主诉〕盗汗 5 年。

近 5 年来寐则盗汗如洗，伴面白神疲、形瘦、腰酸怯冷，常有畏寒肢冷，胸闷气短，心悸，小便清长。舌淡、苔白，脉虚无力、右尺难及。前

医曾投滋阴敛汗剂罔效。证属肾阳式微，卫气不固。予温补肾阳，固表敛汗治之。处方：

生黄芪 30 g	炒白芍 15 g	淫羊藿 15 g	仙茅 10 g	制附子 10 g
肉桂 10 g	煅龙骨 30 g(先煎)	煅牡蛎 30 g(先煎)	五味子 6 g	瘪桃干 30 g
甘草 6 g	7 剂，每日 1 剂，水煎分 2 次服			

3 月 30 日二诊：上方服用 5 剂后盗汗即见明显改善，汗出量减少，怯冷等症亦明显减轻。继服上方 10 剂，诸症皆瘥。

【按】朱老对于盗汗属于阳虚而致者，每以温补肾阳法治之，屡获佳效。方中重用生黄芪，益气补虚，固表止汗；制附子、肉桂合"二仙"温运肾阳，以振奋诸脏阳气；助以煅龙骨、煅牡蛎潜镇；佐以炒白芍、五味子、瘪桃干等酸收敛降之品，共奏阴阳交济之功。

〔李亚平　整理〕

【盗汗案 3】阴虚挟湿（自主神经功能紊乱）

黄某，男，35 岁。2011 年 2 月 21 日初诊。

〔主诉〕盗汗 2 年余。

近 2 年来夜间盗汗明显，自诉从事营销工作，经常饮酒。伴乏力、口苦唇燥。近期曾系统体检未见异常。舌质红、苔黄腻，脉滑。良由酒湿蒸郁，营阴耗损，证属阴虚挟湿。治予养阴清热，除湿止汗。处方：

全当归 10 g	干地黄 10 g	黄连 5 g	黄芩 10 g	黄柏 10 g
生黄芪 15 g	苍术 10 g	白术 10 g	山茱萸 20 g	麦冬 10 g
糯稻根 10 g	甘草 6 g	7 剂，每日 1 剂，水煎分 2 次服		

2 月 28 日二诊：盗汗未止，但乏力稍减，黄腻苔已退、边见齿痕。上方加太子参 10 g，怀山药 30 g。7 剂。

3 月 8 日三诊：服上方 3 剂后盗汗即止，此后未再出盗汗。再续前法出入，以资巩固。上方去苍术、黄柏。5 剂。

【按】盗汗一症，临床常见，寐则汗出，醒则汗止，多由阴虚而致。阴虚则阳亢，阳热亢盛、蒸逼阴津而为汗。常伴有口咽干燥，甚则五心烦热、失眠等。此患者初诊辨证为阴虚挟湿，选用当归六黄汤养阴清热，固表止汗。全当归、干地黄养血增液，育阴清热，为主药；辅以黄连、黄芩、黄柏清热泻火除湿；佐以生黄芪益气固表，俾气血充则腠理密而汗不易泄，火不内扰则阴液内守而汗可止；加苍术、白术燥湿健脾；麦冬养阴；糯稻根养阴止汗；重用山茱萸乃朱老治疗盗汗的特色。朱老认为，山茱萸性温，味酸涩，是一味收敛固涩的良药，用于汗证颇适，用量宜大，可至 20～30 g。复诊时盗汗虽未止，但黄腻苔已退，乏力、舌边有齿痕多属脾气虚的表现，故加用太子参、怀山药以健脾益气。

〔李亚平　整理〕

【自汗案】卫外不固（自主神经功能紊乱）

白某，女，70 岁。2010 年 1 月 4 日初诊。

〔主诉〕自汗 20 余日。

近 20 余日来，动辄汗出，头身均有，腰以下无汗，出汗较多，每日需换内衣 3 次。面部烘热，夜寐不佳，有高血压、糖尿病史。舌苔薄、微腻，脉细弦。证属虚阳上越，卫外不固。治宜敛浮阳，固卫表。处方：

生地黄 20 g	生白芍 20 g	五味子 8 g	乌梅 10 g	煅龙骨 30 g(先煎)
煅牡蛎 30 g(先煎)	稽豆衣 30 g	浮小麦 30 g	糯稻根 30 g	地龙 15 g
炒酸枣仁 30 g	鬼箭羽 20 g	7 剂，每日 1 剂，水煎分 2 次服		

1 月 11 日二诊：药后自汗有所改善，动则汗多，二便尚调，面部烘热减轻，近日咳嗽，流涕。舌苔薄腻，脉小弦。原法继进之。上方加苍耳子 12 g，金荞麦 30 g，金沸草 30 g，14 剂，汗止趋愈。

【按】本例自汗症的特点是头身出汗，动辄汗出，腰以下无汗，兼见面部烘热、夜寐不安等症，参以舌脉，为虚阳浮越所致，法当敛浮阳以固卫表。药用生地黄、生白芍、五味子、乌梅滋阴生津，敛阴和营；煅龙骨、煅牡蛎重镇潜纳，收敛固涩；稽豆衣、浮小麦、糯稻根收敛止汗；地龙咸寒泄降；鬼箭羽苦寒，苦能坚阴，性寒入血，功擅清解阴分之虚热；炒酸枣仁养肝宁心、除烦安神，更能敛汗。诸药配合，共奏敛阴潜阳，益

181

卫固表之效。

〔李亚平 整理〕

【无汗案】阳气郁闭（自主神经功能紊乱）

李某，女，18岁。2009年6月12日初诊。

〔主诉〕无汗3年余。

患者无汗缘起经期饮冷而渐致，即使盛夏全身蒸热，汗无点滴，胸闷烦躁，化验及X线检查均未见异常，诊断为自主神经功能紊乱，服谷维素及维生素类药物无效，遂来就诊。现值夏季，而患者面部红赤，身热灼手，烦热胸闷无汗，纳谷不馨，二便尚调，夜眠一般。舌质略红、苔薄白，脉弦细涩。审证求因，乃因经期饮冷，困遏阳气，气机郁滞，不能化生汗液，所以汗闭。治当解郁化气，越鞠丸加减。处方：

川芎 10 g	苍术 10 g	制香附 10 g	栀子 10 g	柴胡 10 g
桂枝 10 g	炒白芍 10 g	葛根 10 g	丹参 20 g	地龙 10 g
蝉蜕 5 g	薄荷 10 g(后下)	鸡内金 15 g	7剂，每日1剂，水煎分	
2次服				

服药7日后复诊，周身涔涔汗出，全身顿觉舒适。药已见效，守方再进5剂，遍身汗出如常，病告痊愈。随访半年未复发。

【按】患者经期饮冷，困遏脾阳，气机郁滞，气血痰湿食郁而不化，郁久化热，热郁玄府，津不外泄，则身热无汗，胸闷烦躁。治当解郁化气为急务。方以越鞠丸为主，治六般郁以治本。药用川芎活血行气，以开郁结；苍术总解诸郁，强胃健脾；制香附解气郁；栀子解火郁；鸡内金化食滞。上列诸药同用，升降有序，三焦畅达，故郁解而平。配以桂枝、炒白芍调和营卫；葛根、薄荷、柴胡、蝉蜕解肌达表，通行血脉，开达毛窍，奏化气发汗之功。

〔李亚平 整理〕

第三节 消 渴

【消渴案 1】脾肾两虚，湿热挟瘀（糖尿病肾病）

刘某，男，65 岁。2011 年 4 月 4 日初诊。

〔主诉〕反复口干、多饮 10 年余，加重伴泡沫尿 1 年余。

患者 10 年前自觉口干、多饮，当时查空腹血糖偏高，考虑糖尿病，先后服用格华止（盐酸二甲双胍）、拜糖平（阿卡波糖）、诺和龙（瑞格列奈）等治疗，血糖控制不稳定。近 1 年来时感口干、乏力，腹胀，双下肢不温，肌肤瘙痒，视物模糊，小便有沫。舌质红、苔黄腻，脉细滑。查空腹血糖 11.5 mmol/L，餐后 2 h 血糖 14.0 mmol/L。尿常规检查：尿蛋白（+），尿糖（+），酮体（±）。糖尿病已经影响到肾功能。此为中医"消渴"也，证属脾肾两虚兼挟瘀热。治拟健脾益肾、清热化瘀。处方：

生黄芪 30 g	党参 15 g	白术 10 g	生薏苡仁 15 g	金樱子 30 g
芡实 30 g	地龙 10 g	僵蚕 10 g	赤小豆 30 g	葛根 20 g
黄连 10 g	黄芩 10 g	徐长卿 12 g	鬼箭羽 20 g	地骨皮 30 g
大腹皮 15 g	14 剂，每日 1 剂，水煎分 2 次服			

同时调整降糖西药，结合饮食、运动疗法治疗。

4 月 18 日二诊：药后患者症状减轻，空腹血糖 8.2 mmol/L，尿常规检查正常，效不更方，守方继进。

5 月 2 日三诊：症状已明显好转，口干不显，肌肤瘙痒已释，空腹血糖降至 7.3 mmol/L，舌质红、苔薄白，脉细。前法继进之。上方去金樱子、芡实、僵蚕，加丹参 20 g，积雪草 30 g，14 剂，身渐趋愈。

【按】本案属于糖尿病肾病早期，以持续性微量蛋白尿为特征。蛋白尿多系"精气下泄"，可归属于"虚劳"范畴。朱老认为脾为生化之源，肾为封藏之本，精微物质化源于脾而封藏于肾，脾肾两虚，中气下陷，肾失固摄，则精微物质下泄而见蛋白尿，故用党参、白术、生黄芪健脾益气；金樱子、芡实补肾涩精。脾主运化水湿，肾主气化水液，脾肾亏虚，水液代谢失司，故生痰生湿，日久化热，出现腹胀、肌肤瘙痒、舌质红、苔黄腻、脉滑等一派湿热之象，故用生黄芩、黄连清热燥湿；生薏苡仁、赤小豆淡渗利湿；大腹皮行气除胀；湿热久羁伤阴，而见口干，加用地骨皮养阴清热；病久入络，更伍入地龙、僵蚕搜剔络中瘀毒。经过月余治疗，病情向好，诸症大减。此为朱老以"健脾固肾除湿，兼以活血祛瘀"为法论治糖尿病之效验。

〔杨悦娅 整理〕

【消渴案2】胃热津伤（2型糖尿病）

彭某，男，47岁。1995年12月30日初诊。

〔主诉〕口渴、多尿半个月。

有糖尿病史10余年，自服消渴丸、降糖灵（苯乙双胍），多次住院治疗，空腹血糖维持在8～9 mmol/L。半个月前查空腹血糖升至15 mmol/L。刻诊：时有早搏，口渴，多尿，便干难解，夜寐多梦。舌质衬紫、苔薄淡黄。证属胃热津伤，治宜清胃养阴。处方：

生石膏20 g(先煎)	知母10 g	川石斛10 g	枸杞子10 g	全瓜蒌30 g
决明子15 g	制首乌15 g	陈皮8 g	玄参15 g	苍术10 g
桃仁10 g	红花10 g	7剂，每日1剂，水煎分2次服		

1996年1月4日二诊：药后口渴减，大便正常，唯夜寐多梦，尿糖（++），舌苔黄腻，脉细弦。续前法出入，上方加丹参15 g，首乌藤30 g，7剂。

1月11日三诊：药后觉舒，口渴减，大便调，夜寐亦改善，唯梦多，舌苔黄腻，脉细弦，复查血糖11.1 mmol/L，尿糖（++），症情稳定，续前法出入。上方加生地黄、熟地黄各15 g，7剂。

此后，再以清胃养阴为主法加减调治2个月，血糖控制在6.5～7.8 mmol/L。

【按】此案属中医"消渴"。口渴、多尿，为胃热中消并见肾虚不足，失于固摄，津液流失，肠腑失于濡润，则便干难解。朱老从清胃热养胃阴、滋肾水济心阴着手，以生石膏、知母、川石斛清胃热养胃阴，枸杞子、制首乌、玄参滋肾润肠，一清一润，以除伤津之热源，以补阴精之不足；全瓜蒌、决明子润肠通便；陈皮、苍术运脾以敷布津液。法中病机，效如桴鼓，血糖有所下降。患者病史已有10余载，久病入络，见有舌质衬紫，故少佐桃仁、红花活血以助血运行。此案清胃与滋肾并举，三诊加用生地黄、熟地黄，着重滋肾固本。凡胃热盛而肾阴虚者，古人有生石膏与熟地黄并用之法，如张景岳的玉女煎。朱老的用法渊源有自。

〔杨悦娅 整理〕

【消渴案3】气阴两虚（2型糖尿病）

许某，女，68岁。2009年6月10日初诊。

〔主诉〕口干、多饮2年余，加重1个月。

患者2年前出现口干、多饮，消谷善饥，消瘦，当时查空腹血糖为12.7 mmol/L，予口服二甲双胍、瑞格列奈，血糖多在5～8 mmol/L。近1个月来因忙于应酬，劳累又疏于饮食控制，自觉口干明显，易疲劳，自测空腹血糖为9.2 mmol/L，自行加服胰岛素增敏剂马来酸文迪雅（罗格列酮），血糖降为7.8 mmol/L。但口干未见改善，乏力，少气懒言，偶感头晕、肢麻，大便偏干、日行1次。舌质偏红、衬紫、苔薄，脉细。此"消渴"也，证属气阴两虚，瘀血阻络。治拟益气养阴，化瘀通脉。处方以斛乌合剂加减：

生黄芪30 g	怀山药30 g	川石斛15 g	制黄精15 g	生地黄15 g
制首乌15 g	枸杞子10 g	丹参10 g	鬼箭羽30 g	桃仁10 g
14剂，每日1剂，水煎分2次服				

6月24日二诊：药后精神渐振，头晕、肢麻稍有改善，苔脉如前。前法原方继进之。

7月4日三诊：患者神清气爽，无口干，头晕、肢麻等症基本消失，唯大便略干、日行1次，复查空腹血糖为6.4 mmol/L。舌质偏红、苔薄，脉细。原方加玄参 15 g，继服 7 剂，诸症皆失。

【按】患者消渴延久，而见疲乏、少气懒言、脉细等一派气虚症状；阴精不足，不能上荣，则口干、头晕；瘀血内阻，络脉不畅，乃肢麻、舌质衬紫。朱老选用自创的经验方"斛乌合剂"加减，益气养阴，化瘀通络。方中生黄芪、怀山药健脾益气；怀山药、制黄精补气兼养阴，补脾润肺固精；制首乌、枸杞子、生地黄滋肾填精；川石斛养阴生津；佐以丹参、桃仁和血通脉，且丹参又能养血除烦安神，桃仁又可润燥。鬼箭羽是朱老治疗糖尿病常用之品，此药味苦，善于坚阴，性寒入血，又擅清解阴分之燥热，对糖尿病之阴虚燥热者尤为适宜。因鬼箭羽具活血化瘀之功，对糖尿病并发心、脑血管和肾脏、眼底及神经系统等病变有改善血液循环、增强机体代谢功能等作用，既可治疗，又可预防，为治疗糖尿病的要药。现代药理学亦证明其所含的草酰乙酸钠能刺激胰岛 B 细胞，调整不正常的代谢过程，增加胰岛素的分泌。患者服药 1 个月后，病情明显改善，唯大便稍偏干，加用玄参滋阴润燥，增水行舟。

经过 1 个月左右的中西药配合治疗，患者的气阴不足得到改善，机体的自稳功能得到提升，在维持西药不加量的情况下，血糖递降至正常可控。

〔杨悦娅　整理〕

【消渴案 4】气阴两虚（2 型糖尿病）

张某，男，52 岁。1986 年 5 月 4 日初诊。

〔主诉〕口渴、善饥 2 年余。

患者体质素健，因长期工作劳累，经常饮酒过量，2 年前出现口渴，消谷善饥，消瘦乏力。经某医院检查：尿糖（+++），空腹血糖 14.67 mmol/L，确诊为糖尿病。经中西药配合治疗，症状有所改善，但血糖、尿糖检测仍高于正常范围，饮食稍失控制即升高，遂来院求治。患者形体消瘦，面色不华，口干，易感疲乏，少气懒言，常有头眩、肢麻之象。苔薄质夹紫瘀，脉细。尿糖（++），空腹血糖 7.2~8.3 mmol/L。此属消渴，气阴两虚，兼瘀阻脉络。治宜益气养阴，化瘀通脉。处方以斛乌合剂作煎剂：

> 川石斛 15 g　　制何首乌 15 g　　制黄精 15 g　　生地黄 15 g　　生黄芪 30 g
>
> 怀山药 30 g　　枸杞子 10 g　　金樱子 10 g　　丹参 10 g　　桃仁泥 10 g
>
> 4 剂，每日 1 剂，每日 2 次

5 月 8 日二诊：药后精神较振，头眩肢麻略减，尿糖（±），苔脉如前。前方继进之。14 剂。

6 月 2 日三诊：症情稳定，头眩肢麻已释，尿糖（−），血糖降至正常。舌质衬紫已消，脉略振。再为善后巩固之。以斛乌合剂作煎剂，每 2 日服 1 剂。六味地黄丸，每次 10 粒，每日 3 次，用黄芪 30 g 煎汤送服。治疗 1 个月。

嘱其戒酒，忌肥甘，饮食宜少量多餐。

3 个月后随访，症情稳定，精神爽朗，体重稍有增加。

【按】"斛乌合剂"为朱老多年用于治疗消渴病的经验方，具有益气养阴、和血通脉的功效。方中制何首乌、枸杞子、生地黄滋肾填精；川石斛养阴生津；生黄芪补气力强又升清，补气即可生津，升清即可布液；怀山药、制黄精甘淡性平，既能补气，又能益阴，补脾润肺固肾精；金樱子涩精缩尿，固摄下元精微；丹参、桃仁泥和血通脉，丹参能养血除烦安神，桃仁泥能润燥，生黄芪与此两药相合，又有益气、推动血行之功。本方益脾气，助脾运，以固后天之本；养肾阴，滋下源，以充先天之基；健脾补肾，固摄精微；和血通脉，以防治并发症。临床实践证明，本方有降血糖、降血脂的作用，且对糖尿病在微血管病变基础上的并发症也有较好的防治作用。

该患者因嗜食醇酒厚味而酿成内热，燥热耗烁脾胃之阴，发为消渴病。胃火炽盛，脾阴不足，则口渴多饮，消谷善饥。经服西药及清热泻火中药后，燥热症状虽除，但病延日久，克伐正气，且苦寒药物，戕害脾胃。患者出现面色不华、易感疲乏、少气懒言、脉细等一派气虚症状，此是血糖、尿糖一直不正常的原因，乃因脾气虚不能正常转输水谷精微于全身，而精微泄漏于下，从小便而出。阴精不足，则口干、头眩。瘀血内阻，络脉不畅，故肢麻、舌紫。朱老从气阴两虚、瘀血阻脉论治，用"斛乌合剂"治疗 2 个月，使病情稳定。另用黄芪汤送服六味地黄丸巩固疗效，亦为从本论治。

〔杨悦娅 整理〕

第四节 虚 劳

【虚劳案 1】阴虚阳亢（慢性疲劳综合征）

张某，女，33 岁。2006 年 11 月 5 日初诊。

〔主诉〕心悸、乏力 1 周。

患者头眩心悸，神疲乏力不支，夜寐欠安，口干咽痛，喉中有痰，咯吐不爽。否认"肝炎、结核"等病史。于南通大学附属医院检查肝肾功能、血脂、甲状腺功能及血常规均正常，血压 130/80 mmHg。舌红绛，脉弦细而数。此虚劳也，体气亏虚之咎，证属气血亏虚、阴虚阳亢。治宜益气血，养心肝。处方：

枸杞子 10 g	菊花 10 g	玄参 12 g	麦冬 10 g	玉竹 15 g
女贞子 15 g	酸枣仁 15 g(打)	柏子仁 15 g	茯神 15 g	生牡蛎 30 g(先煎)
地龙 15 g	木蝴蝶 6 g	炙甘草 6 g	14 剂，每日 1 剂，水煎分 2 次服	

2007 年 9 月 16 日二诊：服药后，失眠明显好转，头眩减轻，此调补气血之功也。自行停药数月，头晕乏力又作，耳鸣怔忡，休息后略缓解，血压 140/80 mmHg。舌红，脉细弦。仍予益气养阴法。处方：

枸杞子 15 g	太子参 15 g	玉竹 15 g	川石斛 12 g
酸枣仁 20 g(打)	柏子仁 20 g	十大功劳叶 15 g	合欢皮 15 g
生龙骨 30 g(先煎)	生牡蛎 30 g(先煎)	磁石 30 g(先煎)	炙甘草 6 g
14 剂，每日 1 剂，水煎分 2 次服			

10月4日三诊：自觉体力较前好转，唯胸闷心悸，舌红绛，脉细小弦。此乃气阴两虚，心失所养。上方加麦冬 15 g，降香 8 g，丹参 20 g。长期化裁服用，以期巩固。

【按】当今慢性疲劳综合征发病率逐年上升，且临床常易被误诊为神经症、更年期综合征等，延误了治疗，严重影响患者的身心健康。该患者工作忙乱，烦劳损心，躁怒伤肝，致心肝火旺，久则五脏积劳，正气受损，而见诸症。辨证属气血亏虚，阴虚阳亢。治以滋阴降火，养心平肝，注重心肝同治，调达气机。此案采用枸杞子、麦冬、玄参、玉竹、川石斛、酸枣仁、柏子仁滋养心血；女贞子、地龙、菊花清热平肝；佐以磁石、茯神、生龙骨、生牡蛎宁心安神。尤其在二诊时配以合欢皮、太子参两药，以期心肝同治。朱老指出，合欢皮功擅宁心悦志，解郁安神，《神农本草经》谓其能"安五脏，和五志，令人欢乐无忧"。太子参的作用介于党参之补、沙参之润之间，为补气生津之妙品。两药相伍，可调肝解郁，调和气阴，尤其适宜于气机郁结、气阴两耗的病证。三诊见舌红绛、胸闷，考虑为阴虚络瘀，故加丹参、降香以调气化瘀通络。诸药相伍，而获佳效。

〔李亚平 整理〕

【虚劳案2】阴阳两虚（慢性疲劳综合征）

李某，男，40岁。2009年8月5日初诊。

〔主诉〕乏力、少语10余年。

患者近10年常感疲劳，讲话即觉乏力，不能多言，活动后尤其。2007年于上海某医院确诊为慢性疲劳综合征，中西药治疗乏效，故来朱老处求诊。刻下：全身乏力，怕冷畏风，言语低、怕噪声，纳可，夜寐尚安，小便时有泡沫。舌质淡、苔薄白、中根黄腻，脉细濡。证属阴阳两虚。治宜益气培本为主。处方：

潞党参 20 g	炙黄芪 30 g	升麻 15 g	生白术 20 g	淫羊藿 15 g
巴戟天 15 g	山茱萸 20 g	续断 15 g	甘草 6 g	14 剂，每日
1 剂，水煎分 2 次服				

9月2日二诊：药后诸症较平，唯身体困重，头晕乏力，四肢欠温，舌苔薄，脉细。前法继进。上方加菟丝子、枸杞子各15 g，20剂。

11月4日三诊：药后疲劳感减轻，大便溏薄，舌苔根部白腻，脉细，上方去枸杞子，生白术改炒白术30 g，加补骨脂20 g，益智15 g，20剂。

12月9日四诊：自觉体气已复，舌苔薄，脉平。前法继进，上方去巴戟天、山茱萸、续断、升麻，补骨脂改为30 g，加熟地黄15 g、怀山药30 g，20剂。嘱长期巩固治疗，结合饮食、劳逸调理。

【按】本例慢性疲劳综合征症情复杂，病久迁延，临床见精神委靡，全身乏力，活动力减退，稍劳即疲乏，伴有怕冷畏风，语声低怯，恶闻噪声，小便时有泡沫，舌淡、苔白，脉细等，辨证属阴阳两虚，阴虚及阳，三焦气化失司。朱老云："临床上不少劳倦内伤之症，辨证来说有阴虚一面，如专事滋阴补肾，则恢复甚慢；倘以培补肾阳为主，佐以滋肾，则阳生阴长，奏效殊速。"全方以淫羊藿、菟丝子、巴戟天、怀山药、炙黄芪、潞党参温补脾肾；升麻、生白术健脾升清；助以山茱萸、熟地黄滋养真阴，使阳强阴充，合和既济，则诸虚百损，自可恢复。朱老临床擅用淫羊藿，谓其"温而不燥，为燮理阴阳之佳品"，故每喜用之，而很少用附子、肉桂等刚愎之品。临证如脾虚泄泻者，宜加黄芪、益智、炒白术、补骨脂；阳痿早泄者加巴戟天、炙蜂房；虚阳上扰，血压偏高者，加生牡蛎、龟甲。

〔李亚平　整理〕

【虚劳案3】气阴两虚（乏力待查）

朱某，女，31岁。1984年8月13日初诊。

〔主诉〕头眩神疲伴消瘦半月余。

近半个月来，日渐消瘦，头眩神疲，夜寐不实，纳谷欠香，口干。舌尖红、苔薄，脉细弦。证属气阴两虚之候。治予益气养阴。处方：

太子参15 g	生地黄15 g	熟地黄15 g	枸杞子12 g	川百合12 g
女贞子12 g	桑椹12 g	淫羊藿10 g	甘草6 g	6剂，每日

1剂，水煎分2次服

8月24日二诊：药后症平，停药又作，苔薄质红，脉细小弦。仍属气阴两虚，守前法出入。上方加炙黄芪15 g，川石斛10 g。6剂。

8月31日三诊：症情改善，无特殊不适，苔薄质红，脉细弦，效不更张，前方续进6剂。

【按】气阴不足之体，久延必致虚劳。故以益气养阴为法，生地黄、熟地黄、枸杞子、女贞子、桑椹养阴；太子参益气养阴；川百合宁心安神；甘草和中；辅以淫羊藿温补，激发肾气，乃寓燮理阴阳、"少火生气"之意。患者服药后，症情渐趋平复，但停药则诸症又作。故二诊加入炙黄芪以增补气之力；益以川石斛养阴益营，以增润养之功，本品《神农本草经》列为上品，谓能"补五脏虚劳羸瘦"，用治本例之虚劳羸瘦，最是合拍。

〔李亚平　整理〕

【虚劳案4】肝阴不足（胃切除术后）

季某，男，63岁。1984年3月27日初诊。

〔主诉〕头眩、腿软、寐差1个多月。

患者曾于1976年行胃切除术，术后一般情况尚可，近1个多月来头眩，两腿痿软，夜寐不实，梦呓喃喃。舌苔薄腻、质红，脉细弦。此乃肝阴不足，魂不守舍之证。治宜养阴柔肝而宁神志。处方：

枸杞子10 g	菊花10 g	生白芍15 g	女贞子12 g	墨旱莲15 g
川百合15 g	续断10 g	首乌藤30 g	甘草6 g	10剂，每日
1剂，水煎分2次服				
另予六味地黄丸，每次8粒，每日3次，口服				

4月16日二诊：药后诸症均见好转，自觉较适，唯时有薄痰，咯唾尚爽，苔腻渐化，脉小弦。药既合拍，原法损益。上方加化橘红8 g，炙远志6 g，6剂。

六味地黄丸续服。

4月22日三诊：咳痰已止，其余诸症均好转，舌苔薄腻，脉细弦。前法继进之，以巩固疗效。上方继进6剂。

【按】 本例患者为胃切除术后，脾胃受损，气血生化不足，又病后失养，渐致肝血亏耗。气血不复则清阳不展；肝阴不足则肝阳失涵，故见头眩。肝主筋，赖阴血以濡之。肝血亏虚，故两腿痿软。《黄帝内经》云："肝者，罢极之本，魂之居也""肝藏血，血舍魂"。肝之阴血不足，则魂不安藏，故夜寐不实，易惊多梦，梦呓喃喃。朱老从养阴柔肝入手，佐以安神之法。药用枸杞子、女贞子养阴柔肝；菊花清肝热、平抑肝阳；生白芍柔肝敛阴；墨旱莲养阴补肾，与女贞子相须为用；首乌藤养血安神，且能祛风通络；川百合安心宁神，除烦定惊；续断强筋；甘草和中。益以六味地黄丸滋肾补阴，又寓肝肾同治之妙。

〔李亚平　整理〕

【虚劳案5】邪去正虚（败血症后）

杨某，女，52岁。1984年8月6日初诊。

〔主诉〕败血症后身痛、纳差1个多月。

前患败血症，在南通大学附属医院治疗后，病情逐步好转，唯周身疼痛，纳谷欠香。苔薄腻，脉细缓。此邪去正虚之咎。治宜培益运中。处方：

潞党参12 g	枸杞子10 g	怀山药20 g	全当归10 g	赤芍12 g
全瓜蒌15 g	白花蛇舌草20 g	熟薏苡仁15 g	甘草6 g	4剂，每日
1剂，水煎分2次服				

8月13日二诊：败血症后，体气未复，头晕神疲，纳谷欠香，苔薄质淡，脉细软。续当培益，以善其后。上方去赤芍、全瓜蒌、熟薏苡仁，潞党参改太子参15 g，加炙黄芪、丹参各15 g，白花蛇舌草增至30 g。4剂。

8月18日三诊：药后症情平稳，精神渐振，头晕稍作，舌质淡红、苔薄，脉细。效不更张，前法续进。上方继进5剂。

【按】 重病之后，邪去正虚，气血受损，难以骤复。故见神疲头晕，身疼纳呆等症，治当以补益气血、健脾助运为主。药用太子参、炙黄芪、怀山药、甘草补气健脾；枸杞子、全当归、丹参养血和营；全瓜蒌、白花蛇舌草、熟薏苡仁清解余毒。

〔李亚平　整理〕

第五节　悬　饮

【悬饮】饮停胸胁（左侧渗出性胸膜炎）

徐某，男，32岁。1993年5月23日初诊。

〔主诉〕发热、咳嗽伴左胸痛2周。

患者2周来发热，咳逆气促，左胸疼痛，咳则尤剧。体温38.5℃，听诊左肺中野以下呼吸音减弱，叩诊呈浊音，经X线胸部摄片为左侧胸腔积液，诊断为左侧渗出性胸膜炎，经用抗生素等治疗，症情未能缓解。顷见纳谷不馨，便干。舌质红、苔薄黄，脉弦数（102次/min）。此属悬饮，邪热壅肺，饮停胸胁。当予肃肺蠲饮，以平咳逆。处方：

> 桑白皮10g　甜葶苈子12g　杏仁15g　　生薏苡仁15g　鱼腥草30g
> 金荞麦30g　炙僵蚕10g　　车前子10g(包)　甘草4g　　　3剂，每日1
> 剂，水煎分2次服
> 另予控涎丹3g×3包，每日服1包

5月26日二诊：药后每日泻2~3次，气逆显减，胸痛亦缓，热势顿挫，此佳象也。控涎丹改为每次2g，2日服1次，汤剂续服3剂。

5月29日三诊：症情平稳，B超检查已无胸腔积液，调理而安。

【按】控涎丹为十枣汤之变方，出自南宋陈无择《三因极一病证方论》，方中大戟能泻脏腑水湿；甘遂能行经隧水湿，直达水气所结之处，以攻决为用；白芥子能散皮里膜外痰气，如朱丹溪说："痰在胁下及皮里膜外，非白芥子莫能达，古方控涎丹用白芥子，正此义也。"唯善用者能收奇功。朱老以控涎丹治其标、祛其实，并以汤药清肺利水，除饮消满，诸药配合以获良效。

〔杨悦娅　整理〕

第六节 郁 证

【郁证】肝气横逆（神经症）

陈某，女，76 岁。2010 年 10 月 25 日初诊。

〔主诉〕右肩臂疼痛 1 个多月。

1 个多月来右肩臂疼痛，呈游走性，部位不固定，嗳气频作，甚或呃逆，既往有"肝气病"20 余年，有糖尿病史，食欲欠振，大便正常，口干不苦。舌苔薄黄、质红，脉细弦。肝气横逆，走窜经络，治宜疏肝解郁而舒经通络。处方：

柴胡 10 g	赤芍 15 g	白芍 15 g	青皮 8 g	陈皮 8 g
路路通 15 g	川楝子 15 g	煅赭石 20 g(先煎)	旋覆花 15 g(包)	预知子 15 g
九香虫 10 g	丝瓜络 15 g	片姜黄 10 g	炒延胡索 30 g	甘草 6 g
7 剂，每日 1 剂，水煎分 2 次服				

11 月 8 日二诊：嗳气、手臂疼痛均见好转，舌苔薄、质偏红，脉细弦。前法治之。上方去九香虫，加炙刀豆 15 g。14 剂。

【按】患者右肩臂疼痛，呈游走性，部位不固定，伴有嗳气频作，主要责之筋失所养。肝主全身之筋膜，有赖肝之气血流畅，筋骨百骸得其所养。肝气郁滞，脉络不通，不通则痛；肝气横逆，克犯胃土，胃气不舒，则嗳气频作。朱老抓住病机所在，立疏肝解郁通络法，而达舒经脉解疼痛之效，取柴胡、预知子、九香虫、青皮、陈皮、川楝子、炒延胡索、路路通、丝瓜络等疏肝理气，通络舒筋；配合煅赭石、旋覆花和胃降逆。此案右肩臂疼痛，从肝论治，辨证精当，用药确切，朱老的辨证思路和论治彰显大师之功底，值得临证借鉴。

〔杨悦娅 整理〕

第七章

肢体经络病证

（27 例）

第一节 痛 痹

【痛痹案 1】风湿阻络（风寒湿性关节痛）

葛某，女，30 岁。2006 年 5 月 6 日初诊。

〔主诉〕双膝关节疼痛 2 年余。

患者 2 年前感双膝关节疼痛，以春季为主，得暖则舒，大便溏烂、日 2～3 次。舌质淡红、苔薄腻，脉细弦。此为禀赋不足，正气亏虚，风湿乘袭关节、经络所致。法当祛风除湿，蠲痹通络。处方：

川桂枝 10 g	淫羊藿 15 g	续断 12 g	蜂房 10 g	独活 20 g
苍术 10 g	白术 10 g	全当归 10 g	甘草 6 g	7 剂，每
日 1 剂，水煎分 2 次服				

5 月 13 日二诊：药后症情缓解，舌质淡红、苔薄腻，脉细弦。查 ESR 24 mm/h，抗链球菌溶血素 "O"（ASO，简称抗 "O"）测定 210 U/L，类风湿因子（RF）0.19 kU/L（1.9 IU/L）。风湿渐去，络脉通畅，症情缓解，守前法巩固。前方加豨莶草、鸡血藤各 30 g。7 剂。

【按】此例以双膝关节疼痛为苦，属正气亏虚，调摄不慎，风湿乘袭关节、经络，兼见便溏，为脾虚之象。治宜祛风除湿、蠲痹通络为主。方中以川桂枝、淫羊藿、续断祛风散寒，温经通络；独活祛风湿，通经络，善走下肢；全当归活血；苍术、白术健脾化湿，以助脾运；蜂房益肾蠲痹通络；甘草调和诸药。二诊加豨莶草、鸡血藤养血祛风，药专效宏，取效甚佳。

〔姜 丹 整理〕

【痛痹案 2】寒湿痹阻（风寒湿性关节痛）

姚某，女，57 岁，2011 年 5 月 9 日初诊。

〔主诉〕四肢关节疼痛 1 个多月。

患者 1 个月前因睡卧当风，出现双侧腕、肘、膝关节肿胀、疼痛，腕关节活动受限，两膝行走困难，怯冷倍于常人。查 ESR 70 mm/h，抗"O"正常。舌苔薄白、根腻，脉细。有关节疼痛史。摄生不当，寒湿侵入，痹阻经络、关节而发病。治当温经散寒，祛湿通络。处方：

穿山龙 50 g	全当归 10 g	鸡血藤 30 g	鹿衔草 30 g	土鳖虫 10 g
乌梢蛇 10 g	僵蚕 10 g	制川乌 10 g	制草乌 10 g	炒延胡索 30 g
14 剂，每日 1 剂，水煎分 2 次服				

5 月 23 日二诊：药后腕、肘、膝关节疼痛减轻，关节仍肿胀，苔脉如前。前法继进之。上方加白芥子 10 g。14 剂。口服益肾蠲痹丸，每次 8 g，每日 3 次。

6 月 6 日三诊：服药后已能行走，腕、肘、膝关节肿胀渐退，但疼痛缓而未平，入暮为甚，续当补肾助阳，温经散寒，蠲痹通络。处方：

穿山龙 50 g	全当归 10 g	熟地黄 15 g	淫羊藿 15 g	乌梢蛇 10 g
土鳖虫 10 g	蜂房 10 g	骨碎补 30 g	补骨脂 30 g	鹿衔草 30 g
鸡血藤 30 g	炙甘草 6 g	14 剂，每日 1 剂，水煎分 2 次服		
继服益肾蠲痹丸				

6 月 20 日四诊：腕关节等疼痛明显减轻，肘、膝肿胀亦退，肢体渐舒，全身活动轻便。守法继治，上方继服 15 剂。同服益肾蠲痹丸。

【按】患者因摄生不当，睡卧当风而感风寒湿邪，经络、气血受阻，故先予温经散寒、祛湿通络为主治其标，始以制川乌、制草乌配伍，大辛大热，温经开痹，特别适宜寒湿痹证；穿山龙与全当归合用，有扶正养血、祛风除湿、活血通络之功；土鳖虫、僵蚕、乌梢蛇性善走窜，搜剔通络。三诊时，患者关节肿胀渐退，但疼痛缓而未平，入暮为甚，续当补肾助阳，温经散寒，蠲痹通络。以淫羊藿、熟地黄、鹿衔草、骨碎补、补骨脂、蜂房补肾助阳以治其本，并可逐寒湿，除痹着。骨碎补能温补肾阳，强筋健骨，《本草述》谓其"治腰痛行痹"；补骨脂能暖水脏，阴中生阳，壮火益土，《药性论》云其"味苦、辛，能主男子腰痛，膝冷囊湿，逐诸冷顽痹"，用其补命门，纳肾气，有益肾壮督之功。药后寒湿渐去，经络畅通，疼痛渐缓，再投益肾培本之品以标本同治，患者关节疼痛减，肢体渐舒，全身活动轻便，诸恙悉退矣。

〔姜　丹、吴　坚　整理〕

第二节　骨　痹

【骨痹案 1】肾督亏虚（膝关节骨性关节炎）

吴某，女，73 岁。2005 年 10 月 22 日初诊。

〔主诉〕膝关节疼痛 4 年。

患者 4 年前感膝关节疼痛，上下楼梯疼痛更甚，活动受限，活动时关节内有响声。X 线摄片提示骨质增生。舌淡红、苔薄白，脉细弦。年高肾气亏虚，精血不足，不能濡养骨骼，病变在骨，根在肾，以精血亏虚为主。治拟益肾壮督，蠲痹通络。处方：

生地黄 15 g	熟地黄 15 g	淫羊藿 15 g	补骨脂 20 g	骨碎补 20 g
续断 10 g	威灵仙 30 g	当归 10 g	鸡血藤 30 g	伸筋草 30 g
独活 15 g	炙土鳖虫 10 g	炙乌梢蛇 15 g	炙蜂房 10 g	炒延胡索 20 g
炙甘草 6 g	30 剂，每日 1 剂，水煎分 2 次服			
口服浓缩益肾蠲痹丸，每次 4 g，每日 3 次				

11月19日二诊：药后膝关节疼痛缓解，上下楼梯之困难感亦减轻。舌苔薄糙，脉细弦。前法续进之。上方加桑寄生30 g，生白芍20 g，30剂。继服浓缩益肾蠲痹丸。

12月20日三诊：药后膝关节疼痛已释，上下楼梯亦自如。舌衬紫、苔薄白，脉细弦。前法巩固之。仍继服益肾蠲痹丸。

【按】此病可属中医"痹证""骨痹"等范畴，朱老认为此病也属"顽痹"，为肾督亏虚，精血不足，痰瘀痹阻，治疗上应以补益肝肾为主，兼以活血化瘀、化痰除湿、舒筋通络等法，以达到标本兼治、虚实兼顾、攻补兼施的作用。方以生地黄、熟地黄、淫羊藿、补骨脂、骨碎补、续断、桑寄生补益肝肾，填精生血。骨碎补温补肾阳，强筋健骨；补骨脂益肾壮督，两药相伍，可补肾温阳壮督。威灵仙祛风湿、温经络、止痹痛、消痰水，对风湿痹痛、筋脉拘挛、屈伸不利有良效。当归、鸡血藤、伸筋草、独活、炒延胡索补血活血，舒筋通络。朱老强调"久痛入络"，故须借虫蚁之类搜剔穿透，以炙土鳖虫、炙乌梢蛇、炙蜂房深入骨骱，方能浊去凝开，气通血和，经行络畅，邪除正复。朱老认为骨性关节炎是关节软骨退行性变性，继而引起新骨增生的一种退行性关节病变，加用如补骨脂、骨碎补等益肾培本之品，可以延缓关节软骨退变，抑制新骨增生，体现了先生辨证与辨病相结合的治疗理念。

〔姜　丹　整理〕

【骨痹案2】肝肾亏虚，络脉痹阻（颈椎病）

单某，男，55岁。1997年9月4日初诊。

〔主诉〕颈部掣痛伴肢麻、心悸、头晕2个月。

宿患颈椎增生，颈椎X线摄片示：C4～C7椎体边缘有尖角样骨质增生，C4～C7椎间隙有狭窄。刻诊：颈部掣痛，双上肢麻木，头晕心悸阵作，口干而苦，纳可，便调。舌质红、苔薄白，脉细。肝肾不足，阴血亏虚，不能荣养筋骨，邪气痹阻经络。治当补益肝肾，蠲痹通络。处方：

生地黄 20 g	熟地黄 20 g	补骨脂 10 g	蜂房 10 g	乌梢蛇 10 g
当归 12 g	土鳖虫 10 g	丹参 15 g	威灵仙 15 g	葛根 30 g
赤芍 30 g	白芍 15 g	生甘草 6 g	14 剂，每日 1 剂，水煎分 2 次服	

口服浓缩益肾蠲痹丸，每次 4 g，每日 3 次

10 月 24 日二诊：药后诸症减，颈部痛缓，唯左手大拇指、食指、中指尚有发麻，局部得温觉舒，纳可便调。舌淡红、苔薄白，脉细小弦。上方加减继用，去生甘草，加桃仁、红花、桂枝、片姜黄各 10 g。14 剂。继服浓缩益肾蠲痹丸。

【按】 颈椎病，如以颈项疼痛为主，可属"骨痹"范畴，颈椎及其椎间盘退行性病变引起的头颈、四肢、上胸背、内脏综合征，统称为颈椎病。临床所见有轻重缓急之分。朱老治疗颈椎病有四法：通补兼施、益肾蠲痹；平肝通络、新痹治肝；虚损不荣、平补阴血；顽痰深伏、峻药导痰。

颈椎病的病损在筋和骨，乃本虚标实之证，肝肾不足、肾督亏虚是本；肝风络瘀、顽痰深伏为标，且久病多虚，久病入络，要以补为主，以通为用，通补兼施，是该病治疗之关键。朱老根据中医学"肾主骨"的理论，对骨质增生的治疗，皆以补肾、壮骨治其本，活血、行气、化痰、温经、通络等治其标，常用生地黄、熟地黄、补骨脂补益肝肾；当归、白芍补血养阴；土鳖虫、丹参、赤芍活血化瘀通络；蜂房、乌梢蛇加强钻透通络之力。其中威灵仙为治骨痹必用之品，有通利关节、宣痹止痛之功；葛根有疗骨痹、解痉通脉之效，现代医学研究发现，其有扩张心脑血管、缓解肌肉痉挛的作用，病在颈椎，葛根为必用之品，用量可加大至 35～40 g。益肾蠲痹丸是朱老多年经验的结晶，有益肾壮督、蠲痹通络之功，标本兼顾，攻补兼施。配合汤剂合用，契合此病病机。复诊患者诸症悉减，手指麻木仍存，加用桃仁、红花，配合桂枝、片姜黄温通经络以除痹，其中片姜黄功善理气散结，古人谓其"兼理血中之气""能入手臂止痛"，与当归并用，活血通络、行气止痛之功更著。

〔孙珊珊　整理〕

【骨痹案 3】 肾虚风寒湿痹着（腰椎间盘突出症）

徐某，女，30 岁，1994 年 8 月 11 日初诊。

〔主诉〕腰臀疼痛 2 年余。

2 年前腰臀疼痛渐加重，腰椎 CT 提示腰椎间盘突出。刻诊：腰臀放射性酸胀刺痛，气交之变尤显，平卧觉舒，纳可便调。舌淡、苔薄白微腻，脉细。此为肾虚风寒湿痹着，络脉不利。治以益肾壮督，蠲痹通络。处方：

骨碎补 10 g	熟地黄 15 g	狗脊 15 g	续断 10 g	蜂房 10 g
乌梢蛇 10 g	当归 12 g	土鳖虫 10 g	丹参 15 g	威灵仙 15 g
生黄芪 30 g	泽泻 30 g	炒延胡索 30 g	生甘草 6 g	30 剂，每日
1 剂，水煎分 2 次服				
口服益肾蠲痹丸，每次 8 g，每日 3 次				

9 月 10 日二诊：腰痛渐平，乘车后腰痛又作，舌淡红、苔薄白，脉细。守前调治。上方骨碎补加至 20 g。20 剂。继服益肾蠲痹丸。

【按】 此例病起先天不足，肾督亏虚，复加长期姿势不当，劳力所损，风寒湿侵袭，腰府络脉痹阻，气血不畅，腰痛乃起。此例 CT 检查明确腰椎间盘突出。腰臀放射性酸胀刺痛，气交之变尤显，舌淡、苔薄白微腻，脉细，为肾虚风寒湿痹阻之象，治当益肾蠲痹，通络止痛。朱老以骨碎补、熟地黄、狗脊、续断补益肝肾，强壮腰脊；生黄芪、泽泻补气利湿，气旺血行，湿去络通；蜂房、乌梢蛇、土鳖虫搜剔通络，当归、丹参、炒延胡索活血通络止痛。朱老认为土鳖虫是一味性味平和的活血化瘀药，破而不峻，能行能和。《长沙药解》说此药"善化瘀血，最补损伤"。此药可治跌打损伤，也可治肾虚腰痛，朱老喜用土鳖虫与熟地黄、蜂房、乌梢蛇等配伍，屡屡应手。

〔孙珊珊、吴 坚 整理〕

第三节 肾痹

【肾痹案1】肾虚络痹（强直性脊柱炎）

成某，男，28岁。2009年6月3日初诊。

〔主诉〕肩、髋、腰、背部游走疼痛7年，腰背僵硬3年。

患者于7年前淋雨后始感肩、髋、腰、背部游走疼痛，未能确诊，3年前感觉腰背疼痛、僵硬，活动受限，被诊断为强直性脊柱炎，予柳氮磺吡啶、氨糖美辛等，疗效不佳，故停药。后一直于北京某医院服汤药治疗，亦无明显改善，且逐渐加重，每日予消炎痛栓（吲哚美辛栓）1枚止痛。刻下以颈项、左髋疼痛不适为甚，活动受限，腰背僵硬，弯腰不利，气交之变则感全身不适，纳谷尚可，二便自调。舌淡紫、苔白腻，脉细小弦。乃先天不足，后天失调，风寒湿侵袭，肾虚络痹，经脉不利。治拟益肾壮督，蠲痹通络。处方：

穿山龙 50 g	鹿角片 15 g	骨碎补 30 g	生黄芪 30 g	当归 10 g
泽兰 20 g	泽泻 30 g	拳参 30 g	青风藤 30 g	鸡血藤 30 g
徐长卿 15 g	威灵仙 30 g	炙土鳖虫 10 g	乌梢蛇 15 g	广地龙 10 g
炙僵蚕 10 g	莪术 8 g	凤凰衣 8 g	生白术 15 g	炙甘草 6 g

30剂，每日1剂，水煎分2次服

7月3日二诊：关节活动较前灵活，仍感耳鸣阵作，腰际、下肢沉重，活动后有所缓解，卧位时左腿难以伸直，周身不适以酸重为主，疼痛不明显，纳可，二便自调。舌苔薄腻，脉细涩，前法续进之。上方加淫羊藿15 g。30剂。

8月3日三诊：药后行走较前灵活，颈项、左髋关节疼痛时轻时重，已停用消炎痛栓，纳谷欠香，食后脘胀，苔薄腻，脉细涩。脾肾两虚，络脉不利，续当益肾健脾，蠲痹通络。处方：

穿山龙 50 g	制附子 15 g	淫羊藿 15 g	生黄芪 30 g	当归 10 g
鸡血藤 30 g	炙土鳖虫 10 g	乌梢蛇 15 g	广地龙 10 g	蜂房 10 g
炙僵蚕 10 g	制南星 30 g	炒延胡索 30 g	威灵仙 30 g	川桂枝 10 g
砂仁 4 g(后下)	白豆蔻 4 g(后下)	30 剂，每日 1 剂，水煎分 2 次服		

三诊后颈项、左髋关节疼痛明显缓解，周身不适亦减，唯气交之变疼痛，嘱其坚持服药，以防反复。

【按】本病属"肾痹""顽痹"范畴，古人称之为"龟背风""竹节风""骨痹"等，《素问·脉要精微论》曰："腰者肾之府，转摇不能，肾将惫矣。"《素问·逆调论》中说："肾者水也，而生于骨，肾不生，则髓不能满，故寒甚至骨也……病名曰骨痹，是人当挛节也。""尻以代踵，足以代头"是对强直性脊柱炎晚期症状的具体描述。本病是由于禀赋不足，肝肾精血交损，肾督亏虚，风寒湿之邪乘虚而入，筋脉失调，骨髓受损。其性质为本虚标实，肾督亏虚为本，邪侵络痹为标。在治疗上应侧重益肾壮督，补益气血，辅以蠲痹通络，祛瘀止痛。

该患者病久失治，阴阳气血不足，病邪深入经隧骨骱，更难剔除，筋骨损害，疼痛持续，朱老认为此际应当扶正与逐邪并重，扶正着眼肾经与督脉，盖肾主骨，而督脉主一身之阳也。方中穿山龙祛风湿，通经络；鹿角片、骨碎补益肾壮督，温补肾阳；青风藤善于通行经络，疏利关节，与徐长卿、鸡血藤（或忍冬藤）等同用，加强祛风除湿、疏通经络之力；生黄芪、当归益气养血通络；威灵仙能通利关节，宣痹止痛。参用乌梢蛇、炙僵蚕、广地龙、炙土鳖虫等虫类药，不仅具有搜剔之性，而且均含有动物异体蛋白质，对机体的补益调整，有其特殊作用；泽兰、泽泻、拳参活血利湿；莪术、凤凰衣、生白术行气护胃健脾，防西药及虫类药有碍胃气。二诊加淫羊藿以加强温补肾阳之力。三诊关节痛缓，用制附子、川桂枝增强温通之力；因纳谷欠香，食后脘胀，以砂仁、白豆蔻行气畅中开胃；制南星燥湿化痰，消肿散结，尤善止骨痛。此例辨证得当，标本同治，起效迅速，然病属顽疾，尚需缓图，长期施治，方能疗效持久。

〔姜　丹　整理〕

【肾痹案 2】肾督亏虚（强直性脊柱炎）

张某，男，27 岁。2009 年 6 月 29 日初诊。

〔主诉〕腰骶、背、颈部反复疼痛 6 年。

患者 6 年前感腰骶、背、颈部时有疼痛，曾在外院查 X 线，两侧骶髂关节面模糊毛糙，骨质破坏，两髋关节间隙未见明显狭窄，关节面光整，各腰椎椎体呈轻度竹节样改变，提示：骶髂关节及腰椎改变，符合强直性脊柱炎表现。血检 C 反应蛋白（CRP）51.39 mg/L，ASO 361 IU/mL，RF（−），人类白细胞抗原（HLA-B27）72.7 U/mL，ESR 56 mm/h，肌酶谱正常。因惧怕西药不良反应，未曾服免疫抑制剂及消炎镇痛药。刻下：腰骶部及背、颈部疼痛，腰部晨僵明显，弯腰、下蹲均受限，下肢怯冷、乏力。舌苔薄白，脉细。此肾督亏虚，络脉痹阻。予益肾壮督，蠲痹通络。处方：

穿山龙 50 g	当归 10 g	淫羊藿 15 g	生地黄 15 g	熟地黄 15 g
蜂房 10 g	土鳖虫 10 g	补骨脂 30 g	骨碎补 30 g	鹿角片 10 g
制南星 30 g	徐长卿 15 g	炙甘草 6 g	28 剂，每日 1 剂，水煎分 2 次服	
口服益肾蠲痹丸，每次 8 g，每日 3 次				

7 月 27 日二诊：药后腰背部疼痛较前减轻，腰部仍有晨僵感、活动欠利，苔脉同前，原法继进。制南星增为 35 g，28 剂。继服益肾蠲痹丸。

8 月 24 日三诊：腰背部疼痛明显好转，唯阴雨天气仍感腰部不适，晨僵改善，偶感嗳气、泛酸，二便调，舌苔薄，脉细弦。前法治之。处方：

穿山龙 50 g	生地黄 15 g	熟地黄 15 g	淫羊藿 15 g	补骨脂 30 g
蜂房 10 g	土鳖虫 10 g	乌梢蛇 10 g	鸡血藤 30 g	制南星 40 g
煅瓦楞子 20 g (先煎)	木蝴蝶 8 g	炙甘草 6 g	28 剂，每日 1 剂，水煎分 2 次服	
继服益肾蠲痹丸				

9月21日四诊：经治疗腰背疼痛已不著，弯腰、转动等活动明显好转，无晨僵，下肢怯冷已愈，无嗳气、泛酸，舌苔薄，脉细。前法治之。处方：

穿山龙50 g	全当归10 g	淫羊藿15 g	鸡血藤30 g	蜂房10 g
乌梢蛇10 g	制南星30 g	鹿角片10 g	徐长卿15 g	炙甘草6 g

28剂，每日1剂，水煎分2次服

继服益肾蠲痹丸

10月19日五诊：药后症情稳定，腰背疼痛完全改善，活动自如，舌苔根腻，脉细。继予上方加熟地黄15 g，服药巩固；继服益肾蠲痹丸。

2010年1月11日六诊：上方服用30剂后已停服，自2009年11月下旬起至今一直服用益肾蠲痹丸以巩固疗效。

【按】本例患者的治疗，选用了三组药对，穿山龙与全当归相伍，可益气养血，祛风除湿，活血通络，改善疼痛等主要症状；蜂房与土鳖虫相伍，祛风搜剔作用更强，又兼活血通络，更能益肾壮督，为顽痹所常用；补骨脂与骨碎补相伍，再配合生地黄、熟地黄、淫羊藿、鹿角片壮腰补肾温阳；徐长卿、鸡血藤祛风湿、通经络；制南星擅燥湿化痰，祛风定痉，消肿散结，用之可使痰去瘀消，有明显的镇痛、镇静之效，朱老认为制南星应从20～30 g起用，少则乏效，若效不著，亦可逐渐增加至50～60 g，则止痛、消肿效更佳。初诊后患者腰背疼痛明显改善，效不更方，仅将制南星增至35 g。三诊患者症状进一步改善，加用乌梢蛇搜风通络，《本草分经》谓其能"内走脏腑，外彻皮肤，透骨搜风"。因患者伴见嗳气、泛酸，故加用煅瓦楞子、木蝴蝶以制酸和胃。患者五诊后病情基本平稳，再予原方及丸药继续巩固以善其后。此患者的治疗，补益肝肾、蠲痹通络贯穿始终，因强直性脊柱炎属本虚标实，除挟有风寒湿邪外，尚有虚劳表现，尤其肾虚症状明显，故加用了大量补肾壮督之药。

〔姜　丹　整理〕

【肾痹案3】肾虚邪郁（强直性脊柱炎）

汪某，男，28岁。2010年5月10日初诊。

〔主诉〕肩、双膝、腰骶部疼痛 8 年，加重半年。

患者 8 年前即感肩、双膝、腰骶部疼痛时作，近半年症情加剧，渐感行走、翻身、下蹲受限，伴时时发热，经当地医院检查 RF 阴性，ESR 60 mm/h，HLA-B27 阳性，X 线摄片示右侧股骨头无菌性坏死，椎体融合。骨髓象显示缺铁性贫血。现每日用消炎痛片、雷公藤片维持。刻下：肩、双膝、腰骶部疼痛，右髋时痛，行动不便，低热绵绵，夜间出汗，面色无华，二便正常。舌偏红、苔薄腻，脉细弦。乃先天不足，肾督亏虚，痰瘀痹阻，络脉不利。治拟益肾壮督，蠲痹通络。处方：

穿山龙 50 g	生地黄 15 g	熟地黄 15 g	仙鹤草 30 g	青风藤 30 g
䒵草 30 g	威灵仙 30 g	鸡血藤 30 g	当归 10 g	青蒿 15 g
乌梢蛇 10 g	炙蜂房 10 g	广地龙 10 g	炙僵蚕 10 g	甘草 6 g

30 剂，每日 1 剂，水煎分 2 次服

另口服扶正蠲痹Ⅰ号胶囊 4 粒，每日 3 次

此后诊疗六次，以上方出入，酌加生黄芪、炒白术、生白芍、伸筋草、制马钱子（先煎）、徐长卿等，共服 180 剂。

11 月 15 日八诊：低热一直退而未起，体重增加，腿肌有力，站立、行走、穿衣均能自理，唯关节疼痛未已，再嘱守服 100 剂，诸症消失，行走、上下楼均较自如，面转红润。舌脉正常，X 线摄片复查示股骨头密度较前大有增加，再以原方去虫类药、制马钱子，配合扶正蠲痹Ⅰ号胶囊巩固 2 个月。

2011 年 5 月 8 日九诊：症情稳定，恢复工作。

【按】本案病情缠绵日久，诊时低热不退，乃因外邪深入经隧骨骱，久病入络，痰瘀壅阻经隧骨骱，邪郁阴伤，非虫蚁之品殊难获效。朱老在蠲痹通络、益肾壮督的主方中，用穿山龙、生地黄、熟地黄益肾通络；又妙以仙鹤草为伍，仙鹤草苦辛而涩，能止能行，可治精神不振、重劳累后困乏疲倦，此例"久病必虚"，用此有补益强壮之意，有增强蠲痹通络之用；用青风藤、鸡血藤、䒵草、威灵仙祛风湿，通经络。《本草汇言》云：

"青风藤散风寒湿痹之药也，能舒筋活血，正骨利髓，故风病软弱无力，并劲强偏废之证，久服常服，大建奇功。"葎草甘寒，清热通络，消瘀止痛，朱老此案重用葎草伍大剂量穿山龙，有通络、止痛、退热之功；佐青蒿疏透骨中之热；仍以乌梢蛇、炙蜂房、广地龙、炙僵蚕搜剔祛邪；合当归补血活血。六诊中以生黄芪、炒白术、生白芍、伸筋草、制马钱子、徐长卿出入治疗，注重益肾壮督，蠲痹通络，又益气健脾，以固后天之本，制马钱子虽非虫类药，然通络止痛作用较强，《医学衷中参西录》称马钱子"开通经络，透达关节之功远胜于他药"。此药有毒，应注意用法、用量及反应。

〔姜　丹、吴　坚　整理〕

第四节　皮　痹

【皮痹案 1】肾虚络痹，痰浊瘀阻（硬皮病）

马某，女，53 岁，2010 年 8 月 19 日初诊。

〔主诉〕双下肢硬结 10 年余。

患者 10 多年前双下肢小腿起小硬结，自以为是蚊虫叮咬，未予特殊处理。后发现硬结长时间不能消除，于南阳某医院活检，确诊为"硬皮病"。其后在肘关节也发现硬结，于武汉活检示"脂膜炎"，于中日友好医院活检示结节性多动脉炎，血生化及免疫指标均正常。曾服用激素，但不能缓解。目前自觉面部皮肤紧绷，粗糙不适，双下肢有胀痛感。纳谷尚可，二便自调。舌淡红、苔薄淡黄，脉细。颈腰椎 X 线片提示：C4～C5、L3～L4 腰椎间盘突出。ESR 19 mm/h。证属肾虚络痹，痰浊瘀阻。治拟益肾温阳，蠲痹通络，化痰散结。处方：

痹通汤加穿山龙 50 g	鹿角片 15 g	生黄芪 30 g	淫羊藿 20 g
熟地黄 15 g	泽兰 30 g	泽泻 30 g	拳参 30 g
炮穿山甲 4 g（研末分吞）	肿节风 30 g	20 剂，每日 1 剂，水煎分 2 次服	
口服扶正蠲痹 I 号胶囊 4 粒，每日 3 次			

2011 年 1 月 4 日二诊：患者未遵嘱正规服药，但行走较前灵活，自觉面部皮肤肿胀发硬，诉双下肢有新硬结生出，略有痛痒，纳谷尚可，夜寐欠安，眠后易醒，二便自调，苔薄白淡黄，脉细弦。守原法继治。上方加生半夏（先加生姜 3 片，煎 30 分钟）、山慈菇各 15 g，30 剂。继服扶正蠲痹Ⅰ号胶囊。

5 月 18 日三诊：患者来电述，1 剂药服 2 日，双下肢未有新硬结出现，行走较前轻松灵活，面部皮肤紧张感较前松弛，现觉身乍冷乍热，然后汗出。易感冒，头痛、鼻流清涕，自觉喉中痰黏难咯，无咳嗽，略觉胃中胀，食后加重，纳谷尚可，夜难入眠，大便日行 3～4 次，先干后溏，小便如常。上方加煅龙骨（先煎）、煅牡蛎各 30 g（先煎），徐长卿 15 g。14 剂，每日 1 剂，水煎分 2 次服，继服扶正蠲痹Ⅰ号胶囊。

6 月 17 日四诊：患者来电述，仍 1 剂药服 3～4 日。双下肢硬结较前缩小，行走较前轻松，面部皮肤亦较前松弛，唯全身阵发烦躁，易感冒，受风后即有胸闷不适、鼻流清涕、头痛，平时畏风寒。胃胀有减，纳谷尚可，眠差。大便日行 2～3 次、质稀。处方：

痹通汤加穿山龙 50 g	鹿角片 15 g	生黄芪 60 g	泽兰 30 g
泽泻 30 g	淫羊藿 15 g	肿节风 30 g	拳参 30 g
熟地黄 15 g	生半夏 15 g（先加生姜 3 片，煎 30 分钟）		
炒防风 15 g	炒白术 30 g	白芥子 20 g	14 剂，每
日 1 剂，水煎分 2 次服			

8 月 22 日五诊：患者症情缓解，硬结较前缩小，表面看不出，未见新发，行走较前轻松，略感下肢疼痛，久坐后下肢酸胀不适，面部皮肤较前松弛，双眼肿胀，颈背、腰部疼痛，活动后有所缓解，阵发燥热，易感冒，纳谷尚可，夜眠一般、多梦，大便日行 2～3 次。苔薄淡黄，脉弦细。守原法继治。处方：

痹通汤加穿山龙 50 g	淫羊藿 15 g	熟地黄 15 g	炒白术 20 g
生半夏 15 g（先加生姜 3 片，煎 30 分钟）		炒白芥子 12 g	炒薏苡仁 30 g
生黄芪 30 g	炒防风 10 g	葛根 20 g	赤芍 15 g
白芍 15 g	30 剂，每日 1 剂，水煎分 2 次服		

随访情况：无特殊不适。

【按】 按：朱老认为硬皮病为多系统、多器官受损，"痰""瘀""虚"为病理特点。此例以肾虚为本，涉及肺脾，痰浊、瘀毒蕴结于皮、肉、筋、脉、骨，虚实夹杂，治当从培补肾阳出发，兼益气健脾、化瘀通经，以促进病变部位的新陈代谢。临床常酌情用痹通汤加味治疗，痹通汤由当归、鸡血藤、威灵仙、炙土鳖虫、炙僵蚕、乌梢蛇、地龙、蜂房、甘草组成，有扶正祛邪、补益气血、化瘀通络之功。加淫羊藿、鹿角片、熟地黄益肾壮督，温补肾阳，填精益髓；生黄芪益气；炮穿山甲、肿节风活血化瘀，以助通利经脉；泽兰、泽泻活血利湿。二诊见双下肢有新硬结生出，为痰瘀互结，以生半夏、山慈菇化痰散结，软坚消肿。生半夏涤痰散结有殊功，唯生者有毒，朱老嘱用生姜3片先煎30分钟以制其毒，可见审慎。三诊见失眠多汗，以煅龙骨、煅牡蛎重镇安神，收敛止汗。胃脘作胀，食后加重，乃中焦气滞、胃络不和，以徐长卿理气和胃。四诊症情有缓，然全身阵发烦躁，易感冒，受风后即有胸闷不适，鼻流清涕，头痛，平时畏风寒，为阳气亏虚、卫外不固，在扶正通络、化痰祛瘀、培补肾阳的基础上加炒白术、炒防风、生黄芪益气健脾，护卫固表。炒白芥子、生半夏化痰散结。五诊症情继续好转，守前法调治。综观治疗过程，辨证准确，立法正确，治疗融益肾温阳、填精补髓、化痰散结、活血通络为一体，随症加减，病情改善。此病图治不易，以上治法可供参酌。

〔姜　丹、吴　坚　整理〕

【皮痹案2】阳虚痰瘀（硬皮病）

王某，女，39岁。2011年6月15日初诊。

〔主诉〕四肢多关节疼痛9年，皮肤发硬3年。

患者9年前开始出现右手食指近端指关节肿痛，伴双下肢浮肿，双膝疼痛，下蹲受限，未予重视，病情渐渐加重。于当地医院查RF（－），选服中药效果欠佳。2008年患者出现颈部、手背皮肤光如脂，发硬，紧如椿皮。于郑州某医院诊为"硬皮病"，经治乏效。2009年于平顶山某医院治疗，每晚服泼尼松 10 mg，每周服 1 次甲氨蝶呤 10 mg，同服硫酸羟氯喹、维生素 C、维生素 E、钙片近 2 年，皮肤变松弛，但双手小指关节伸肌功能丧失，遂停药。2010 年患者病情加重，双手近端指关节、掌指关节肿痛，双腕、肘、膝、踝等关节疼痛，一度服用雷公藤多苷，后因停经而停止服用。2 个多月前，患者面部出现带状疱疹，明显消瘦，急行后气喘，于襄城县人民医院查血常规 WBC $9.18 \times 10^9/L$，PLT $317 \times 10^9/L$，Hb 115 g/L，RF 41 IU/mL（41 kU/L），ASO 20 U，CRP 46.69 μg/L，免疫球蛋白 G（IgG）17.4 mg/dL（0.174 g/L）。2011 年 5 月 2 日，查 ESR 60 mm/h。中国人民解放军第一五二中心医院查胸部 CT 示：双肺感染。通气报告：①中度混合性通气功能障碍；②肺活量中度降低，分钟最大通气量轻度降低。加服柳氮磺吡啶未能缓解，后又低热 10 日，现服泼尼松（10 mg，每晚 1 次）甲氨蝶呤（10 mg/次，每周 1 次），柳氮磺吡啶（2 g/次，每日 3 次）。今来诊见：双手指红肿疼痛，晨僵约半小时，双腕、肘、肩、膝关节疼痛，活动欠利，急行或上下楼梯则气喘，时时咳嗽、无痰，纳谷、睡眠可，二便尚调。舌质淡紫、苔薄白，脉细小弦。此为肺脾肾三脏功能失调，阳气亏虚，气血不畅，痰浊瘀阻。予以益肾温阳，化痰止咳，行气通络。处方：

痹通汤加穿山龙 50 g	拳参 30 g	忍冬藤 30 g	金荞麦 60 g	鱼腥草 30 g
杏仁 15 g	薤白头 8 g	降香 8 g(后下)	金沸草 30 g	桂枝 10 g
制川乌 10 g	凤凰衣 8 g	莪术 8 g	制南星 30 g	徐长卿 15 g

30 剂，每日 1 剂，水煎分 2 次服

口服浓缩益肾蠲痹丸，每次 4 g，每日 3 次

7 月 8 日二诊：患者来电述，泼尼松减量至 5 mg，甲氨蝶呤 10 mg、每周 1 次，柳氮磺吡啶已停服。刻下：无畏寒发热，稍咳嗽，无咳痰，阵发性胸闷气喘，活动后尤甚，关节疼痛较前减轻，手指关节疼痛、红肿已缓解，晨僵有片刻，活动后可缓解，纳可、眠安，二便调。守上治疗方案，12 剂。

7 月 20 日三诊：患者来电述，胸闷，活动后气促，关节疼痛基本缓

解，无明显晨僵。患者有阵发性干性咳嗽，每日发作 2～3 次。纳可眠安，二便调，现已正常上班。仍守法调治，上方金沸草减至 20 g，30 剂。继服浓缩益肾蠲痹丸。

8 月 8 日四诊：药后咳嗽、咳喘症状基本好转，胸闷气促感明显缓解，关节仍略有疼痛，无晨僵，眠安、纳可，二便调。守上治疗方案，7 剂。

症情平稳，可停用汤药，仅服成药。

【按】朱老指出本病虽为肺、脾、肾三脏同病，但有轻重之分，尤其是病情活动比较严重时，不可以偏重补，当祛风湿、痰浊、瘀血诸邪，以"通"为法，取温清并施法，俾内蕴之痰浊、湿瘀诸毒泄化，络道通畅，则气血运行得以畅达，以濡养周身之皮毛、四肢百骸，诸症方可减轻。观朱老之用药，痹通汤、穿山龙为益肾活血通络之品，尤其是穿山龙，朱老认为此药既能扶正，又可蠲痹，既能通络，又能止咳益肺肾，治疗诸疑难杂症如痹证、红斑狼疮等皆参用之；加桂枝、制川乌以温经通络。四肢关节疼痛明显，以忍冬藤、徐长卿、拳参、制南星清利解毒，疏通经络，宣痹止痛；金荞麦、金沸草、鱼腥草、杏仁清肺化痰止咳；降香、薤白头行气宽胸；凤凰衣、莪术行气护胃。各诊加服浓缩益肾蠲痹丸以助益肾通络。

〔姜　丹　整理〕

第五节　脉　痹

【脉痹案 1】热毒蕴结（免疫性血管炎）

金某，女，18 岁。2005 年 10 月 5 日初诊。

〔主诉〕双小腿反复出现环状紫斑、溃疡 3 年。

患者 3 年前双小腿、足背始现红色小疹，抚之不触手，时见环状紫斑，不痛、不痒，当时未予重视，2 年前症状加重，出现溃疡，去当地医院就诊，诊断为"过敏性紫癜"，用药治疗未见明显好转，后去他院治疗，诊断为"扩展性紫癜"，经治疗症状有所缓解，天凉症状减轻，天热症状加重，近 1 年溃疡面增大，溃疡面疼痛、无痒感，足部浮肿，今年 7 月于复旦大学附属华山医院就诊，行皮肤活检，病理诊断为"变应性血管炎"，9 月在浙江萧山一医院血检：ESR 17 mm/h，CRP 阴性，免疫系列阴性，抗"O"弱阳性。目前患者溃疡面已基本愈合，不疼不痒，自觉双足背外侧麻木，天热时双小腿胀甚，时有浮肿，疼痛较甚，纳谷尚可，夜寐尚安，二便自调，服四妙勇安汤出入后，症情有所缓解。舌质红衬紫、苔薄白、根白腻，脉细小弦。调摄失宜，感受热毒之邪，热毒蕴结肌肤。予清利解毒，蠲痹通脉。处方：

痹通汤加拳参 30 g	金银花 30 g	穿山龙 30 g	生黄芪 30 g	泽兰 15 g
泽泻 15 g	赤芍 15 g	莪术 6 g	川桂枝 10 g	青风藤 30 g
凤凰衣 8 g	30 剂，每日 1 剂，水煎分 2 次服			
口服蝎蚣胶囊，每次 1.5 g，每日 3 次				

11 月 5 日二诊：双小腿皮肤瘀斑破溃，夏季多发，冬季渐平，已历 3 年，逐渐加剧，复旦大学附属华山医院皮肤病理切片（200527400）为：免疫性血管炎。抗"O"试验阴性，ESR、CRP 阴性，Ig 均正常，苔薄腻，脉细，此脉痹也，治以活血通络。处方：

赤芍 15 g	白芍 15 g	川桂枝 10 g	丹参 15 g	全当归 10 g
鹿角霜 10 g	生黄芪 30 g	蜂房 10 g	穿山龙 10 g	炮穿山甲 6 g
豨莶草 30 g	虎杖 30 g	土鳖虫 10 g	鬼箭羽 20 g	地龙 15 g
忍冬藤 30 g	甘草 10 g	30 剂，每日 1 剂，水煎分 2 次服		
口服益肾蠲痹丸，每次 8 g，每日 3 次				

12 月 17 日三诊：服上药一周，左足背肿甚，于当地医院输液 3 日，肿胀渐平，未再发作，活动时下肢微痛，手、足心少量汗，纳可，二便自调，来人述症索药。上方加丹参 30 g。40 剂。口服浓缩益肾蠲痹丸，每次 4 g，每日 3 次。

2006 年 1 月 21 日四诊至 2006 年 4 月 26 日六诊：足背肿胀减消，以前方合浓缩益肾蠲痹丸治疗 3 个月，症情好转。

6月12日七诊：双下肢皮肤红斑、破溃又现。舌苔薄白、质紫，脉细尺弱。证治率由旧章，上方加党参30g，30剂。继服浓缩益肾蠲痹丸。

7月21日八诊：来电述症索药，既往每年夏季双下肢皮肤红斑发作明显，今夏未明显发作，守法调治。上方30剂。继服浓缩益肾蠲痹丸。

8月21日九诊：经治疗后，双下肢红斑、溃烂已消，因20日后开学，要求续服20日中药及中成药巩固治疗。上方20剂。

待汤剂服完，续服浓缩益肾蠲痹丸。

以前方加减治疗近8个月，病情相对平稳，患者双下肢红斑、溃烂已消。

【按】本病属中医"梅核丹""瘀血流注""瓜藤缠""葡萄疫"等范畴。虽然对本病的病理机制尚缺乏统一的认识，但大都认为与热、毒、湿、瘀、痰、风、虚等相关。朱老认为此例属"脉痹"之候，为湿热毒瘀，蕴结肌肤，脉络不利，治宜清利解毒，蠲痹通脉。以痹通汤祛风湿、通经络，配以拳参、金银花、忍冬藤、虎杖清热、解毒、通络；穿山龙、青风藤祛风、利湿、通络；病情日久，以生黄芪益气，推动血行，赤芍、莪术活血化瘀。患者小腿胀甚，时有浮肿，疼痛较甚，用泽兰伍泽泻活血利水；佐川桂枝取其温通经脉之功；凤凰衣护胃。二诊用生黄芪、川桂枝、穿山龙益气温通经络；虎杖、忍冬藤、豨莶草清利通络；以赤芍、丹参、全当归、鬼箭羽活血化瘀；更用炮穿山甲、土鳖虫、地龙加强活血通络之力。日久肾虚，以鹿角霜、蜂房温补肾阳。此后三至六诊，症情尚平，守法治疗。七诊加党参益气，均配以益肾蠲痹丸，共奏益气温阳、清热解毒、活血化瘀、行气利水、蠲痹通络之功。此例病情错综复杂，治法融温、补、消、清、通于一体，坚持治疗，终获良效。

〔姜　丹　整理〕

【脉痹案2】毒蕴络阻（幼儿多发性动脉炎）

张某，女，6岁5个月。2008年9月20日初诊。

〔主诉〕反复发热、咳嗽3年。

患儿 2005 年始反复出现发热、咳嗽，血压偏高，时伴抽搐，2005 年 8 月于外院查颅动脉、颈内动脉、腹主动脉及肾动脉等处，发现动脉狭窄性病变。胸部 CT 提示：肺动脉高压。诊断：多发性大动脉炎，肺动脉高压，高血压。住院期间一度出现急性左心功能衰竭、呼吸衰竭，先后使用甲泼尼龙、苯磺酸氨氯地平片、复方利血平、阿司匹林肠溶片、氢氯噻嗪等治疗，病情好转出院。但血压在 170/100 mmHg 左右，联合服用多种降压药，效果欠佳。今来诊求中医治疗，现服用泼尼松 5 mg，每日 1 次；苯磺酸氨氯地平片 5 mg，每日 2 次；氢氯噻嗪 10 mg，每日 1 次；阿司匹林肠溶片 10 mg，每日 1 次；氯化钾缓释片 1.0 g，每日 2 次。刻下：血压 160/96 mmHg，精神尚可，身体瘦小，口唇红，牙齿、牙龈发育迟缓，纳可，大便偏干。舌红苔薄，脉细弦数。检查血钾 3.0 mmol/L，肝、肾功能正常。先天不足，毒邪蕴结，络脉瘀阻，气血不畅。治拟清热解毒，活血化瘀，培补肝肾。处方：

金银花 6 g	忍冬藤 6 g	白花蛇舌草 10 g	丹参 15 g	赤芍 6 g
牛膝 6 g	生地黄 8 g	枸杞子 10 g	穿山龙 15 g	鬼针草 15 g
炙全蝎 3 g	地龙 6 g	炙僵蚕 6 g	炙甘草 4 g	30 剂，每日 1
剂，水煎分 2 次服				
另用降压洗脚汤（药用桑叶、桑枝、茺蔚子各等量），煎汤每晚泡脚				

10 月 25 日二诊：血压 156/80 mmHg，患儿胃纳好转，唯近日夜寐头颈汗出如潦，面部潮红，全身烘热感，口唇偏红，舌尖红、苔中白腻，脉细涩。中医辨为络脉瘀阻，气血不畅，病属脉痹。治宜和血通脉，滋养肝肾为主。加用金龙胶囊以蠲痹通络，调节自身免疫，减阿司匹林肠溶片 5 mg，每日 1 次。处方：

女贞子 8 g	生地黄 10 g	赤芍 10 g	炒白芍 10 g	丹参 10 g
地龙 6 g	炙全蝎 3 g	桃仁 6 g	红花 6 g	山茱萸 15 g
浮小麦 20 g	穿山龙 15 g	豨莶草 15 g	忍冬藤 15 g	牡丹皮 6 g
刘寄奴 8 g	甘草 4 g	30 剂，每日 1 剂，水煎分 2 次服		
口服金龙胶囊，每次 0.5 g，每日 3 次				

继用降压洗脚汤泡脚。

12 月 24 日三诊：血压 150/70 mmHg，盗汗减少，大便稀薄，日行 3 次，苔中白腻，脉细弦。上方加怀牛膝 8 g，桑寄生 12 g，炒白术 15 g，生地黄改干地黄 10 g，30 剂。继服金龙胶囊，用降压洗脚汤泡脚。

2009 年 2 月 3 日四诊：血压 140/70 mmHg，复查肝、肾功能正常，时有气促，纳谷尚可，大便溏薄。舌质红、苔薄，脉弦劲。前法继进，调益脾肾。处方：

潞党参 8 g	炒白术 12 g	怀山药 12 g	地龙 8 g	炙全蝎 3 g
丹参 10 g	牡丹皮 8 g	女贞子 8 g	红花 6 g	怀牛膝 6 g
桑寄生 10 g	穿山龙 15 g	煅牡蛎 12 g(先煎)	浮小麦 15 g	甘草 6 g
30 剂，每日 1 剂，水煎分 2 次服				

3 月 20 日五诊：家属来电述症，因发热、咳嗽收住某儿童医院，检查诊断为肺炎。上方加金荞麦、鱼腥草各 15 g，北沙参 12 g，金沸草 10 g，联合抗生素治疗 8 日，病情逐渐稳定，好转出院。血压维持 130/65 mmHg 左右。

8 月 26 日六诊：患者来诊，上方调整巩固治疗，病情稳定。现予泼尼松 2.5 mg，每周 2 次；苯磺酸氨氯地平 5 mg，每日 1 次，阿司匹林肠溶片 5 mg，每日 1 次。诸恙悉平，宜续服药泡脚，调气血，化痰瘀，以期巩固。处方：

潞党参 8 g	怀山药 12 g	地龙 8 g	炙全蝎 3 g	丹参 10 g
枸杞子 12 g	牡丹皮 8 g	女贞子 10 g	红花 6 g	怀牛膝 8 g
桑寄生 12 g	穿山龙 15 g	煅牡蛎 12 g(先煎)	甘草 4 g	30 剂，每
日 1 剂，水煎分 2 次服				

嘱注意冷暖，适当加强锻炼，以增强机体免疫力，症情逐渐好转。

【按】本病多由先天不足、后天失调、复感外邪，而导致脉络瘀滞，甚至闭塞不通，临床上以本虚标实者为多。此案系心肝肾亏虚为本，寒湿或热毒、痰凝、血瘀为标。治疗以清热解毒、活血化瘀、滋补肝肾为主，用药以虫类药与草木药相伍。以金龙胶囊（由鲜动物药壁虎、金钱白花蛇、蕲蛇制成）破瘀、散结、通络，可增强和调节细胞与体液免疫功能。用生地黄、枸杞子、牛膝滋补肝肾；虑其毒邪内蕴，用金银花、忍冬藤、白花蛇舌草、鬼针草清热解毒；穿山龙合鬼针草祛风湿，通经络；丹参、赤芍活血化瘀；地龙、炙全蝎、炙僵蚕搜剔通络。二诊见夜寐头颈汗出如潦，面部潮红，全身烘热感，口唇偏红，以女贞子、生地黄、炒白芍滋补肝肾之阴，山茱萸、浮小麦收敛止汗。三诊盗汗减少，大便稀薄，脾虚失运，加炒白术健脾化湿。四至六诊以益气健脾、补益肝肾、活血通络为主调治，佐以降压洗脚汤外用。此例经朱老治疗前，虽以西药治疗，但效果欠佳，特别是血压较高，控制不满意。经近1年的中医治疗，患儿血压明显稳定，心肺功能改善，且逐渐减少西药剂量，尤其减少了激素用量，患儿免疫功能及生活质量明显提高。

〔姜 丹、吴 坚 整理〕

第六节 燥 痹

【燥痹案1】阴虚津亏（干燥综合征）

丁某，女，32岁。2009年8月17日初诊。

〔主诉〕口眼干燥1年余。

近1年感口眼干燥，伴血小板减少，至南京军区南京总医院就诊，诊断为干燥综合征。目前泼尼松7.5 mg/d，并用白芍总苷、溴己新治疗。眼干好转，口稍干，大便偏溏。舌偏红、苔白腻，脉细。检PLT $80×10^9$/L，ESR 11 mm/h。乃脾胃阴伤，肝肾阴虚，津液不足，无以濡养，燥热内生，络脉不利。治当滋养肝肾，润燥通络。处方：

川石斛20 g	枸杞子20 g	鬼箭羽30 g	菊花12 g	夏枯草15 g
生地黄20 g	穿山龙50 g	油松节30 g	鸡血藤30 g	甘草6 g

20剂，每日1剂，水煎分2次服

11月30日二诊：目干好转，仍口干，近来偶尔胃痛、脘胀，纳谷尚可，二便调，目前服泼尼松 7.5 mg/d，白芍总苷 2 粒/次、每日 3 次；溴己新 2 片/次、每日 3 次；维生素 E 1 粒/d。血常规示 WBC 4.91×10^9/L，PLT 58×10^9/L。舌红、苔薄白，脉细。体气亏虚，续当培益。处方：

潞党参 20 g	枸杞子 15 g	穿山龙 30 g	全当归 10 g	鸡血藤 30 g
油松节 30 g	牛角腮 30 g	补骨脂 20 g	女贞子 15 g	虎杖 15 g
甘草 6 g	20 剂，每日 1 剂，水煎分 2 次服			

2010 年 3 月 15 日三诊：眼干、口干均有好转，偶胃胀，大便正常，舌质微红、苔薄，脉细。检 PLT 72×10^9/L，WBC 8×10^9/L，泼尼松已停，上方已服 3 个月。前法继进之。上方加生地黄、熟地黄、生白芍各 20 g。20 剂，每日 1 剂，煎法同前。

【按】干燥综合征多因脾胃阴伤、肝肾阴虚、津液不足、燥热内生，常用甘寒凉润之药为主治疗。本例患者诊断明确，经激素治疗，症情有所控制。但是，除口干、眼干外，主要表现为血小板计数低于正常，又有关节痛。方用生地黄、枸杞子、川石斛滋养肝肾（胃）之阴；菊花、夏枯草清肝明目；穿山龙祛风湿，通经络，调节免疫功能；油松节、鸡血藤取补血生精，升血小板、白细胞之功，此为朱老临床用药经验。二诊燥热渐减、肝阳渐平，目干好转，然血小板仍然明显低于正常值，口干乏力，以潞党参、枸杞子益气养阴；与全当归、鸡血藤、油松节、牛角腮、补骨脂、女贞子、虎杖合用，加大升高血小板之力。三诊症情明显好转，激素已停，血小板上升，口干等症逐渐好转而稳定，再以大剂生地黄、熟地黄、生白芍滋养肝肾之阴，巩固调治。此例治法以滋养肝肾为主，生津润燥，又注意到血小板减少，以经验用药参伍其中，激素药渐减量至停用，病情好转而稳定。

〔姜　丹　整理〕

【燥痹案 2】阴津不足，络脉痹阻（干燥综合征）

赵某，女，57 岁。2010 年 5 月 24 日初诊。

〔主诉〕口眼干燥、四肢游走疼痛 3 年多。

患者在外院就诊，查 ENA 系列、RF、ESR 均正常。下唇活检：小涎腺组织见散在淋巴浆细胞，符合干燥综合征Ⅰ级。刻下：口干眼干，心慌头晕，大便偏溏。舌红、苔白腻，脉细弦。此属阴津不足，腔窍失养，心脾两虚，心神不宁。治拟养阴生津，调养心脾。处方：

穿山龙 50 g	珠子参 15 g	怀山药 30 g	枸杞子 10 g	玉竹 12 g
升麻 10 g	十大功劳叶 15 g	首乌藤 30 g	合欢皮 15 g	甘草 6 g

14 剂，每日 1 剂，水煎分 2 次服

2010 年 6 月 14 日二诊：口干眼干，四肢胸胁窜痛，矢气较多，大便溏烂，下肢散见瘀斑。舌偏红、苔燥，脉小弦。仍予原法治之。上方加鬼箭羽 20 g，青风藤 30 g。14 剂。

2010 年 7 月 12 日三诊：胸胁窜痛，矢气较多，腹胀，口干好转，便溏，眼干，舌红、苔薄腻，脉细弦。前法治之。处方：

穿山龙 50 g	赤芍 15 g	白芍 15 g	预知子 20 g	枸杞子 15 g
怀山药 30 g	菊花 10 g	川楝子 15 g	女贞子 15 g	甘草 6 g

14 剂，每日 1 剂，水煎分 2 次服

【按】干燥综合征多见口眼干燥，大便秘结，然此例大便偏溏，乃阴虚及阳，脾运不健，升清失职，症情复杂，调治宜慎。证属阴津不足，腔窍失养，心脾两虚，心神不宁，治宜养阴生津，调养心脾。方中以穿山龙通利经络，调节免疫功能；珠子参、枸杞子、玉竹润养滋阴；首乌藤、合欢皮安心神，通经络；十大功劳叶清虚热；升麻有升阳解毒之功，伍怀山药可助运脾升清，以治便溏。二诊下肢散见瘀斑，为燥邪伤及络脉之瘀阻之象，以鬼箭羽、青风藤活血化瘀，通经活络。三诊口干好转，见胸胁窜痛、矢气较多、腹胀便溏、眼干，为肝郁气机不畅，脾失健运，以预知子、川楝子苦泄解郁，行气疏肝，活血止痛不伤阴，体现了朱老灵活用药、随症加减的特点。

〔姜　丹、吴　坚　整理〕

【燥痹案3】阴虚燥热（干燥综合征）

周某，女，48岁。2010年6月7日初诊。

〔主诉〕口眼干燥4年多。

有干燥综合征病史，口眼干燥4年多，曾用胸腺肽、溴己新等效不佳。刻下：口干，眼干，手麻，小腿疼痛。舌红、苔薄，脉细弦。阴虚燥热，阴津亏耗。治拟养阴清热，生津润燥。处方：

生地黄20 g	川石斛20 g	鬼箭羽30 g	赤芍20 g	白芍20 g
玄参30 g	女贞子20 g	枸杞子15 g	菊花15 g	宣木瓜15 g
麦冬15 g	知母15 g	甘草6 g	20剂，每日1剂，水煎分2次服	

7月5日二诊：口干眼干，大便溏，右手中指疼痛，舌微红、苔薄，脉细弦。前法治之。处方：

枸杞子15 g	菊花15 g	女贞子20 g	怀山药30 g	葛根15 g
赤芍15 g	白芍15 g	炒扁豆衣10 g	丹参15 g	乌梅10 g
甘草6 g	20剂，每日1剂，水煎分2次服			

8月23日三诊：大便正常，口眼干燥，关节酸痛不著，舌红、苔薄，脉细弦。前法治之。处方：

枸杞子15 g	菊花15 g	女贞子20 g	川石斛15 g	怀山药30 g
赤芍15 g	白芍15 g	鬼箭羽20 g	鸡血藤30 g	甘草6 g
20剂，每日1剂，水煎分2次服				

10月11日四诊：药后关节酸痛明显改善，唯咽干、口干，眼干、羞明、怕光。舌红、苔薄，脉细弦。前法治之。上方川石斛改为20 g，加决明子15 g，玄参20 g，谷精草15 g。30剂。

12月13日五诊：关节疼痛较前减轻，唯近日气短、呼吸困难，口干眼干，舌苔薄腻，脉细弦。胸片示两肺纹理增多。拟清燥通络、益肾纳气为治。处方：

川石斛 20 g	生地黄 20 g	十大功劳叶 15 g	合欢皮 15 g	枸杞子 10 g
菊花 10 g	决明子 15 g	谷精草 15 g	密蒙花 15 g	鬼箭羽 30 g
甘草 6 g	14 剂，每日 1 剂，水煎分 2 次服			

2011 年 1 月 17 日六诊：口干眼干及关节疼痛改善，唯气短，喉间有痰鸣声，活动时反而症状减轻。2010 年 12 月 24 日仪征市人民医院胸部CT 示：胸部平扫未见异常。肺功能检查：通气功能正常，弥散功能正常。舌苔薄、质偏红，脉细弦。前法治之。处方：

川石斛 30 g	生地黄 20 g	枸杞子 15 g	菊花 15 g	十大功劳叶 15 g
鬼箭羽 30 g	玉竹 15 g	北沙参 15 g	金荞麦 30 g	炙紫菀 10 g
合欢皮 15 g	甘草 6 g	20 剂，每日 1 剂，水煎分 2 次服		

9 月 26 日七诊：口干眼干，经治关节疼痛好转，口唇有紧束感，舌苔薄，脉细弦。拟从阴津燥痹治之。处方：

生地黄 30 g	玄参 20 g	川石斛 20 g	鬼箭羽 30 g	赤芍 15 g
白芍 15 g	枸杞子 15 g	菊花 15 g	女贞子 15 g	豨莶草 30 g
甘草 6 g	20 剂，每日 1 剂，水煎分 2 次服			

【按】干燥综合征主要是阴津缺乏，不能濡润脏腑、关节、筋骨、肌肉及孔窍，出现口眼干燥、关节疼痛、肌肤枯涩、妇女阴部干涩、大便干结等临床症状。此例患者燥热内盛，肺胃津伤，药用生地黄、川石斛、北沙参、麦冬、玄参、白芍、葛根、玉竹等大剂量滋阴润燥生津之品。肝肾阴虚，无以上承濡目，故眼干为苦，以女贞子、枸杞子滋养肝肾；菊花清肝明目，与枸杞子相配，清养相须。此类患者重者见羞明怕光，视物模糊，加谷精草、密蒙花、决明子清肝明目，密蒙花性甘微寒，既能清肝除热，又能养肝润燥，明目退翳，对肝阴虚之目疾最宜；燥邪伤津，血脉滞涩，佐活血化瘀之赤芍、鬼箭羽。二诊除口干眼干，尚见便溏，应注意用药不宜过于滋腻、苦寒，朱老用炒扁豆衣健脾和胃，合葛根、怀山药甘凉生津止渴，升阳止泻；阴虚则内热，视情酌加知母、十大功劳叶清虚热之

品。治疗中注意了对一些兼证的治疗，如关节疼痛加豨莶草，通经活络，通痹止痛；咳嗽加金荞麦、炙紫菀，清肺化痰止咳。七诊后，患者症情明显好转，收效甚佳。干燥综合征多从津亏生燥论治，然气不化液，同样致燥，治之应不拘泥于甘寒濡润一法。

〔姜　丹　整理〕

【燥痹案4】阴虚燥热（干燥综合征）

白某，女，62岁，2006年9月11日初诊。

〔主诉〕口干伴全身关节疼痛3个月。

患者3个月前感口干、全身关节疼痛，痛剧时难忍，号天哭地。刻下：手脚、腕、踝肿胀如馒，不红不热，活动不利，行走困难，手不能握，口极干，每日不停饮水亦不解渴，面浮，唇绀，便秘，双目干涩，齿龈肿，牙根龋蚀。舌中干红、苔白燥，脉弦涩。年事渐高，肝肾阴虚，内生燥热，燥甚化毒，毒伤肺阴。治拟清燥救肺，滋阴生津，补虚止痛，仿"一贯煎"并"清燥救肺汤"之意化裁。处方：

穿山龙50 g	生地黄50 g	北沙参10 g	川石斛10 g	枸杞子10 g
菊花10 g	麦冬10 g	金银花10 g	川贝母10 g	生白芍10 g
土茯苓30 g	寒水石30 g	甘草6 g	30剂，每日1剂，水煎分2次服	

10月9日二诊：关节肿痛大减，行走如常人，唯口干尚有，齿龈肿胀未全消。原法继用，上方去穿山龙、寒水石，续服50剂。口服扶正蠲痹Ⅱ号胶囊，每次5粒，每日3次。并嘱购鸭梨，以盐水浸泡作为零食。

12月25日三诊：药后诸症基本消失，嘱服扶正蠲痹Ⅱ号胶囊，并食盐水梨，巩固疗效以善后。

【按】朱老所拟上方辛凉甘润，清轻而不重浊，柔润而不滋腻，治疗"燥甚化毒"颇为合拍。方中北沙参、川石斛、麦冬、川贝母、生白芍甘寒养阴，润肺降火，润燥增液；土茯苓、金银花、甘草甘寒凉润以解燥毒；寒水石味甘微咸，性大寒，清解燥热，除五脏伏火；枸杞子、菊花养目润燥解毒，益金水二脏，能制风木之横；甘草和中解毒。更值得一提的是，朱老用大剂量穿山龙和生地黄配伍，是治疗"虚性疼痛"属不充、不荣、不润、不温等的速效药。燥痹乃由虚而致的全身关节疼痛，大剂量穿山龙、生地黄一通一荣，荣中寓通，两药相伍可寒可热，可气可血，通中有补，相得益彰。

〔姜 丹 整理〕

第七节 顽 痹

【顽痹案1】肾督亏虚，气虚血滞（类风湿关节炎）

袁某，女，32岁，2010年7月28日初诊。

〔主诉〕双手指近端关节肿痛伴晨僵1年余。

患者1年前感双手指近端关节肿胀疼痛，伴晨僵，掌指关节亦有肿痛，余关节无不适，纳可便调。舌淡红、苔薄白，脉细。辅助检查：血常规正常，ESR 20 mm/h，RF 120 kU/L，CRP 6.9 mg/L；肝肾功能正常。为肾督亏虚，邪气久羁，气虚血滞，络脉痹阻。法当益肾蠲痹，通络止痛。处方：

熟地黄15 g	鹿角片15 g	穿山龙50 g	生黄芪30 g	蜂房10 g
土鳖虫10 g	鸡血藤30 g	乌梢蛇10 g	丹参15 g	徐长卿20 g
威灵仙15 g	肿节风30 g	泽泻30 g	制生南星40 g	猫人参30 g
莪术8 g	凤凰衣8 g	生甘草6 g	30剂，每日1剂，水煎分2	
次服				
口服益肾蠲痹丸，每次8 g，每日3次				

8月28日二诊：来电述患者指节晨僵疼痛较前缓解，纳可便调。守法调治。上方加淫羊藿、枸杞子各15 g。30剂。继服益肾蠲痹丸。

9月24日三诊：关节疼痛减轻，续予原法。上方30剂。继服益肾蠲痹丸。

10月28日四诊：关节疼痛已缓，纳可便调，舌淡红、苔薄白，脉细。复查 RF 50 kU/L，ESR 6 mm/h，肝肾功能正常。继巩固治疗，用药同前。

【按】朱老对虫类药潜心研究数十年，上自《神农本草经》，下逮诸家，凡是有关虫类药的史料，靡不悉心搜罗，然后结合药物基源、药理和临床实践效果，辨伪存真，以广其用。顽痹一证，现代所称类风湿关节炎，久治不愈者，甚为棘手。朱老认为，精血交损，肝肾亏虚，督脉经气阻滞，阳气失于敷布，全身功能衰弱为病之本，久病入络，病邪深入经隧、骨骱是病之标。所谓"络瘀则痛""久痛入络"，此时用祛风、散寒、逐湿、清热等草木之品，多不能取效，若借助血肉有情之虫类药物，则能搜剔钻透，直达病所。本案患者，手指关节肿痛伴晨僵已历1年，四诊合参，证属肾督亏虚，风湿侵袭，日久气虚血滞，络脉痹阻，治宜益肾壮督，益气活血，蠲痹通络。初诊用熟地黄、鹿角片益肾填精，合蜂房温肾壮督；土鳖虫、乌梢蛇宣痹止痛；生黄芪、鸡血藤益气补血，活血通络；穿山龙、徐长卿、威灵仙祛风湿，通经络；肿节风、猫人参、制南星清热解毒，化痰散结，消肿止痛；丹参、莪术活血化瘀；泽泻利湿；凤凰衣、生甘草和胃，缓和药性。二诊患者关节疼痛缓解，用淫羊藿、枸杞子加强补肾壮督之力，巩固疗效。

〔孙珊珊　整理〕

【顽痹案 2】气虚痰瘀痹阻（类风湿关节炎）

仇某，女，61岁。2005年10月17日初诊。

〔主诉〕双手指关节肿痛1年余。

去年冬季起，感双手指近端指关节肿胀、疼痛，晨僵，渐见手指关节畸形，未曾检查治疗，无腕、肩、膝关节疼痛等，纳眠正常，二便调。舌质淡红、苔薄白，脉细。此为肾督亏虚，气虚日久，络脉痹阻不通，留邪不去，痰瘀内生，互结关节。治以补气益肾壮督，化痰祛瘀通络。处方：

穿山龙 50 g	生黄芪 30 g	全当归 10 g	蜂房 10 g	土鳖虫 10 g
独活 20 g	炒延胡索 30 g	鸡血藤 30 g	甘草 6 g	7剂，每日1
剂，水煎分 2 次服				

10月24日二诊：药后症情同前，手指关节疼痛、变形，晨僵明显。舌质淡红、苔薄白，脉细。查 IgG 13.37 g/L、IgA 4.82 g/L、IgM 0.74 g/L、ASO 157 U、RF 23.2 kU/L；顽痹之治疗，非短期所能速效，守前调治。上方去生黄芪、独活、炒延胡索，加僵蚕 10 g、海风藤 30 g。7 剂。

11月1日三诊：服药后手指关节疼痛减轻，手指关节仍变形，晨僵减轻，舌质淡红、苔薄白，脉细。守前调治，加大益肾之力。上方加骨碎补 30 g、补骨脂 15 g，14 剂，每日 1 剂，水煎分 2 次服。

11月15日四诊：手指关节疼痛明显缓解，症状基本稳定，夜寐欠佳，舌质偏红、苔薄白，脉细。前法治之。上方加木蝴蝶 6 g、女贞子 10 g。14 剂。

【按】朱老指出，类风湿关节炎凡症情较重、迭治缠绵难愈者，非单纯祛风、散寒、逐湿之剂所能奏效。顽痹具有久痛多瘀、久痛入络、久病多虚及久必及肾的特点，益肾壮督是治本之道。该例患者关节疼痛变形，舌淡脉细，为肾督亏虚，气虚络痹，痰瘀互结，治宜益气补肾壮督、蠲痹化痰通络。方中穿山龙、生黄芪、独活扶正气，祛风湿，通血脉，蠲痹着；全当归、鸡血藤、炒延胡索补血活血通络。因关节变形、晨僵明显，此为痰瘀互结之候，故二诊中佐以僵蚕化痰散结；土鳖虫伍蜂房行瘀通督，活血止痛，为朱老常用药对。三、四诊又以骨碎补、补骨脂、女贞子加强益肾壮督之力，则肾虚渐复，络脉渐得通利，关节疼痛减轻，病情趋于好转稳定。

〔孙珊珊　整理〕

【顽痹案3】肾督亏虚，痰瘀痹阻（类风湿关节炎）

何某，女，31 岁，2010 年 9 月 27 日初诊。

〔主诉〕双手指节肿痛晨僵反复 1 年余。

患者有类风湿关节炎病史 1 年余，平素双手指节肿痛伴晨僵反复发作，呈进行性加重，渐延及四肢多处关节，2009 年 9 月 16 日查 RF 255.5 kU/L（255.5 IU/mL），经服中药治疗一度好转，停药复作。

刻下：右肘关节肿大疼痛，无法伸直，左手无名指近端指关节梭形肿痛，伴晨僵，左腘窝掣痛，左膝肿胀，行走欠利，疼痛关节抚之灼热，骨节恶风怯冷，纳食不馨，便调。舌体瘦、质衬紫，苔微腻，脉细小数。今检血常规正常，血沉 56 mm/h，RF 200 IU/mL（200 kU/L），CRP 12.3 mg/mL（12.3 μg/L）。此乃肾督亏虚，邪气羁留，日久不愈，痰瘀痹阻骨节、经脉，郁而化热。治宜益肾蠲痹，祛瘀化痰，清利通络为主。处方：

淫羊藿 10 g	生地黄 10 g	鹿角片 15 g	蜂房 10 g	乌梢蛇 10 g
鸡血藤 30 g	土鳖虫 10 g	丹参 15 g	威灵仙 15 g	穿山龙 50 g
青风藤 30 g	肿节风 30 g	生黄芪 30 g	制南星 30 g	炒赤芍 15 g
炒白芍 15 g	鬼箭羽 20 g	拳参 20 g	姜半夏 10 g	陈皮 6 g
生甘草 6 g	30 剂，每日 1 剂，水煎分 2 次服			
口服蕲蛇胶囊，每次 4 粒，每日 3 次				

10 月 25 日二诊：服上方后始则关节疼痛加重，近来痛缓，关节肿胀减而未已，无须服止痛药。晨僵已释。舌淡红、苔薄，脉细。续予原法，效不更方。上方 30 剂。继服蕲蛇胶囊，每次 4 粒，每日 3 次。

2011 年 1 月 11 日三诊：今复检 ESR 20 mm/h，RF 50 kU/L（50 IU/mL），CRP 7.1 μg/L（7.1 mg/mL），血常规、肝肾功能正常。症状减轻，双肘、膝活动较前灵活，疼痛程度轻，左无名指梭形肿胀，纳可，便调。舌淡红、苔薄白微腻，脉细。继服上方加炒白芥子 15 g，30 剂。继服蕲蛇胶囊。

坚持服药，至 2011 年 4 月 12 日复查，ESR 12 mm/h，RF 25 kU/L，CRP 6.1 mg/L，肝肾功能正常。关节症状逐渐改善，中药减量巩固治疗。

【按】凡顽痹久治乏效，关节肿痛，活动受限，多为病邪与痰瘀凝聚经隧，胶结难解，用常规药，恒难奏效。本案患者类风湿关节炎历时 1 年，病情反复难愈，须采用透骨走络、涤痰化瘀之品，如蜂房、乌梢蛇、蕲蛇、土鳖虫、制南星之属，始能搜剔深入经隧骨骱之痰瘀，痰去瘀消，则肿痛可减。此例肘、手多关节肿痛，左膝肿胀，行走欠利，疼痛关节抚之灼热，骨节恶风怯冷，为寒热、虚实错杂之象，用淫羊藿、鹿角片以温肾壮阳；合生地黄、炒白芍等补益肝肾以壮筋骨，阴阳兼顾；生黄芪益气扶正；肿节风、拳参清利解毒，散结消肿；青风藤、鸡血藤、威灵仙祛风除湿通络；炒赤芍、丹参、鬼箭羽活血化瘀，通络止痛；姜半夏、陈皮化痰健脾开胃。全方共奏益肾壮督、化痰祛瘀、蠲痹通络之功。二诊诸症均减，晨僵渐轻，唯服药始则关节疼痛加重，继则痛缓，乃药后络脉气血欲通又未及畅通之征，部分患者有此表现，效不更方。三诊症情继续好转，唯手指关节梭形肿胀，加用炒白芥子入经络，搜剔痰结。坚持服药至90剂，诸恙悉减。

〔孙珊珊　整理〕

【顽痹案4】湿郁生热，遏阻络脉（类风湿关节炎）

祁某，女，38岁。2009年10月10日初诊。

〔主诉〕四肢关节肿胀、疼痛1年，加重伴持续发热2个多月。

患者有"类风湿关节炎"病史1年多，四肢关节肿胀、疼痛，近2个月持续发热，体温在37.5℃～38.5℃，四肢关节疼痛加重，虽曾使用过抗生素，以及中药清热通络剂如白虎加桂枝汤类，但发热不退，病情依然。患者身热不扬，肢困乏力，手指、足趾、腕关节肿胀疼痛，晨僵，活动受限，纳差，渴喜热饮。舌偏红、苔白腻，脉濡数。此为湿邪痹阻于经脉骨隧，留着不去，不得宣通，郁久化热。治宜化湿通络，清热宣痹。处方：

大豆卷10 g	蚕沙20 g（包）	白豆蔻5 g（后下）	生薏苡仁30 g	青风藤30 g
土茯苓50 g	滑石10 g（包）	秦艽12 g	白薇12 g	厚朴6 g
甘草5 g	5剂，每日1剂，水煎分2次服			

10月19日二诊：上药服5剂后，发热退，手指、腕关节疼痛减轻，腻苔消，脉濡。湿热渐去，仍守前法。上方加忍冬藤30 g。14剂。

11月2日三诊：关节肿痛明显减轻，随症调治1个月，症情趋稳定。

【按】此例痹证，除关节肿痛、喜热饮等症外，尚见身热不扬，肢困乏力，乃湿郁生热，遏阻络脉、关节。病机主要矛盾在湿不在热，湿不去，热不退，经脉痹阻，不得宣通，则关节肿痛等症随之加重。方以大豆卷、蚕沙、白豆蔻、生薏苡仁芳香化湿，清利湿热；秦艽、忍冬藤祛风湿而偏清利，与白薇配伍，可治疗湿热之痹证；重用土茯苓、滑石通利渗湿，佐厚朴以利于气机之通畅，气化则湿化，湿去热清，则热退络通，诸症自缓。

〔孙珊珊　整理〕

【顽痹案5】肾虚痰瘀，寒热错杂（类风湿关节炎）

林某，女，47岁。2010年9月2日初诊。

〔主诉〕多关节肿痛3年余。

近3年多关节肿痛反复发作，进行性加重，关节伴有灼热感，骨节内恶风，活动时咯咯作响。颈腰僵痛，颈痛甚时伴恶心欲吐。当地检查确诊为类风湿关节炎，多方求治，曾服中成药丸，当时痛缓，停则加重。月经紊乱半年余，无明显潮热出汗，夜寐不实多梦，纳食可，二便调。舌质暗紫布瘀斑，苔黄厚腻，脉细。血检：ESR 58 mm/h，血常规、肝肾功能正常，HLA-B27（-），RF 128.9 kU/L（128.9IU/mL），CRP 4 μg/L（4 mg/mL），ASO正常。此为肾督亏虚，痰瘀互结，寒热错杂。治宜益肾蠲痹。处方：

穿山龙50 g	蜂房10 g	乌梢蛇10 g	地龙10 g	僵蚕10 g
鸡血藤30 g	土鳖虫10 g	丹参15 g	威灵仙15 g	制南星40 g
青风藤30 g	炒赤芍20 g	炒白芍20 g	猫爪草30 g	肿节风30 g
徐长卿30 g	川芎15 g	鬼箭羽30 g	葎草30 g	生甘草6 g

30剂，每日1剂，水煎分2次服

口服金龙胶囊，每次4粒，每日3次

9月29日二诊：药后症状较前改善，效不更方。上方30剂，每日1剂，水煎分2次服。继服金龙胶囊。

11月20日三诊：来电诉关节疼痛释。11月19日当地复查：RF 99.2 kU/L（99.2 IU/mL），CRP 3μg/L（3 mg/mL）。继巩固治疗。

【按】此例中年女性患者，诊断明确。恙起三载，渐趋加重，症见多关节肿痛反复发作，为顽痹之证。多为肾督亏虚，精血不足，风寒湿邪侵袭，痹阻关节，络脉不利。病久诸邪化热，故见关节热感。骨节内恶风，乃正虚卫外不固。邪滞体内，津液运行受阻，气血运行不畅，痰生瘀结，交阻关节，则见关节肿痛，持久难消。舌质暗紫布瘀斑、苔黄厚腻，脉细，为痰热虚瘀之象。病机虚实互见，错综复杂。治疗宜益肾蠲痹，用药如穿山龙、蜂房扶正益肾，祛风湿，通经络；大剂量虫类药蜂房、乌梢蛇、地龙、僵蚕、土鳖虫搜剔通络，开痹散结。制南星祛风化痰，散结消肿，专走经络，善止骨痛；猫爪草辛、苦，性平，有化痰散结、解毒消肿之效，现代临床常用于多种肿瘤治疗，朱老认为凡由痰火、痰气、痰瘀、痰浊致病证，此药皆可用；肿节风有祛风除湿、活血散瘀之功。制南星、猫爪草、肿节风三药合用，化痰软坚，散结消肿，通络止痛。威灵仙、青风藤、徐长卿、鸡血藤加强祛风湿、通经络之功；炒白芍养阴和络，防虫类药燥烈伤阴。此患者舌质暗紫布瘀斑，络脉瘀阻之象尤著，以川芎、丹参、鬼箭羽、炒赤芍活血化瘀；萹草清热通络。诸药相配，以虫类药、活血化瘀药通络为主，邪去络通，则关节疼痛肿胀诸症得减。辨证正确，施药对路，二诊效不更方，原方续进。然顽痹仍为难治之症，尚需灵活加减，长期治疗。

〔孙珊珊、吴　坚　整理〕

第八节　浊瘀痹

【浊瘀痹案 1】浊瘀痹（痛风）

陈某，男，56 岁。2006 年 3 月 20 日初诊。

〔主诉〕右踝关节不适 3 日。

患者有痛风史 3~4 年，平素嗜酒，足跗趾及踝关节红肿疼痛，曾经发作 5 次，近 3 日又感右踝关节不适，无明显红肿疼痛，纳可，二便调。舌质淡红、苔薄白，脉细弦。查 B 超：①右肾囊肿伴结石；②脂肪肝；③胆囊壁毛糙；④脾大。血脂分析：TG 3.03 mmol/L；总胆固醇（CHOL）、高密度脂蛋白（HDL）、LDL、载脂蛋白 A_1（$ApoA_1$）、载脂蛋白 B（ApoB）、BUN、肌酐（CREA 或 Cr）均正常；空腹葡萄糖（GLU）6.87 mmol/L，UA 680.3 μmol/L；血黏度示高黏滞血症、红细胞压积增高、红细胞聚集性增强。此为浊瘀痹，治宜泄化浊瘀，蠲痹通络。处方：

土茯苓 30 g	金钱草 30 g	海金沙 15 g(包)	石韦 20 g	鸡内金 10 g
芒硝 6 g(分冲)	莱菔子 12 g	威灵仙 20 g	甘草 6 g	14 剂，每日
1 剂，水煎分 2 次服				

4 月 3 日二诊：药后关节无明显不适，大便偏溏，一日 2 次。舌质淡红、苔薄白，脉细弦。症情好转，病机同前，守前调治。处方：

土茯苓 30 g	金钱草 40 g	海金沙 15 g(包)	虎杖 30 g	威灵仙 30 g
蚕沙 15 g(包)	泽兰 20 g	泽泻 20 g	赤芍 15 g	白芍 15 g
冬葵子 15 g	甘草 6 g	20 剂，每日 1 剂，水煎分 2 次服		

4 月 22 日三诊：服药后病情好转，无明显不适。原方 14 剂。

【按】此例长期嗜食甘肥辛辣，脏腑功能失调，升清降浊无权，久则痰湿滞阻于血脉之中，难以泄化，与血相结，而为浊瘀，滞留于经脉，则见关节疼痛红肿等症，是为浊瘀痹。浊瘀郁结，湿热郁结于脏腑则为肾结石。

朱老认为，痛风之名，始于李东垣、朱丹溪，中医之痛风是广义的历节病；而西医学之痛风，则系嘌呤代谢紊乱引起的高尿酸血症的"痛风性关节炎"及其并发症，所以病名虽同，概念则异。从临床观察，有其特征，如以中老年、形体丰腴或有饮酒史、喜进膏粱肥甘之人为多；关节疼痛以夜半为甚，且有结节，或溃流脂液。从病因来看，受寒受湿虽是诱因之一，但不是主因，湿浊瘀滞内阻，才是其主要病机，且此湿浊之邪，不受之于外，而生之于内。患者多为痰湿之体，久则脏腑功能失调，升清降浊无权，痰湿滞阻于血脉之中，难以泄化，与血相结而为浊瘀，滞留于经脉，则骨节肿痛，结节畸形，甚则溃破，渗溢脂膏。凡此悉皆浊瘀内阻使然，实非风邪作祟，故朱老称之为"浊瘀痹"。治疗遵泄化浊瘀这一大法，审证加减，浊瘀逐渐泄化，而血尿酸亦可随之下降，从而使分清泌浊之功能恢复，而趋健复。

本案中朱老用土茯苓、金钱草、石韦、虎杖、泽兰、泽泻降泄浊毒，排泄尿酸；因有肾结石，故投以海金沙、鸡内金、威灵仙、芒硝、冬葵子、莱菔子排石化石之品；海金沙、冬葵子也有清利湿热之功。诸药合用，浊瘀渐去，络脉通利，疼痛则缓。而结石的缩小和排出，则需要较长时间的调治。本案以土茯苓为主药，治疗痛风，一为降泄浊毒，二为通利关节；不但能降低血尿酸水平，还可解除骨节肿痛。此外，注意饮食、生活、精神调摄，对预防痛风的发作，也起到相当重要的作用。

〔孙珊珊　整理〕

【浊瘀痹案 2】浊瘀内生，络脉痹阻（痛风）

周某，男，38 岁，2009 年 10 月 12 日初诊。

〔主诉〕右膝关节红肿疼痛 2 个多月。

原有痛风病史 3～4 年，每遇发作时，自服秋水仙碱等，疼痛可缓解。此次因右膝关节红肿疼痛 2 个多月来诊，局部肿胀、疼痛、烘热，行走不利，自服秋水仙碱后，症状未见改善，伴见疲劳，易汗出。舌质偏红、苔薄，脉细弦。查 UA 达 900 μmol/L，双膝 X 线片示左膝半月板损伤，右膝痛风结石形成。此为湿浊瘀阻，停着经隧而致骨节肿痛，不通则痛，证属浊瘀痹阻。治宜泄化浊瘀，蠲痹通络。处方：

土茯苓 50 g	草薢 20 g	生薏苡仁 40 g	山慈菇 20 g	生地黄 20 g
威灵仙 12 g	赤芍 20 g	白芍 20 g	桃仁 10 g	红花 10 g
甘草 6 g	14 剂，每日 1 剂，水煎分 2 次服			

10 月 26 日二诊：药后右膝关节红肿基本消失，疼痛缓而未平，舌质偏红、苔薄白腻，脉细。复查血 UA 降至 687 μmol/L。仍守前法，上方加蚕沙 15 g（包），刘寄奴 30 g。14 剂。

11 月 9 日三诊：患者双膝关节红肿、疼痛完全消退，复查 UA 412.5 μmol/L。原方继服 14 剂，以善其后。

【按】朱老首创"浊瘀痹"的病名，认为痛风乃湿浊瘀阻，停滞经隧而致骨节肿痛之证，提出治疗痛风要"恪守泄化浊瘀大法，贯穿于本病的始终"。在组方用药上注重辨病与辨证相结合的治疗理念，常将土茯苓与草薢组对。土茯苓善祛湿毒而利关节，《本草正义》谓其"利湿去热，能入络，搜剔湿热之蕴毒"。草薢苦平，入肝、胃、膀胱经，《本草纲目》谓其"长于去风湿，所以能治缓弱顽痹、遗泄、恶疮诸病之属风湿者"，善治风湿顽痹。又取土茯苓健胃、祛风湿之功，脾胃健则营卫从，风湿去则筋骨利；草薢善利湿浊而舒筋络，两药合用，为朱老治疗痛风要药，也是常用药对。生薏苡仁清热利湿泄浊；山慈菇可散结化瘀消肿，有秋水仙碱样作用，抑制白细胞趋化性，从而减轻痛风性关节炎的炎症；威灵仙辛散宣导，走而不守，《药品化义》云可"宣通十二经络"，《本草正义》云其"积湿停痰，血凝气滞，诸实宜之"，现代研究表明其有降血尿酸之功。生地黄、白芍清热凉血养阴；红花、桃仁、赤芍活血化瘀通络，促进湿浊泄化，溶解瘀结，推陈致新。初诊后患者关节红肿基本消失，但舌质红、苔白腻，加用蚕沙，《本草求原》谓其为"风湿之专药"，本品辛甘发散，可以祛风除湿和胃化浊，善除湿舒筋；用刘寄奴活血散瘀，以助通络止痛。三诊诸症尽消，血尿酸下降，疗效满意。

〔孙珊珊　整理〕

【浊瘀痹案3】脾肾失调，浊瘀痹阻兼心气亏虚（痛风性关节炎）

许某，男，48岁，2010年10月5日初诊。

〔主诉〕多关节红肿热痛反复13年。

1997年首次跗趾关节红肿热痛，血尿酸指标高，饮食未忌，反复发作，未规律治疗。2009年6月因冠心病、急性心肌梗死住院，行右冠脉介入治疗，置入支架2枚，术后痛风大作。CT示双膝关节腔内多发痛风结石，股骨外侧髁、左踝关节、跟骨、距骨，第3~4、第4~5跖骨间关节，外踝、跗骨间关节，第1跖骨远端均见痛风结石。始服秋水仙碱1粒、立加利仙（苯溴马隆）1粒，均每日1次，监测血尿酸正常。近3个月自行停服，血尿酸指标升高。2010 年 9 月 29 日，UA 592 μmol/L，TC 5.39mmol/L，TG 1.8 mmol/L，肝功能、血糖正常。刻诊：1 周前左膝关节红肿热痛，现已缓解。久行双足底麻木，纳可，晚睡，便调。舌胖、红衬紫、苔薄白腻，脉小弦。此为脾肾失调，浊瘀内生，气血不畅。法当泄浊化瘀为主。处方：

土茯苓 40 g	粉草薢 20 g	威灵仙 20 g	泽泻 15 g	知母 10 g
黄柏 10 g	生赤芍 20 g	苍术 12 g	丹参 15 g	地龙 12 g
车前子 30 g(包)	徐长卿 15 g	生黄芪 30 g	生薏苡仁 30 g	红景天 20 g
生水蛭 6 g	凤凰衣 8 g	20 剂，每日 1 剂，水煎分 2 次服		
口服浓缩益肾蠲痹丸，每次 4 g，每日 3 次				

10 月 26 日二诊：服药无不适，痛风未作，纳可便调。舌红、苔黄腻，脉细小弦。上方加炒黄芩 12 g。20 剂。继服浓缩益肾蠲痹丸。

11 月 20 日三诊：UA 498 μmol/L，血脂正常。舌红、苔薄黄腻，脉小弦。守前调治。上方 14 剂，1 剂服 1 天半。继服浓缩益肾蠲痹丸。

【按】此例"痛风"病史 3 年，又患"冠心病"，中年男性，摄生不慎，此次因"急性心肌梗死"行冠脉支架术，生命得以挽救。然术后多关节疼痛，来诊时膝关节红肿疼痛渐减，血检尿酸、血脂明显高于正常。此乃饮食不节，过食膏粱厚味，脏腑功能失调，脾胃功能受损，升清降浊无权，痰湿内生，滞阻血脉，与血相结，而为浊瘀，闭留经脉，交阻于骨节，则关节肿痛时作，日久可见关节肿大、变形，甚则溃破，渗溢脂膏。邪郁化热，可见关节红肿热痛。朱老以大剂量土茯苓泄浊通利；粉草薢、威灵仙、泽泻、生薏苡仁、车前子分清泄浊，健脾利湿，通利关节，降低尿酸；苍术燥湿健脾。湿热未清，以黄柏、地龙清利通络；生赤芍、丹参、生水蛭活血化瘀。此例特别之处在于，罹患"急性心肌梗死"不久，心脉痹阻，心气大虚，故以生黄芪、红景天益气养心，活血化瘀。明代李时珍在《本草纲目》中记载"红景天，本经上品，祛邪恶气，补诸不足"。凤凰衣护胃，防药伤胃。诸药合参，湿热、浊瘀得以清化，心气得补，络脉通利，本虚标实兼顾。土茯苓为朱老治疗痛风之主药，甘淡性平，入肝、胃两经，功擅除湿利关节。对于痛风之疾，朱老强调非外邪所致，乃嘌呤代谢紊乱引起，为湿浊瘀内生，停着经隧、骨节，治疗泄浊化瘀为主。然此例年纪尚轻，痛风发作，又有心梗病史，存在心之络脉不利，心气亏虚，治疗时须充分顾及。

〔孙珊珊、吴　坚　整理〕

第九节　痿　证

【痿证案 1】脾肾两虚，气血不足（多发性肌炎）

徐某，女，46 岁。2009 年 6 月 15 日初诊。

〔主诉〕四肢乏力半年多。

半年前因肌无力曾在上海交通大学医学院附属仁济医院诊断为"多发性肌炎"，肌酶谱异常，使用甲泼尼龙治疗。刻诊：满月脸，乏力，髋部、下肢疼痛，眼干，少寐，胃脘胀痛，二便正常。苔薄腻，脉细弦数。目前服用泼尼松 50 mg/d，硫唑嘌呤 75 mg/d。此中医所称"痿证"是也，脾肾两虚，脾胃功能失健，水谷精微不足，气血亏虚，致四肢痿软无力。治宜健脾补气，益肾温阳，化湿起痿。处方：

生黄芪 40 g	生白术 40 g	五指毛桃 30 g	淫羊藿 15 g	生地黄 20 g
熟地黄 20 g	肉苁蓉 15 g	全当归 10 g	穿山龙 50 g	徐长卿 15 g
枸杞子 15 g	菊花 15 g	炮穿山甲 10 g	甘草 6 g	14 剂，每日
1 剂，水煎分 2 次服				

7 月 6 日二诊：药后症平，面虚浮而颧红，髋部微痛，四肢乏力，出现红疹，苔薄，脉细弦，前法继进之。处方：

穿山龙 50 g	生白术 40 g	生薏苡仁 40 g	土茯苓 40 g	赤芍 20 g
白芍 20 g	五指毛桃 30 g	女贞子 20 g	墨旱莲 15 g	淫羊藿 15 g
甘草 6 g	14 剂，每日 1 剂，水煎分 2 次服			

7月27日三诊：药后红疹已消，髋部疼痛减而未已，苔薄，脉细弦。前法治之。上方加生地黄、熟地黄各15 g，14剂。

【按】《素问·生气通天论》云："湿热不攘，大筋软短，小筋弛长，软短为拘，弛长为痿。"本案属于"痿证"范畴。内生湿热或感受外来湿热，耗气伤阴，脾胃功能失健，水谷精微不足，气血亏虚，先天失充，肾之精血不足，可致四肢痿软无力。方中重用生黄芪伍生白术益气健脾，以助后天之本；淫羊藿、肉苁蓉、生地黄温阳补肾滋阴，与补气、健脾药相伍，有阳生阴长、气旺血生之义；五指毛桃有益气补虚、壮筋活络、健脾化湿的作用，和生黄芪、生白术、薏苡仁合用，补脾益肺，气属阳，补气药性多甘温，易助阳生燥，而五指毛桃性平微温，补而不燥；穿山龙味苦性平，入肺、肝、脾经，有扶正气、祛风湿、通血脉、蠲痹着之功；下肢疼痛，乃经络气血不通，以徐长卿、全当归、炮穿山甲合穿山龙祛风除湿，活血通络。此例用激素量大，出现眼干、少寐等阴虚阳亢之症，以枸杞子、菊花、女贞子、墨旱莲滋养阴液，清肝明目。二诊又见皮肤红疹，以赤芍凉血，薏苡仁、土茯苓清利湿热。诸药联用，共奏健脾益气、滋阴清肝、清热利湿之功。三诊髋痛减，再加生地黄、熟地黄滋阴补血，益精填髓。患者诸症明显减轻。

〔姜　丹、吴　坚　整理〕

【痿证案2】气血失养，痰瘀痹阻经脉（多发性硬化症）

曹某，女，32岁。2008年9月26日初诊。

〔主诉〕颈部以下发麻伴双下肢无力数年。

患者颈部以下发麻，左下肢肌力0级，右下肢肌力1级。舌淡、苔薄，脉细。先天禀赋不足，后天失调，气血亏虚，不能濡养腠理、分肉与筋脉所致，亦与气血失养、痰瘀痹阻经脉有关。治以补益气血，和畅经脉。处方：

穿山龙40 g	全当归10 g	赤芍15 g	白芍15 g	豨莶草30 g
蜂房10 g	土鳖虫10 g	桃仁10 g	红花10 g	鸡血藤30 g
制南星20 g	炮穿山甲10 g	蜈蚣6 g	水蛭6 g	甘草6 g
14剂，每日1剂，水煎分2次服				
口服蕲蛇粉，每次2 g，每日2次				

10月10日二诊：药后下肢已能活动，麻觉减轻，自觉较适。效继原方，上方制南星增至30 g，14剂。继服蕲蛇粉。

10月24日三诊：症情进一步改善，能稍坐。上方加熟地黄20 g，鹿角片10 g，淫羊藿15 g，14剂。继服蕲蛇粉。

11月7日四诊：右腿以下麻木，双足有困着感，纳可便调，口干，易汗出，舌质红、少苔，脉细弦。乃气阴两虚，经脉痹阻为病。处方：

穿山龙50 g	全当归10 g	生地黄15 g	熟地黄15 g	川石斛15 g
蜂房10 g	土鳖虫10 g	桃仁10 g	红花10 g	豨莶草30 g
制南星30 g	赤芍15 g	白芍15 g	甘草6 g	14剂
继服蕲蛇粉				

【按】此例患者病程日久，朱老认为当责之气血亏虚，不能濡养腠理、分肉与筋脉所致。治疗上朱老强调在补益气血、滋养肝肾的基础上可加入祛风通络之品，方能奏强壮起废之功。蕲蛇为首选药物，《开宝本草》云其主治"脚弱不能久立"，朱老用其治疗瘫痪、痿软之症，验之有效，因蛇类不仅有搜剔之性，而且含有动物异体蛋白，对机体的补益调整起到特殊作用；穿山龙是一味对风湿类疾病标本同治的妙药，具有扶正气、祛风湿、通血脉、蠲痹着之功效，还对细胞免疫和体液免疫有调节作用；《本草纲目拾遗》谓鸡血藤可"壮筋骨，已酸痛，和酒服……治老人气血虚弱，手足麻木，瘫痪等证……"故与全当归、白芍相伍，可养血荣筋，疏通气血，血行风自灭，治疗血虚不养筋之肢体麻木、瘫痪。朱老强调久病多瘀，亦多痰，痰瘀既是病理产物，又是病情缠绵的主要因素。患者痿症日久，肌力丧失，活动完全受限，多是病邪与痰瘀凝聚经隧，胶结难解，故常规用药，恒难奏效，必须采用透骨走络、涤痰化瘀之品，加用蜈蚣、土鳖虫、水蛭、蜂房等虫类药，伍制南星，能搜剔深入经遂骨骼之痰瘀，痰去瘀消，浊去凝开，经行络畅。初诊服用14剂后患者双下肢肌力明显改善，麻木感减轻，效不更方，将制南星加至30 g，以增加涤痰化瘀之效。三诊时麻木感基本消失，下肢已能下床稍坐。朱老认为患者气血渐复，痰

瘀渐祛，但肾之阴阳俱损，筋骨失充，加用淫羊藿补肾壮阳、强筋健骨；投以鹿角片峻补元阳；与熟地黄合用，益阴补阳，填精补髓。诸药相伍，收效较好。

〔孙珊珊　整理〕

【痿证案3】脾肾两亏（运动神经元疾病）

丁某，男，25岁。2006年4月1日初诊。

〔主诉〕双下肢麻木、无力进行性加重2年。

患者2年前始感左下肢麻木、无力，逐渐加重，继之右下肢又作，发展至腰以下部分均感麻木、无力，行走缓慢，不能持久，弯腰后难以站直，双下肢冰冷，左侧尤甚，得温可缓解，自汗，稍动则汗出，夜寐梦多纷纭，纳可，二便自调，5年前有慢性紫癜性肾炎病史，已治愈。体检：左下肢肌力4级，右4＋，浅感觉减退，左臀以下肌肉萎缩，左小腿围27.5 cm，右小腿围28.5 cm。舌淡红、苔薄白，脉细弦。脾肾两亏，治以温肾健脾，以治其本。处方：

穿山龙50 g	生黄芪40 g	生白术40 g	淫羊藿15 g	全当归15 g
党参20 g	补骨脂20 g	蜂房12 g	土鳖虫10 g	升麻12 g
川桂枝12 g	生甘草6 g	生姜4片	大枣7枚	14剂，每日

1剂，水煎分2次服

口服浓缩益肾蠲痹丸，每次4 g，每日3次；蕲蛇粉，每次3 g，每日2次

4月15日二诊：药后汗出渐减，乏力肢软减而未已，梦多，头晕痛，思想不集中，纳可，二便自调，舌淡红、苔薄白，脉细软无力，前法续进之。上方去升麻，加枸杞子15 g，首乌藤30 g，生龙骨20 g（先煎），生牡蛎20 g（先煎），30剂。继服浓缩益肾蠲痹丸和蕲蛇粉。

5月6日三诊：近日症平，上肢已能正常活动，纳可便调，夜梦已少，舌质红、苔薄，脉细。尿常规（－），前法续进之。上方加狗脊、生地黄、熟地黄各15 g，30剂。继服浓缩益肾蠲痹丸和蕲蛇粉。

6月10日四诊：症情稳定，下肢较前有力，已能站稳，行走较前自

如，夜梦减少，易汗出，纳可，二便自调，舌偏红、边有齿痕、苔薄白腻，脉细小弦。药既奏效，毋庸更换，续进之。处方：

穿山龙 50 g	生黄芪 60 g	生白术 40 g	炙土鳖虫 10 g	炙乌梢蛇 15 g
蜂房 10 g	当归 10 g	鸡血藤 30 g	威灵仙 30 g	淫羊藿 15 g
补骨脂 30 g	熟地黄 20 g	巴戟天 20 g	山茱萸 20 g	肉苁蓉 10 g
鹿角片 10 g	30 剂			

口服浓缩益肾蠲痹丸和蕲蛇粉

【按】本病属于中医"痿证"中"肌痿"范畴。本案投以大剂量穿山龙为君，取其通经络之功；党参、生白术、生甘草益气健脾；大剂量生黄芪、当归补气生血，气血生化充足，则可濡养肌肉；蕲蛇粉配益肾通络之品，对各类痿证均有振颓起痿之效；淫羊藿、补骨脂益肾填精；蜂房、炙土鳖虫通利络脉；川桂枝、生甘草加姜枣温中补虚，调和营卫。二诊多梦，投以首乌藤、生龙骨、生牡蛎安神；升麻益气升提，引药入阳明经。患者症状日渐改善，说明中药对此病有疗效，但必须长期坚持服药方可。

〔孙珊珊　整理〕

第八章

外感热病

（6 例）

第一节 风 温

【风温案 1】风热闭肺（大叶性肺炎）

黄某，男性，81 岁。2008 年 10 月 11 日初诊。

〔主诉〕发热伴咳嗽 3 日。

患者 3 日来发热，无汗，或汗出热不解，微恶寒，咳嗽、微喘，口渴，神昏嗜睡。胸部 X 线片：左下肺炎症。予青霉素等抗菌药物治疗。就诊时，仍高热，体温 38.9 ℃，神昏。舌质红、苔微黄，脉浮数。风温上受，肺气郁闭。治宜辛凉轻剂，宣肺透卫。桑菊饮加味，处方：

桑叶 10 g	菊花 10 g	连翘 9 g	杏仁 10 g	桔梗 9 g
牛蒡子 10 g	薄荷(后下)10 g	芦根 30 g	竹叶 6 g	甘草 6 g
2 剂，水煎 2 次服。 每日 1 剂，水煎分 2 次服				

10 月 13 日二诊：药后得微汗，身热略降，咳嗽有痰。舌质红、苔薄黄，脉滑数。表闭已开，余热未彻，宜予清疏利痰之剂。处方：

| 紫苏叶 9 g | 前胡 9 g | 桔梗 9 g | 桑白皮 10 g | 黄芩 10 g |
| 天花粉 10 g | 竹叶 6 g | 橘红 3 g | 炙枇杷叶 10 g | 1 剂 |

10月14日三诊：微汗续出而身热已退，无神昏嗜睡，咳嗽不甚，唯大便两日未行。舌红已减，苔黄微腻，脉沉数。此表邪虽解，里气未和之候。守前调治，原方去紫苏叶，加枳实、莱菔子各 10 g，炒麦芽 15 g，1 剂。

10月15日四诊：体温正常，咳嗽已止，仍未大便。舌中心有腻苔未退，脉滑数。乃肺胃未和，拟调和肺胃，利湿消滞。处方：

| 冬瓜子 12 g | 杏仁 6 g | 薏苡仁 12 g | 芦根 30 g | 炒枳实 10 g |
| 莱菔子 10 g | 麦芽 15 g | 焦山楂 15 g | 神曲 15 g | 2 剂 |

10月17日五诊：服 2 剂而诸症悉平，食、眠、二便俱正常，停药食养痊愈出院。

【按】此案风温猝起，病已 3 日，表邪未解，里热已起，朱老先予辛凉透表，继则解表与清里兼施，患者之病症迅速化解。待到三诊时热退身凉，但大便未行，苔黄微腻，表虽解而里气未和，胃气未降，腑气未通，立法用药，侧重和降肺胃，化湿消滞，正所谓"腑气通则脏气安"，遂 3 剂而愈。由此亦可领悟朱老遣方用药表里、先后的次序以及侧重之精妙。

〔钱小雷 整理〕

【风温案 2】风寒外束，痰热内蕴（右上肺炎）

倪某，女，59 岁。1977 年 1 月 27 日初诊。

〔主诉〕发热伴咳嗽 3 日。

患者违和 3 日，头痛肢楚，形寒发热，微汗不畅，鼻塞咳呛，口干欲饮，呼吸较促，便难。刻诊：苔薄黄，脉浮数。体温 39.6 ℃。听诊：右上肺有少许细湿啰音。血常规：WBC 11.2×10^9/L，中性粒细胞 95%，淋巴细胞 5%。胸部 X 线检查：右上肺野中外见絮状阴影，边缘欠清，两肺纹理增多。风寒外束，痰热内蕴之风温重症。治宜宣肺通泻，清热解毒，予麻杏石甘汤加味。处方：

生麻黄 6 g(后下)	生石膏 30 g(先煎)	杏仁 10 g	甘草 5 g
白花蛇舌草 30 g	鱼腥草 24 g	生大黄 10 g(后下)	生黄芩 10 g(先煎)
天花粉 12 g	2 剂，水煎分 2 次服		

1 月 29 日二诊：药后汗出较畅，便难已爽，热退咳嗽减轻，体温 37 ℃，苔薄微黄，脉平。表里双解，邪热趋平，再为善后。处方：

生石膏 15 g(先煎)	杏仁 10 g	桔梗 10 g	前胡 10 g	鱼腥草 30 g
忍冬藤 30 g	陈皮 5 g	甘草 5 g	2 剂	

1 月 31 日三诊：症情平稳，胸部 X 线检查炎症已吸收，可以勿药。

【按】 患者发热 3 日，形寒微汗，咳嗽，口干欲饮，便难，为表证未解，邪热壅肺。朱老初诊以麻杏石甘汤加味，取生麻黄宣肺平喘，解表散邪；生石膏清泄肺热；杏仁宣畅肺气；配合白花蛇舌草、生黄芩、鱼腥草等清热解毒之品以宣肺平喘，清肃肺气。此证兼见便难，故加生大黄泄热通腑，以收表里同治之效。初诊后表邪已解，腑气已通，故去生麻黄、生大黄，加桔梗、前胡、鱼腥草、忍冬藤、陈皮清化痰热。朱老自拟之"清肺定咳汤"由白花蛇舌草、鱼腥草、化橘红等组成，临床用于痰热咳喘疗效显著，故本案参用之。

〔郑晓丹 整理〕

第二节 暑 温

【暑温案】热入心包（流行性乙型脑炎）

陈某，男，8 岁。1980 年 7 月 19 日初诊。

〔主诉〕高热昏迷 10 日，加重 4 日。

患者患"流行性乙型脑炎"入院已旬日，高热昏迷，项强惊厥，谵妄抽搐，近 4 日来症状加剧，大便一周未行，腹中硬满，蒸蒸但头汗出。苔微黄而厚腻，脉沉实而数。此乃暑邪与食滞互结，蕴蒸阳明胃腑，熏灼心包而神昏窍闭。治当通腑泄热，佐以平肝息风，以冀腑通滞去，热挫窍开。处方：

生大黄 9 g(后下)	芒硝 6 g(另冲)	炙全蝎 1.5 g(研吞)	双钩藤(后下)15 g
青蒿 15 g	葛根 9 g	僵蚕 9 g	佩兰 9 g
石菖蒲 9 g	甘草 3 g	2 剂，1 日分 4 次煎服	

7 月 21 日二诊：第二日晨起腑通，排臭秽焦黄宿垢 4 次，神志渐清，诸症悉减。原方减生大黄、芒硝续进，3 剂。

7 月 24 日三诊：3 日后症情稳定，痊愈出院。

【按】此案原已服白虎汤及注射抗惊厥、解热等药，但症情未减却反剧，朱老从腹中硬满、大便一周未行，蒸蒸但头汗出等见症出发，果断予通利法为主，通腑泄热，止惊开窍，一剂而腑通神清，三日渐复，此因势利导，使邪有出路而显捷效之典案也。此例神昏系阳明热盛所致，以胃络通心之故。其病在气而不在营，应予鉴别。朱老认为：暑热内盛阳明，耗劫胃肠津液，液亏肠燥，邪热与肠中糟粕互结以致大便一周未行，及时通下其意义岂止是在夺实，更重在存阴保津，既能泄无形之邪热，又能除有形之秽滞，一举数得，诚治本之道也。同时朱老准确、及时地应用炙全蝎、僵蚕等虫类止惊药，迅速取得息风止惊之疗效，则为本案的另一亮点，非常值得我辈研习和借鉴。

朱老还告诫我辈：如表证恶寒较著，而邪热不甚或年老体弱，孕妇或经期通下疗法宜慎用。凡温病热盛之极，若现痰浊阻塞气机，蒙蔽心窍，神昏惊厥，痰鸣如嘶，舌苔厚腻，便秘或通便而不泄泻者，可酌加用夺痰定惊散，往往可以起到痰消神清，热挫腑通之效。

〔钱小雷　整理〕

第三节 湿 温

【湿温案1】风热湿滞（肠伤寒）

赵某，男，28岁。1981年11月20日初诊。

〔主诉〕形寒、发热4日。

患者近4日来在无明显诱因的情况下出现发热、畏寒并伴有倦怠、头重如裹，曾服扑热息痛（对乙酰氨基酚）得汗而热不挫解，入暮为甚，体温39.2℃，口微渴而黏腻不爽，大便2日未解。苔白、中后微腻，脉浮数。乃属风热外袭，湿滞内蕴。治宜清热化湿，表里两解。用表里和解丹12 g，分作2包，每日1包，温开水送服。表里和解丹处方：

> 生大黄135 g，炙僵蚕45 g，蝉蜕、甘草各30 g，皂角、姜黄、乌梅炭各15 g，滑石180 g。上药研极细末，以鲜广藿香汁、鲜薄荷汁各30 g，鲜萝卜汁240 g，泛丸如绿豆大。成人每服4～6 g，妇女或体弱者酌减，小儿10岁左右服2～2.3 g，6～8岁服1.2～1.5 g，2～5岁服0.5～0.75 g，每日1次，未更衣者可续服1次，连服1～3日，热退勿服用。

11月23日二诊：药后5小时即得畅便一次，入暮热势下挫减至37.6℃。次日续服，发热已退至常温，诸苦若失，唯觉神疲乏力。

11月25日三诊：饮食调理休息2日而愈。

【按】"表里和解丹"由杨栗山《寒温条辨》之"升降散"加味组成，方中蝉蜕、炙僵蚕轻清达表，泄热解毒，配合姜黄、生大黄通利降浊，以斡旋上下，升降气机，通畅三焦；皂角伍生大黄，系二圣救苦丹，为古人治疗瘟疫之名方，肺与大肠相表里，肺气之肃降直接作用于大肠的传导功能。故大黄通腑降浊，是"病在脏，治其腑"。朱老指出，通下逐秽既能泄无形之邪热，又能除有形之秽滞，一举数得，诚治本之道。且生大黄微用泻火之中尚有调中健胃之妙，现代药理证明大黄不但用以缓下，健胃利胆，又有较强的抗菌作用，对伤寒沙门菌、流感病毒等均有抑制作用；滑石淡能渗湿，寒能清热，重能下降，滑能利窍，故能上清水源，下利膀胱水道，除三焦内蕴之湿热；甘草和中解毒，诸药并用，共奏和解表里、解毒泄热之功。

"表里和解丹"治疗湿温，为朱老所推崇，亦可用于其他外感热病初起见有表里证者，或病已三五日，尚存有表证者，服后常一泄而脉静身凉，或显见顿挫，继服2～4次即瘥，疗效颇佳。

吾师认为：治疗外感热病，特别是湿热互结之证，一定要见微知著，防微杜渐，先发制病；攻病宜早，达邪为先，集中兵力，挫其锐势，阻断传变。而此案之湿温（伤寒）为卫气同病之候，必须打破先表后里之陈规，果断采用解表清里之"表里和解丹"，表里同解，内外共调，收到了事半功倍的效果。

〔钱小雷　整理〕

【湿温案2】湿浊内蕴（伤寒）

孙某，女，43岁。1980年10月16日初诊。

〔主诉〕头痛发热伴大便稀溏10日。

患者违和旬余，初起头痛肢楚，恶寒发热，胸痞困顿，服药得汗，恶寒已解，热势稽留，朝轻暮重，体温波动于38 ℃～39.8 ℃，口苦而黏，午夜有时烦躁不宁，间见谵语，颈胸白㾆遍布，大便溏黏如酱，臭秽异常。苔黄糙腻，脉濡数。血液检查：白细胞减少，肥达试验结果：H抗体1:240，O抗体1:100。湿浊邪毒内蕴，治宜通利泄热，解毒化浊。用葛苦三黄丹，处方：

滑石600 g，生大黄90 g，蝉蜕15 g。以上3味研末。另用苦参150 g，葛根、黄芩各90 g，天花粉、茵陈、青蒿各60 g，黄连、甘草、白豆蔻各30 g；以蝉蜕、姜黄、郁金、苍术各15 g，煎取浓汁，再以鲜荷叶、广藿香各150 g，紫苏叶180 g，白茅根240 g，生莱菔子60 g，五味研磨加上药汤绞汁2次，并加鲜萝卜汁90 g，将药汤汁拌入三味药末泛丸，湿重 6 g，每服 2 粒，每日 1 次。体弱或儿童酌减。

服后 7 小时，大便畅泻二行，自觉较适，入暮烦热略平。

二诊：次日续服，热度下降至 37.5 ℃～38 ℃。

三诊：连服 4 日，热已趋平，改予汤剂善后。

【按】本案患者初起头痛肢楚，恶寒发热，继则恶寒已解，热势稽留，朝轻暮重，口苦而黏，午夜有时烦躁不宁，间见谵语，大便溏黏如酱，臭秽异常，苔黄糙腻，脉濡数。此乃湿热夹秽浊之毒郁蒸留恋三焦所致。朱老治温热病，推崇刘河间对热病初起即采用表里两解法，认为："通下岂止夺实，更重在存阴保津，既能泄无形之邪热，又能除有形之秽滞，一举数得，诚治本之道也。"本案朱老用"葛苦三黄丹"直清肠热，通利三焦。本方熔"升降散""甘露消毒丹""葛根芩连汤"于一炉。方中蝉蜕轻清达表；姜黄、生大黄通利降浊；滑石上清水源，下利膀胱，除三焦内蕴之湿热；湿浊留滞，易阻气机，以广藿香、白豆蔻、苍术行气化湿，悦脾和中，令气畅湿行；方中苦参、黄连、黄芩之属苦寒直折里热，配合鲜荷叶、广藿香、紫苏叶、茅根、鲜萝卜汁等芳香化浊、清热生津，诸药合用，以斡旋上下，升降气机，通畅三焦，使湿热分消。用之得当，收效明显。

〔郑晓丹　整理〕

第四节　温　疫

【疫毒内传案】邪结下焦（流行性出血热少尿期、急性肾衰竭）

赵某，男，36 岁。1977 年 12 月 22 日初诊。

〔主诉〕腰痛、眼眶痛、头痛伴发热 5 日。

患者恶寒发热，头痛无汗，眼眶痛，腰痛，肢困乏力，在当地作感冒治疗。现恶寒已除，唯发热未挫，三痛明显，已历 5 日。查体：体温39.8 ℃。血常规：WBC 9.0×10^9/L，中性粒细胞 65%，淋巴细胞 35%。肾功能<5％，非蛋白氮（NPN）77.83 mmol/L（109 mg％），二氧化碳结合率（CO_2CP）18.6 mmol/L。尿常规：尿蛋白（+++），WBC（+），RBC少许。肥达试验阴性，肝功能ALT 56 U/L。经对症治疗，热势有下挫之势，但纳呆泛呕，怯冷，尿量逐渐减少，肾区有叩击痛，左侧尤甚，右腋下及胸前有少数出血点。舌红、苔薄腻，脉细数。此为温热疫毒之邪，传入下焦，结于膀胱，州都气化失司，水道不利，浊邪上逆，胃失和降。治宜养阴解毒，攻下分利。处方：

生地黄 120 g	白茅根 60 g	玄参 15 g	牡丹皮 15 g	赤芍 15 g
生大黄 18 g(后下)	玄明粉 12 g(冲)	丹参 30 g	车前子 30 g(包)	泽兰 30 g
麦冬 30 g	每日 1 剂，配合西药利尿脱水之品			

服药后尿量显增，腰痛亦有减轻，5 日后度过少尿期，而进入多尿期，舌光少津，脉细濡。阴损阳衰，续当养阴温肾。处方：

生地黄 15 g	北沙参 12 g	麦冬 12 g	怀山药 15 g	太子参 18 g
菟丝子 12 g	肉桂 3 g	3 剂		

3 日后肾功能有所好转，1 周后 NPN 30.35 mmol/L（42.5％），尿常规基本正常，转入恢复期，调理善后而愈。

【按】患者恶寒发热，头痛，眼眶痛，腰痛历时 5 日，结合现代检查，病乃流行性出血热，属中医之"温疫""疫疹""疫斑"范畴。初诊时，热势下挫，纳呆泛呕，怯冷，尿量逐渐减少，肾区叩击痛，右腋及胸前有出血点，舌红、苔薄腻，脉细数。为温热疫毒邪热，传入下焦伤肾，结于膀胱，州都气化失司。治宜养阴滋肾，清热凉血，攻下分利。方中大剂生地黄，加玄参、麦冬滋肾之液，合牡丹皮、赤芍、丹参凉血散血。患者胸前有少数出血是热邪消耗血中津液，若单纯用滋阴之品，不唯热不能清，反有滋腻恋邪之弊，而用凉血药物，则可收清热保津之功。热伤津致热凝而瘀，欲祛瘀，必先复津液。所以在养阴生津的基础上方能活血散瘀。《药性论》载大黄"利水肿"。大黄性味苦寒，迅速善走，直达下焦，合玄明粉，可导湿热从小便出，邪去小便自利；白茅根、车前子用此具有凉血止血、清热生津、利尿通淋的功效；泽兰有活血祛瘀、利水消肿的功效，用此一举两得。二诊进入多尿期，舌光少津，脉细濡。为温病后期，阴损及阳，肾虚失固，续当养阴温肾。故滋阴药中加菟丝子、肉桂补肾固摄，阴阳兼顾。

〔郑晓丹　整理〕

第九章

肿

瘤

病

证

（25 例）

第一节　消化系统肿瘤

【噎膈案 1】痰瘀交阻（食管癌术后化疗、放疗后）

葛某，男，54 岁。2008 年 12 月 12 日初诊。

〔主诉〕食管癌术后 3 年余。

患者 2005 年 1 月因吞咽困难，经检查诊为食管癌，行根治切除术，病理示低分化鳞癌。后仅行化疗 1 次。2007 年 9 月出现声音嘶哑，考虑淋巴结压迫，继行放疗。化疗、放疗后体弱不支。胸部 CT（2008 年 12 月 10 日）：右肺中叶少许纤维化病灶，纵隔内数枚 0.2～0.5 cm 淋巴结。B 超：①胆囊肝内胆管结石 0.3～0.5 cm；②双颈部淋巴结，右最大 0.7 cm×0.5 cm，左下部一淋巴结 0.7 cm×0.3 cm。

刻诊：形体消瘦，精神尚可，呛咳阵作，痰白而黏，胃脘作胀，纳谷欠馨，嗳气频频，口干多饮，二便自调。舌暗红紫、苔薄白腻，脉细略弦。食管癌术后，历化疗、放疗，气阴亏虚，痰瘀癌毒交阻，胃失和降。治宜扶正消癥，理气和胃，祛瘀化痰。处方：

仙鹤草 60 g	生黄芪 50 g	壁虎 10 g	半枝莲 30 g	金荞麦 50 g
天葵子 20 g	山慈菇 15 g（先煎）	炮穿山甲 15 g（杵）		生半夏 10 g（加
生姜 4 片先煎半小时）		生白术 40 g	生薏苡仁 40 g	预知子 20 g
枳壳 8 g	砂仁 5 g（后下）	广郁金 20 g	生鸡内金 20 g	海金沙 30 g（包）
甘草 6 g	14 剂，每日 1 剂；水煎分 2 次服			
口服扶正消瘤散，每次 2 g，每日 3 次				

12 月 26 日二诊：药后症缓，纳谷显馨，嗳气渐缓，咳嗽亦减，痰白转稀，咯吐已畅，二便自调，口干且苦。舌偏红衬紫、苔薄黄腻，脉细。守法继进，上方 14 剂。继服扶正消瘤散，每次 2 g。

2009 年 1 月 7 日三诊：近日症平，咳嗽好转，面色红润，晨起少咳，少量白痰，纳谷尚馨，时感胃嘈，二便自调。舌暗偏红、苔薄黄，脉细。守前方参入护胃制酸之品，上方加生白及 10 g，14 剂。继服扶正消瘤散。

2009 年 1 月 19 日四诊：近日咳嗽渐释，胃脘亦舒，余未感明显不适，纳谷馨，二便调。舌暗偏红、苔薄黄，脉略弦。前方合度，继进之。上方 14 剂。继服扶正消瘤散，每次 2 g，每日 3 次。

5 月 22 日五诊：中药治疗半年，胃脘已舒，咳嗽渐释。南通大学附属医院复查（2009 年 5 月 21 日）胃镜：食管癌术后，吻合口通畅。CT：纵隔内数枚 0.2～0.5 cm 淋巴结。B 超：①肝囊肿 1.6 cm×1.5 cm；②胆囊炎，胆囊结石 0.7 cm；③腹腔积气较多；④腹腔、双锁骨上未扪及明显肿大淋巴结。精神尚佳，纳谷可，二便调。舌偏红、苔薄白，脉细小弦。守法继进，巩固疗法。上方改炮穿山甲为 10 g，去生半夏、山慈菇，加夏枯草 30 g，20 剂，1 剂服 1 天半。继服扶正消瘤散。

2010 年 2 月 20 日六诊：中药 1 剂服 3 日。2010 年 2 月 10 日复查胸部 CT：食管癌术后，两肺纵隔未见明显转移病变。食管吞钡 X 线摄片：食管术后右侧胸腔胃吻合口尚通畅。B 超：双侧锁骨上、腹腔未见明显肿大淋巴结。血检肿瘤标志物正常。

随访至 2021 年 3 月，患者虽无不适，复查亦无复发转移，但本人不愿停汤剂，仍一周服1剂以固其效。

【按】 食管癌多属中医"噎膈"范畴，朱老认为本病早中期多表现为气滞、痰聚、血瘀、毒踞的实证，晚期则因病程缠绵日久，进食困难，频繁呕吐而致气阴两亏，呈现邪实正虚，虚实夹杂之证。结合数十载的临证经验，自拟"扶正降逆通幽汤"（由仙鹤草、生黄芪、旋覆花、赭石、壁虎、蜂房、法半夏、陈皮、生白术、生薏苡仁10味药组成）治疗食管癌，诸药配伍，共奏扶正降逆和中、解毒化痰祛瘀之功，临床每获良效，该方已获得国家发明专利。本案患者食管癌术后伴淋巴转移，属中晚期，四诊合参，辨证为正虚邪恋，痰瘀交阻。治宜扶正祛邪，化痰祛瘀，攻补兼施，方取扶正降逆通幽汤加减治疗。以仙鹤草、生黄芪补虚益气；壁虎、天葵子、生半夏化痰散结；半枝莲、金荞麦、山慈菇清热解毒、清肺化痰；炮穿山甲祛瘀散结；生白术、生薏苡仁健脾渗湿，以资后天脾胃之本；加预知子、枳壳、砂仁理气消胀，并配合广郁金、生鸡内金、海金沙利胆排石，作兼顾之计。方中朱老所用半夏为生者，虽有小毒，但用于治痰核其效甚著。现代药理学研究表明，半夏具有镇静、镇吐、抗心律失常、抗肿瘤等作用。目前临床多用制半夏，但朱老认为半夏炮制后毒性虽去，但药力亦大减，轻症初病或可取效，重病痼疾则显力有未逮，而用生半夏的效果远胜姜半夏、清半夏等炮制品。朱老认为生半夏经煎煮已成熟半夏，毒性大减，并未见中毒之弊，朱老临床最大使用剂量曾达18g，未见任何毒性反应。且常加生姜3～4片一同先煎解其毒，以策安全。另妊娠恶阻亦多用之，经云"有故无殒，亦无殒也"。

朱老治疗肿瘤擅长在辨证论治的基础上，配合专病经验成方，力专效宏。扶正消瘤散即为其常用之药，是良春中医医院的院内制剂。方由西洋参、全蝎、蜈蚣、鹿角片、三七、山慈菇、土鳖虫、壁虎、莪术、浙贝母、蜂房、生白术、仙鹤草等制成。其中含有多种虫类药，可发挥通络散结、活血化瘀、解毒消肿的协同作用，全方攻补兼施，对多种肿瘤配合汤剂可峻力攻邪、消癥散结；在沉疴缓证中单用，以慢攻缓图，扶正消癥而获效。

本案患者经过1年多的中药治疗，再次复查CT两肺纵隔未见明显转移病变，原有肿大淋巴结也未见。遂予汤药间隔服用以巩固疗效。

〔吴艳秋、谷万里 整理〕

【噎膈案2】气虚痰凝（食管癌术后淋巴结转移）

李某，女，65岁。2010年10月25日初诊。

〔主诉〕食管癌术后腹胀、乏力、气短2个月。

患食管癌2年余，曾经手术治疗，今年上半年发现颈淋巴结肿大，经放疗、化疗后，淋巴结肿大基本控制。目前自觉疲乏，干咳，腹胀，食后气短。舌红、苔薄，脉细。癌毒内结，脾胃气虚。治宜扶正益气，解毒消瘾，健脾和胃。处方：

仙鹤草50 g	生黄芪30 g	太子参20 g	生白术30 g	预知子20 g
茯神30 g	莪术10 g	猕猴桃根30 g	龙葵30 g	猫爪草30 g
炙壁虎15 g	蜂房10 g	僵蚕12 g	鸡内金15 g	山慈菇15 g
甘草6 g	14剂，每日1剂，水煎分2次服			

11月8日二诊：药后腹胀、干咳等症状明显改善，唯活动时稍有气短，偶尔泛酸，舌偏红、苔薄腻，脉小弦。原法继进之。上方加煅瓦楞子30 g，14剂。

12月6日三诊：上方续服2周，泛酸已瘥，腹胀、气短等症状好转，精神较前振作，能操持家务，唯手术瘢痕有牵拉感，舌苔薄，脉细弦。继以前法治之。处方：

生黄芪30 g	仙鹤草50 g	龙葵30 g	炙壁虎15 g	蜂房10 g
莪术20 g	生白术30 g	党参20 g	预知子20 g	猕猴桃根30 g
甘草6 g	14剂			

2011年1月31日四诊：据症守方服药至今，南通市中医院今日胸部CT示：食管癌术后，右侧胸腔胃；提示右下肺少许炎症；右侧甲状腺小结节，提示腺瘤。自觉症状尚可，唯左侧颈部有压迫感，牵及后颈部，饮食渐增，面色、精神好转，舌苔薄，脉细弦。处方：

249

仙鹤草40 g	龙葵30 g	炙壁虎12 g	金荞麦40 g	蜂房10 g
僵蚕12 g	猫爪草30 g	党参15 g	猕猴桃根30 g	蜈蚣6 g
甘草6 g	20剂			

2月22日五诊：药后症情改善，精神好转，舌苔薄，脉细弦。前法治之。上方加补骨脂20 g，鸡内金12 g，20剂。

【按】患者以食管癌术后腹胀、气短、乏力为主症，病始属"噎膈"。此案手术并放疗、化疗后，体气大虚，故呈"虚劳"之象。诊见颈部淋巴结肿大，乃邪毒郁结所致。朱老坚守"扶正祛邪消结"之法，首诊即用太子参、生白术、生黄芪、仙鹤草益气扶正。其中生白术重用至30 g，着力顾护后天之本。仙鹤草为朱老治疗癌肿的常用药，该药又名脱力草，江浙民间用此品治脱力劳伤有效，足证其强壮之功。朱老临证中常用15～30 g来扶正止血，治气血虚弱之眩晕、血小板减少性紫癜及过敏性紫癜。日本佐藤明彦的研究证实，仙鹤草对人体的癌细胞有强大的杀灭作用，而对正常细胞秋毫无犯，还能促进正常细胞生长发育。赵浦良三研究报告：仙鹤草含多种抗癌成分，仅从根部就分离出11种具有抗癌作用的成分。朱老在治疗各种肿瘤中常用仙鹤草60～80 g煎汤代水，有消瘤抗癌之效；近年仙鹤草单味中药提纯颗粒剂方便了临床的使用，故在中药煎好后溶入药汁即可。

关于攻邪消癥，朱老常喜用龙葵、猕猴桃根、预知子、蜂房、僵蚕、炙壁虎、蜈蚣、莪术、猫爪草、山慈菇等，其中有较多虫类药，这正反映了朱老抗癌的用药特点。朱老认为蜂房、全蝎、蜈蚣、壁虎等对恶性肿瘤有一定攻克消坚、解毒散结作用。故对淋巴结转移性癌肿的治疗，常用蜂房、僵蚕、壁虎、全蝎等组成的消瘤丸进行加减。本案朱老用了蜂房、僵蚕、壁虎三味虫类药，并在患者正气恢复之际，进一步加入蜈蚣，且用量大至6 g，有以毒攻毒之意。且全蝎配蜈蚣，使解毒消结之力更著。

〔田　华、谷万里　整理〕

【胃脘痛案】脾胃气虚，湿瘀内阻（胃癌术后）

周某，男，43岁。2010年6月19日初诊。

〔主诉〕胃脘反复疼痛 4 年，胃癌术后 20 余日。

患者近 4 年胃脘疼痛反复发作，2010 年 5 月 14 日于张家港市第一人民医院进行胃镜检查，病理提示：局灶腺上皮中至重度异型增生，并见印戒细胞。遂于 2010 年 5 月 26 日行胃癌根治术（Ⅰ式，远端胃）＋腹腔引流术。术后病理：胃窦部小弯侧低分化腺癌，部分为印戒细胞瘤（溃疡型）癌肿浸润至深肌层，小弯淋巴结（1/6）。术后患者来求中药治疗。

刻诊：胃脘疼痛伴嗳气，偶发泛酸，近期嗳气、矢气增多。神疲，四肢痿软。纳可，大便 2 日一行。舌暗红衬紫，苔黄腻，脉弦滑。胃癌术后正气亏虚，肝胃不和，湿瘀内阻。治宜扶正益气，健脾和胃，祛瘀化湿。处方：

仙鹤草 60 g	生黄芪 50 g	半枝莲 30 g	白花蛇舌草 30 g	壁虎 12 g
蒲公英 30 g	猕猴桃根 30 g	党参 30 g	姜半夏 12 g	陈皮 6 g
山慈菇 20 g(先煎)	炮穿山甲 10 g(杵)	郁金 20 g	生白及 10 g	凤凰衣 8 g

20 剂，每日 1 剂，水煎分 2 次服

口服金龙胶囊，每次 1.25 g，每日 3 次

7 月 15 日二诊：药后胃脘疼痛减轻，偶有嗳气。胃纳可，夜寐不实，二便通调，舌苔薄白，脉细弦。血常规：WBC 3.54×10^9/L；肿瘤标志物，糖类抗原（CA199、CA125、CA153）正常。治从原方出入。上方去党参、生白及，加阿胶珠 15 g、首乌藤 30 g，30 剂。继服金龙胶囊。

8 月 17 日三诊：胃脘局部隐痛、嗳气，嗳后觉舒，纳可。夜难入寐。大便日行 1～2 次。舌暗红衬紫、苔薄腻，脉细小数。8 月 16 日血检：CA724 30 万 U/L（300 U/mL），甲胎蛋白（AFP）、癌胚抗原（CEA）、CA199、CA125 正常。B 超示肝胆脾胰肾未见明显异常。仍原方出入。上方炮穿山甲改为 15 g，去山慈菇，加天葵子 20 g、冬凌草 40 g、蜂房 15 g，30 剂。继服金龙胶囊。

9 月 15 日四诊：药后症减，嗳气频作，寐差，大便矢气秽臭，时溏。舌暗红衬紫、苔薄黄腻，脉细。血检：WBC 3.53×10^9/L，UA 504 μmol/L，CA724 25.62 万 U/L（256.2 U/mL）。上方加萆薢、车前子各 30 g（包），

30 剂。继服金龙胶囊。

12 月 20 日五诊：上药续服 2 个月，乏力减而未已，夜寐尚安，上腹部局部疼痛，持续 1～2 小时自行缓解，疼痛范围如米粒大小，纳可，大便日行，时而不成形。舌质暗红衬紫、苔中根部薄白腻，脉细。[12 月 7 日曾血检：CA724 降至 1.97 万 U/L（19.7 U/mL），AFP、CEA、CA199、CA125、CA153 正常。血常规：WBC 3.25×10^9/L，Hb 143 g/L，RBC 4.58×10^{12}/L，PLT 178×10^9/L。肝肾功能正常。] 处方：

仙鹤草 60 g	生黄芪 50 g	壁虎 15 g	蜂房 15 g	蒲公英 30 g
猕猴桃根 30 g	党参 30 g	姜半夏 12 g	陈皮 6 g	炮穿山甲 10 g(杵)
郁金 20 g	凤凰衣 8 g	天葵子 20 g	白花蛇舌草 30 g	怀山药 30 g
生薏苡仁 30 g	20 剂，1 剂服 1 天半			
继服金龙胶囊				

随诊至 2015 年 3 月，其间每年胃镜复查、血液生化指标检查，症情稳定。2015 年 3 月 29 日胃镜提示：残胃炎伴胆汁反流。超声示胆囊内等回声（考虑炎性物），胆囊壁稍毛糙。腹部 CT 示胃呈术后改变；胆囊结石。肿瘤标志物正常。

【按】该患者胃癌术后，脾胃受损，升降功能失常，出现胃脘疼痛伴嗳气、泛酸、神疲、四肢痿软、矢气增多等症状。朱老以生黄芪、党参益气健脾；姜半夏、陈皮和胃化痰降递；生白及、凤凰衣生肌敛疮，护膜生新；郁金理气活血；在顾护脾胃的同时，配合半枝莲、白花蛇舌草、猕猴桃根、山慈菇、炮穿山甲等清热解毒、软坚散结之品，为针对肿瘤之专药。朱老在方中配用壁虎、蜂房等虫类药，是因邪深毒结，非此不能直达病所、松动其病根。蜂房具有攻毒疗疮、消肿散结、祛风通络、杀虫止痛的功效。现代药理研究证实，蜂房及其提取物对胃癌、肝癌、子宫颈癌等多种肿瘤细胞的体外生长均有抑制作用；壁虎具有祛风定惊，解毒散结的功效，还有很好的抗肿瘤特性。现代药理亦证实，从壁虎中分离得到的硫酸壁虎多糖可诱导人肝癌细胞分化，鲜壁虎冻干粉可诱导肿瘤细胞凋亡，还可以抑制肿瘤新生血管的生成，说明壁虎具有多途径抗肿瘤作用。二诊夜寐不实，加阿胶珠、首乌藤补血安神。四诊血尿酸高于正常水平，加萆薢、车前子利湿泄浊。同时辅以金龙胶囊以增强扶正祛邪之功，收效颇佳。

〔谷万里　整理〕

【胃癌案1】癌毒损肝，脾虚气滞（胃癌肝转移化疗后）

虞某，男，65岁。2010年3月1日初诊。

〔主诉〕上腹部不适1年余，胃癌化疗后10日。

患者因"上腹部不适伴饥饿感1年，体重减轻10余斤"于2010年2月8日入无锡人民医院检查，胸腹部CT提示右肺中叶点状钙化，胃窦癌，肝脏多发转移灶，肝右叶小血管瘤。2010年2月9日上海长征医院胃镜检查提示胃癌，病理报告提示低分化腺癌。肿瘤标志物：AFP＞3 000 μg/L（3 000 ng/mL），CA199、CEA、CA125均正常。血常规、肝肾功能正常。患者于2010年2月20日行TCH方案化疗，化疗后身体极度虚弱，纳食难运，无法再耐受化疗，曾自购蟾蜍皮服用，引起脘腹痞满饱胀，更难以饮食。辗转前来朱老处求诊。

刻诊：腹胀，乏力，纳谷欠馨，尿黄便溏。舌紫、苔薄白微腻，脉细软。癌毒损肝，治宜扶正益气，解毒消癥，养肝健脾。处方：

仙鹤草60 g	生黄芪50 g	党参30 g	炒白术30 g	凤凰衣8 g
姜半夏15 g	沉香曲20 g	刺猬皮15 g	猕猴桃根30 g	炮穿山甲12 g(杵)
蜈蚣8 g	广郁金20 g	冬凌草40 g	茵陈20 g	甘草6 g

20剂，每日1剂，水煎分2次服

口服金龙胶囊，每次1 g，每日3次

3月25日二诊：药后症缓，纳可，大便日行1～2次，成形，小便自调，鼻衄予金霉素软膏已缓解，舌淡紫、苔薄白，脉细。1周前当地检查白细胞减少，予升白治疗后复查白细胞正常。续予原法出入。上方加鸡血藤30 g，阿胶珠15 g，煅牛角腮30 g，30剂。继服金龙胶囊。

4月12日三诊：药后症缓，精神可，纳可，凌晨两点上腹部略有胀感，舌淡衬紫、苔薄白，脉细。守以原意，上方去茵陈，加茯苓20 g、陈皮6 g，30剂。继服金龙胶囊。

2013年3月23日，患者儿子陪同事求诊，诉其父身体健康，每3个月复查1次均正常，目前仍在工作。

【按】此为胃癌肝转移无法耐受化疗转求中医治疗之验案。胃癌乃本虚毒聚之证，脾胃虚弱为本，癌毒结聚为标，气、血、痰、湿、食是癌毒形成的关键。在癌症的发病中，正气亏损，正不胜邪是发病基础，癌发之后，癌毒损及正气，正不敌邪，是致使癌瘤扩散转移的重要因素，故而中医治疗癌症以扶正祛邪为大法。朱老在处方遣药中，扶助正气、调节脏腑平衡的同时伍入破结聚、抗癌瘤之品，构成整体宏观调治与局部抗癌用药的组方原则。该患者化疗后脾胃虚弱，难以耐受后续治疗。朱老以仙鹤草、生黄芪、党参扶正益气；炒白术、姜半夏、凤凰衣、沉香曲健脾和胃；刺猬皮、猕猴桃根化瘀止痛、清热解毒；猕猴桃根擅治胃部肿瘤；针对癌毒损肝，用广郁金、茵陈、冬凌草清肝利胆、清热解毒。近年来研究发现，冬凌草全株对食管癌、贲门癌、乳腺癌、直肠癌、白血病等有缓解症状并延长生存时间的作用；更配伍炮穿山甲、蜈蚣通络止痛，攻毒散结，现代研究发现蜈蚣提取物有一定的体内抗肿瘤活性，表现出良好的抗肿瘤作用，方中应用虫类药，加强消瘤之力，引药直达病所。二诊患者查白细胞减少，可见化疗对机体损伤之大，加鸡血藤、阿胶珠、煅牛角腮补益气血加强扶正抗邪之力。三诊病情趋稳，其舌淡衬紫，不宜久用寒凉之品，去茵陈加茯苓、陈皮健脾助运。后续守法随症加减，维持中药治疗。2年多后随访，患者仍能正常工作。

〔郁兆婧、谷万里 整理〕

【胃痛案2】脾胃虚弱（胃癌术后）

叶某，女，26岁。2008年7月28日初诊。

〔主诉〕胃癌术后2个多月化疗后。

患者患"胃印戒细胞癌"于5月5日行剖腹探查术＋全胃切除术＋空肠食管 Roux-en-Y 吻合术＋空肠造瘘术。病理示：胃低分化腺癌，侵透全层达浆膜，小弯7/36、大弯3/20淋巴结癌转移。7月8日血检：CA242、

CA50、CA199、CEA 均正常。7 月 22 日血常规：RBC $4.48 \times 10^{12}/L$，WBC $5.0 \times 10^9/L$，Hb 117 g/L，PLT $233 \times 10^9/L$。肝肾功能正常。其间行化疗两个疗程，因恶心剧烈，现欲改服卡培他滨（希罗达）。近日仍觉嗳气频频，恶心常作，大便 2～3 日一行。舌质嫩、苔薄白，脉细。癌毒侵袭日久，脾胃虚弱、耗伤气血，术后元气受损，气虚脾弱，邪毒内结。治宜健脾益气，扶正克邪。处方：

仙鹤草 60 g	生黄芪 50 g	蜂房 15 g	壁虎 10 g	党参 30 g
姜半夏 12 g	陈皮 6 g	旋覆花 15 g(包)	煅赭石 30 g(先煎)	炙刺猬皮 15 g
猕猴桃根 30 g	生白术 40 g	玫瑰花 8 g	厚朴 10 g	预知子 20 g
煅海螵蛸 30 g	槟榔 6 g	生大黄 5 g	炒麦芽 15 g	生甘草 6 g

14 剂，1 剂服 1 天半
口服金龙胶囊，每次 1 g，每日 3 次

11 月 7 日二诊：药后诸症改善，续服 2 个月，同时服卡培他滨。近检血常规、肝肾功能正常，呃逆阵作，纳可，大便日行 2～3 次，成形，夜寐安，舌苔薄白、尖边红，脉细小数。术后正气亏虚，胃失和降，继予健脾益气，疏肝和胃，调畅中焦气机，以降逆止呃。处方：

仙鹤草 60 g	生黄芪 50 g	壁虎 10 g	半枝莲 30 g	太子参 30 g
炒白术 30 g	怀山药 30 g	姜半夏 15 g	炙刀豆 15 g	煅瓦楞子 30 g
猕猴桃根 30 g	预知子 20 g	绿萼梅 10 g	生甘草 6 g	30 剂

口服扶正消瘤散，每次 2 g，每日 3 次

后守法据症加减，患者服用卡培他滨治疗 2 年，中药治疗 6 年，复查肿瘤无复发、转移，现于国外定居，已结婚生子。

【按】该患者 2005 年 11 月即确诊胃恶性肿瘤，拒绝西医治疗。至 2008 年 3 月突泻黑便急诊，对症处理后患者仍然拒绝西医手术治疗，曾于 2008 年 4 月 25 日来朱老处求诊。当时病情已然加重，全血指标极低，恐危及生命，朱老建议患者为挽救生命，及时进行手术治疗，并给予中药益气扶正固本培元，以助患者渡过难关。

患者在术后进行 2 次化疗、元气大伤、脾胃虚弱，方以仙鹤草、生黄芪益气扶正，党参、生白术、姜半夏、陈皮、旋覆花、煅赭石、炒麦芽健脾益气，降逆和中；炙刺猬皮、煅海螵蛸化瘀止痛，因气机郁滞，以玫瑰花、预知子疏肝理气，开郁散结；厚朴、槟榔、生大黄行气通腑，有助排出毒素。二诊呃逆阵作，乃肝郁犯胃，胃气上逆，在预知子、绿萼梅疏肝理气解郁的基础上，佐炙刀豆、煅瓦楞子降逆止呃；猕猴桃根清利解毒，适用于消化道肿瘤。经服中药治疗 3 个月，同时服用西药卡培他滨化疗，患者病情趋于稳定。朱老认为，病情既向好，中药解毒抗癌药应酌情使用，不宜过量，免伤正气，故以扶正益气、健脾和中为主善后。患者经 6 年中西医结合治疗，获得良效，成家立业生子，实乃幸事。

朱老以其大医胸怀，从不排斥现代医学的先进性，总是客观审度病情缓急，从全局考量，一如该患者叶女士，胃癌发展至危，如果不是朱老建议其抓紧有效时机手术去除癌肿，很可能失去后续治疗的时机。朱老在医疗实践中，始终践行着其师章次公先生的为医准则"儿女性情，英雄肝胆，神仙手眼，菩萨心肠"，堪称一代大医。

〔郁兆婧　整理〕

【癥积案】瘀毒内结（原发性肝癌术后）

虞某，男，55 岁。2009 年 10 月 16 日初诊。

〔主诉〕原发性肝癌术后 4 个月。

患者有"乙型肝炎、肝腹水"史。2009 年 6 月 13 日因体检发现"右肝占位 1 周"入上海东方肝胆医院，诊断为"原发性肝癌（右）、肝炎后肝硬化、脾大"，行手术治疗。术后病理示：肝内胆管癌、中分化、大小结节混合性肝硬化，术后予抗病毒、护肝治疗。2009 年 10 月 13 日复查 B 超：肝硬化、肝内多发结节（右叶上见最大结节 1.8 cm×1.4 cm），门静脉透声欠佳，胆囊壁毛糙，脾大。血检：CA199 4.918 万 U/L（49.18 U/mL），CEA、AFP、CA724、神经元特异性烯醇化酶（NSE）、HBV-DNA、肝功能基本正常。

刻下：患者精神体力尚可，无明显不适，纳馨便调，夜寐欠佳。舌质红衬紫、苔薄白，脉细小弦。正气受戕，瘀毒内结。治宜扶正清热解毒，活血化瘀软坚。处方：

仙鹤草 60 g	生黄芪 50 g	壁虎 12 g	白花蛇舌草 30 g	郁金 20 g
炮穿山甲 15 g(杵)	蜈蚣 8 g	制鳖甲 15 g	石见穿 30 g	赤芍 15 g
天葵子 20 g	生薏苡仁 40 g	首乌藤 30 g	甘草 6 g	30 剂，每
日 1 剂，水煎分 2 次服				
口服金龙胶囊，每次 1 g，每日 3 次				

11 月 11 日二诊来电：诉无不适，纳可，二便自调。近期复查 B 超：肝内多发结节（右叶上见结节最大 1.0 cm×0.8 cm，已较前有缩小）。续予原法。上方 30 剂。继服金龙胶囊。

2010 年 6 月 9 日三诊：守上方治疗半年余。患者来电诉近期当地复查 B 超示：肝癌术后改变，肝硬化、肝内小结节（右叶上见结节最大 0.8 cm×0.8 cm，已较前有进一步缩小），胆囊壁毛糙，胰脾肾未见明显异常。自感无不适，纳眠尚可，二便调。

随访稳定康复中。

【按】原发性肝癌是较常见的恶性肿瘤之一，西医治疗以手术、介入治疗、射频消融、靶向治疗等为主，但仍有很多患者面临术后复发，多次介入治疗后病情进展、靶向治疗耐药等情况。该患者肝癌术后肝内多发结节，面临复发进展风险。朱老据其脉证，以益气扶正、清热解毒、活血化瘀为大法，方用生黄芪、仙鹤草、生薏苡仁扶正健脾；白花蛇舌草、天葵子清热解毒通利；壁虎、炮穿山甲、蜈蚣、制鳖甲、石见穿、郁金、赤芍软坚消癥、活血散结。数月后，肝叶结节明显缩小，脾大回缩，病情控制良好，患者的生活质量明显改善。

朱老诊治肝癌遵循辨证与辨病相结合，他认为肝癌是本虚标实之证，本虚可见肝阴虚、脾气虚、肝肾阴虚等，标实主要包括气滞、血瘀、痰凝、水湿、湿热、热毒等。治疗大法以扶正解毒、软坚消癥、养肝健脾、祛湿化瘀为主。现代医学治疗肝癌手段较多，诸多患者就诊时，症状可能源于原发疾病，亦可由西医治疗后的不良反应引起，诊治需综合考量。对术后患者或病情稳定需巩固治疗者，以扶正固本、养肝健脾治疗为主；若为多次介入后体虚、肝占位未见缩小者，则扶正与祛邪并用，常用生黄芪、仙鹤草、生晒参等扶正，炮穿山甲、壁虎、鳖甲、牡蛎、石见穿、天葵子等解毒消癥、软坚散结，以减轻介入治疗对机体的损伤，达到增效减毒的作用。如果为介入后发热者，治以清热解毒、益气养阴，常用白花蛇舌草、赤芍、郁金、牡丹皮、水牛角、青蒿、生地黄等；肝癌晚期患者多伴腹水，朱老在辨证基础上常伍以楮实子、蓖间子、葫芦瓢、车前子等利水消肿之品；体质尚实者可加蝼蝈、蝼蛄，利水效果更佳。

该患者在术后仍见肝内多发结节且右叶上见最大结节为 1.8 cm×1.4 cm，来诊时病情稳定，整体状况尚可，故以壁虎、炮穿山甲、蜈蚣、制鳖甲、石见穿、天葵子、郁金、赤芍等解毒通利、软坚消癥散结；以生黄芪、仙鹤草扶正助力克邪，服药数月肝内结节明显缩小，后坚持服药治疗半年余，随访稳定康复中。

〔郁兆婧　整理〕

【黄疸案】瘀热内结（胰头癌探查术后）

李某，男，42 岁。2010 年 2 月 18 日初诊。

〔主诉〕身目黄染 1 个多月。

患者 2009 年 11 月出现高热、咳嗽，经治疗后低热缠绵。经检查诊断为肺结核，用利福平、异烟肼治疗后出现黄疸。2010 年 1 月于长春某医院检查肝功能提示 TBIL＞200 μmol/L，初诊为胰头肿瘤，行胆管空肠吻合术。

刻诊：精神尚可，面色萎黄，巩膜黄染，轻度口干口苦，胃部胀痛，纳谷欠馨，小溲黄赤，大便正常。舌质紫、苔白腻，脉细小弦。血检肿瘤标志物：恶性肿瘤特异性生长因子（TSGF）＞500 U/mL，AFP 4.6 μg/L（4.6 ng/mL），CEA 7.2 μg/L（7.2 ng/mL），CA199 126.2 U/mL，

CA724 3.1 U/mL，CYFRA21-111.5 ng/mL。肝功能：ALT 39 U/L，GGT 159 U/L，碱性磷酸酶（AKP）26.9 μmol/L（161 U/L），TBIL 76.9 μmol/L，DBIL 32.3 μmol/L。辨证属湿热蕴结，瘀阻肝胆，急予清热化湿、疏肝利胆、祛瘀退黄。处方：

仙鹤草60 g　生黄芪50 g　　白花蛇舌草30 g　壁虎12 g　茵陈40 g
广郁金20 g　金钱草50 g　　海金沙20 g（包）　蒲公英30 g　赤芍15 g
冬凌草50 g　炮穿山甲12 g（杵）　蜈蚣8 g　　生白术30 g　猕猴桃根30 g
甘草6 g　　30剂，每日1剂，水煎分2次服
口服金龙胶囊，每次1 g，每日3次

3月15日二诊：来电述黄疸显退，胃部胀痛渐释，大便1～3日一行，质黏，上方加生大黄5 g，30剂。口服金龙胶囊。

4月15日三诊：来电述精神佳，纳可，黄疸已退，大便1～2日一行，质干，守法继进上方30剂。继服金龙胶囊。

5月19日四诊：来电述5月1日单位体检GGT 115 U/L，TBIL 23 μmol/L，精神佳，纳可便调，平素空腹血糖9～10 mmol/L。上方加鬼箭羽40 g，30剂。继服金龙胶囊。

6月18日五诊：来电述近日复检TBIL 31 μmol/L，GGT 196 U/L，空腹血糖7.0 mmol/L，精神可，纳馨便调。上方炮穿山甲改为15 g，30剂。继服金龙胶囊。

7月21日六诊：来电述近无所苦，纳可便调。上方茵陈更为15 g，金钱草更为30 g，30剂。继服金龙胶囊。

8月31日七诊：来电述8月30日增强CT示胰头癌（胰头可见约2.8 cm×3.0 cm低密度灶），与1月份的相仿；胆囊缺如；脾大。食后时有嗳气，余无所苦，守原法加强消癥散结之力。上方去金钱草、海金沙，炮穿山甲更为10 g，20剂，1剂服1天半。金龙胶囊继服，每次1 g，每日3次，以巩固治疗。

【按】胰腺癌占人体所有肿瘤的1‰～2‰，是预后较差的恶性肿瘤之一，

恶性程度高，发展迅速，预后差。患者于2010年1月在长春某医院就诊，因肿瘤无法切除，然已伴发胆道梗阻，故行胆管空肠吻合术。但术后1个月胆汁淤滞仍未消除，且TSGF>500 U/mL，CEA、CA199仍然较高，表明肿瘤仍处于活跃状态。于2010年2月18日来朱老处治疗。

胰腺癌起病特点为疼痛、腹部积块、黄疸、消瘦等，属于中医"癥瘕""积聚"的范畴。多为饮食不节，过食厚味，气机不畅，脾失运化，肝脾瘀结，郁久化热，湿热蕴结于肝胆，胆汁通利不畅，日久成毒所致。朱老用仙鹤草、生黄芪、生白术、甘草扶正健脾，以化湿浊；重用茵陈、郁金、金钱草、海金沙、赤芍、冬凌草疏肝清热利胆，活血祛瘀退黄，量宏效专；猕猴桃根、白花蛇舌草、蒲公英清热化湿，解毒散瘀；壁虎、炮穿山甲、蜈蚣消癥散结。蜈蚣主要功效为息风镇痉，通络止痛，攻毒散结；蜈蚣含蜈蚣素，能使肿瘤细胞坏死、消失，从而发挥抗癌作用，还能增强人体网状内皮细胞功能，提高抗肿瘤能力。现代医学研究证明蜈蚣对肝癌、肺癌、肾癌、结肠癌、卵巢癌等均有抑制作用。朱老针对患者舌质紫，为血瘀久病入络之象，故选用蜈蚣通络散结止痛。

此案首诊药后黄疸明显消退，续予原法再佐少量生大黄利胆通腑退黄。三诊黄疸消退，疗效显著，守方续进。四诊患者来电述平素空腹血糖9～10 mmol/L，朱老遂于辨治方中加入具有活血降糖功效的鬼箭羽，药理分析证实其所含的草酰乙酸钠能刺激胰岛细胞，调整不正常的代谢过程，加强胰岛素的分泌，从而降低血糖。有大量研究表明，糖尿病与胰腺癌的发生密切相关，此时控制和稳定血糖也显得尤为必要。患者服药半年，诸症基本消失，复查CT显示胰头癌肿块大小未有变化。药后收效，表明人体正气得复，达到与瘤共存的和谐状态。

〔谷万里、吴艳秋　整理〕

【肠癌案】脾肺两虚，水湿内停（直肠癌肝、肺转移）

高某，男，65岁。2009年10月12日初诊。

〔主诉〕下肢浮肿、腹泻、咳嗽10个月。

患者10个月前因发现直肠肿块及肝、肺转移性肿块伴腹水，住上海中医药大学附属龙华医院，拟诊为直肠癌肝、肺转移。因血红蛋白、白蛋白、血钾偏低，故未予化疗，服中药治疗。现腹水逐渐消退，下肢浮肿，纳可，食后脘胀，大便（成形或水样）日行10余次，气急，咳嗽，咳吐泡沫样痰，易感冒。舌质衬紫、苔中根薄腻，脉细弦数。正气亏虚、癌毒弥漫，治宜扶正消癥，益气养血，健脾运中。处方：

仙鹤草60 g	生黄芪50 g	蜂房15 g	炒白术40 g	党参20 g
金荞麦40 g	鸡血藤30 g	金沸草20 g	炮穿山甲15 g（杵）	蜈蚣8 g
葶苈子20 g	沉香曲15 g	甘草6 g	14剂，每日1剂，水煎分2次服	

10月26日二诊：药后下肢浮肿明显好转，腹围明显缩小，大便次数减少，2～3小时1次（原1小时1次），纳谷可，多食则脘胀，有时咳嗽，舌苔薄腻、脉细弦。症情好转，上方加煨木香8 g，鸡内金12 g，14剂。

11月9日三诊：足背肿胀，腹胀，右胁疼痛，纳少，大便次数增多，干溏不一。近来咳嗽明显，痰少，舌苔薄腻、脉细数。处方：

仙鹤草60 g	生黄芪50 g	蜂房15 g	炒白术40 g	太子参30 g
金荞麦40 g	炮穿山甲12 g（杵）	蜈蚣8 g	沉香曲20 g	鸡内金15 g
砂仁5 g（后下）	葶苈子20 g	北沙参20 g	预知子20 g	猕猴桃根30 g
炒谷芽15 g	炒麦芽15 g	20剂		

服上方20剂后，症情好转。续药随访3个月，病情平稳。

【按】直肠癌肝、肺转移，咳嗽，下肢浮肿，乃久病累及肺脾肾三脏，水液代谢失常所致。法当扶正消癥，运脾利水。方中仙鹤草、生黄芪、猕猴桃根扶正解毒消癥；党参、炒白术益气健脾，运化中焦；金沸草、葶苈子、金荞麦宣通肺气，止咳化痰，利水消肿；鸡血藤养血活血通络；炮穿山甲、蜈蚣、蜂房软坚消癥、解毒抗癌。朱老治疗多种癌症，擅用蜈蚣攻毒散结，用量可至8 g。此例脾胃虚弱，多食则脘胀或纳少，故参入煨木香、砂仁行气畅中；鸡内金、沉香曲、炒谷芽、炒麦芽消食健脾开胃。

〔田　华　整理〕

第二节　胸部肿瘤

【肺癌案1】气血不足，癌邪入骨（肺癌术后化疗、放疗后骨转移）

李某，女，55岁。2009年12月3日初诊。

〔主诉〕肺癌术后4年余骨转移后，伴腰痛1个多月。

患者2005年10月31日于北京大学第一医院确诊为左下肺癌，行左肺下叶切除术加右侧纵隔淋巴结清扫术。术后化疗2次，放疗1个疗程。2009年10月20日复查，肿瘤标志物发现CEA上升。2009年10月29日PET/CT示：肺癌术后L3椎体密度增高，可见多个"虫蚀样"低密度灶，病灶氟代脱氧葡萄糖摄取增高，考虑转移灶可能。临床诊断为肺癌术后骨转移，于11月18日至12月2日分7次行伽马刀治疗。

刻诊：精神尚可，面色虚黄，腰及两侧腹股沟时有疼痛，纳可便调。舌质衬紫、苔薄白腻，脉细软。肺癌术后气血不足，癌邪入骨，治宜益气养血，解毒抗癌，益肾壮骨，通络止痛。处方：

仙鹤草60 g	生黄芪50 g	酒乌梢蛇15 g	半枝莲30 g	猫人参30 g
蜈蚣8 g	炮穿山甲15 g(杵)	制南星40 g	鹿角片15 g	生地黄15 g
熟地黄15 g	阿胶珠15 g	骨碎补30 g	金荞麦40 g	炙甘草6 g
30剂，每日1剂，水煎分2次服				
口服扶正消瘤散，每次2 g，每日3次				

2010年2月1日二诊：来电述上方续服1个月，近来大便偏干，2～3日一行。上方加全瓜蒌30 g，30剂。继服扶正消瘤散。

2011年2月15日三诊：中医治疗已13个月，来电述春节前复查示肺癌术后骨转移病灶已不显，无不适，纳可便调，寐安。继予中药减量服用，巩固治疗。随访至2015年5月，定期复查均稳定。

【按】 综观朱老初诊组方，以生黄芪、生地黄、仙鹤草、阿胶珠益气养血扶正；半枝莲、猫人参、金荞麦清解浊毒；蜈蚣、炮穿山甲、制南星通络散结消肿；鹿角片、骨碎补补肾阳、强筋骨。配合扶正消瘤散使凝滞痹着于脏腑、骨骼、经络的毒浊、瘀血、痰核得以消弭。

骨癌多表现为痰核流注，寒凝湿滞，疼痛夜甚。朱老经验，生南星制用开痰结、通经络、止疼痛之力更专宏，加用于癌症骨转移辨证方中颇有疗效。

此案补血与温阳并用，通络与破癥相伍，标本兼顾，虚实并举，患者病情稳定，带病延年。

〔杨悦娅　整理〕

【肺癌案 2】气血亏虚（肺癌化疗、放疗后骨髓抑制）

赵某，男，45 岁。2008 年 12 月 13 日初诊。

〔主诉〕确诊肺癌 5 个多月。

患者于 5 个月前无明显诱因下出现胸痛咳嗽，至当地医院检查诊断为：左上肺小细胞肺癌，纵隔淋巴结转移。行化疗 6 次，放疗 25 次，患者体质虚弱，难以耐受放疗、化疗。慕名求诊。

刻诊：体瘦，精神委靡，面色苍白，干咳，纳差，便调。舌淡红、苔薄腻，脉弦。CT：左上肺肺癌治疗后改变，左侧胸腔积液。血常规：WBC 1.8×10^9/L，RBC 2.56×10^{12}/L，Hb 70 g/L，PLT 26×10^9/L。肺癌化疗、放疗后正气重挫，气血亏虚。治宜扶正补虚，益气养血。处方：

仙鹤草 60 g	生黄芪 50 g	炒僵蚕 15 g	龙葵 30 g	党参 30 g
金荞麦 30 g	全当归 10 g	熟地黄 20 g	山茱萸 20 g	鸡血藤 30 g
油松节 30 g	牛角腮 30 g	枸杞子 15 g	甘草 6 g	20 剂，每日 1

剂，水煎分 2 次服
口服金龙胶囊，每次 1 g，每日 3 次

12 月 29 日二诊：来电述，药后精神改善。今日血常规：WBC 4.8×10^9/L，PLT 152×10^9/L。偶咳，纳可，大便 1～2 日一行。效不更方，上方加葶苈子 30 g，20 剂。继服金龙胶囊。

2009 年 2 月 19 日三诊：上方续服 20 剂，精神显振，诸症好转，唯咳

嗽时作，纳谷欠佳，舌偏红、苔薄黄腻，脉细。复查胸 CT 示左上肺小细胞肺癌治疗后改变，与前片相比无明显变化。B 超示颈部、腹部淋巴结未见肿大。血常规：WBC 4.32×10^9/L，RBC 3.56×10^{12}/L，HGB 123 g/L，PLT 155×10^9/L。肝功能、肾功能、肿瘤标志物正常。续以原法出入，以补气血、益肝肾为主。上方金荞麦增为 40 g，加鸡内金、石斛各 15 g，女贞子 20 g，甘草 6 g，30 剂。继服金龙胶囊。

5 月 19 日四诊：上方续服 2 个月。来诊述药后症情平稳。复查肺部 CT 示左肺占位约 1 cm，较前缩小，未见肿大淋巴结、放射性肺炎。血常规：WBC 4.5×10^9/L，PLT 120×10^{12}/L，其余正常。精神佳，纳可便调，眠安。上方继服 30 剂。

2010 年 1 月 8 日五诊：经中药治疗 1 年，精神佳，纳可便调，舌偏红、苔薄，脉细。复查 CT 病灶较前缩小，守原法巩固。处方：

仙鹤草 60 g	生黄芪 50 g	炒僵蚕 15 g	龙葵 30 g	金荞麦 40 g
甜杏仁 10 g	熟地黄 20 g	北沙参 15 g	山茱萸 20 g	女贞子 20 g
生甘草 6 g	30 剂			
继服金龙胶囊，每次 1 g，每日 2 次				

随访至 2023 年 9 月，患者病情稳定，工作生活如常。

【按】本案患者来诊时精神委靡，面色苍白，体瘦，干咳，一派大虚之象，故以扶正消癥为基本治疗原则，以仙鹤草、生黄芪、党参、全当归、熟地黄、山茱萸、枸杞子补肝肾，益气血；鸡血藤、油松节、牛角腮三者配伍活血通络，养血止血，朱老认为此配伍可促进造血功能，提高机体免疫力；金荞麦、炒僵蚕、龙葵清肺止咳，消肿散结。药后患者精神改善，除了偶尔发作咳嗽，复查血常规示三系已升至正常。三诊纳谷欠佳加鸡内金开胃。四诊后复查 CT 示肺部肿块较前缩小，未见肿大淋巴结。服药数月后复查癌体缩小；服药 1 年，精神明显好转，复查 CT 病灶较前缩小。此后，患者一直坚持以扶正消癥加减治疗，并服金龙胶囊，病情明显改善，实现带瘤生存，基本恢复正常生活、工作。朱老强调治疗肿瘤等疑难重症，注意调节人体阴阳平衡以资化源的重要性，值得师法。

〔朱金凤　整理〕

【癥积案】正气不足，癥积内结（纵隔恶性肿瘤）

陈某，男，42 岁。2009 年 12 月 22 日初诊。

2009 年 8 月患者体检 CT 示纵隔内肿瘤。穿刺病理诊断为：纵隔恶性肿瘤（腺癌）。纵隔及两侧锁骨上淋巴结有转移。西医予以化疗治疗。

刻诊：精神可，面色乏华，纳可便调，舌淡红、苔薄腻，脉弦细无力，正气不足，癥积内结。治宜扶正消癥，化痰软坚，解毒散结。处方：

仙鹤草 60 g	生黄芪 50 g	蜂房 10 g	壁虎 10 g	肿节风 30 g
炮穿山甲 15 g(杵)	蜈蚣 8 g	姜半夏 15 g	党参 20 g	天葵子 20 g
猫爪草 30 g	生薏苡仁 30 g	生甘草 6 g	20 剂，每日 1 剂，水煎分	
2 次服				
口服扶正消瘤散，每次 2 g，每日 3 次				

2010 年 1 月 21 日二诊：来电述中药治疗结合化疗，复查肿块缩小了 1/3，自感无不适。续上方 30 剂。继服扶正消瘤散。

6 月 14 日三诊：来函述 6 月 8 日第 8 次化疗结束。复检肿物约 3 cm，较前明显缩小。化疗期间不良反应少，唯脱发，WBC 3×10^9/L。又将行放疗，原法出入，上方加补骨脂 20 g，枸杞子 15 g，熟地黄 10 g，30 剂。继服扶正消瘤散。

10 月 20 日四诊：来函述 9 月 25 复查增强 CT 肿块已不明显，各项血常规均正常，自我感觉良好。续予原法继巩固之，上方炮穿山甲改为 10 g，20 剂，1 剂服 1 日半。继服扶正消瘤散。

随访良好。

【按】癥积有形，推之不移不散，此属脏病，日久已入血分。方中党参、生黄芪、仙鹤草补气固正；补骨脂、枸杞子、熟地黄益肾培元，共奏抗邪散结化积之力；蜈蚣、蜂房、壁虎、炮穿山甲破瘀消癥，通络散结；姜半夏、天葵子、猫爪草、生薏苡仁、肿节风等化痰通络、解毒消癥；诸

265

药配合，正邪兼顾，层次分明，守攻有度，结合扶正消瘤散及化疗、放疗法而收良效。

〔杨悦娅　整理〕

第三节　血液系统肿瘤

【恶核案】癌毒弥漫，侵及骨髓（弥漫性大 B 细胞淋巴瘤伴骨转移）

孙某，女，63 岁。2009 年 3 月 13 日初诊。

〔主诉〕左臀部及下肢疼痛 8 个月。

患者 2009 年 1 月因"左臀部疼痛加重半年"检查发现左臀部肿块。1 月 23 日局麻下行左臀部肿块活检术，术中见臀部肿块呈鱼肉样改变，病理提示：弥漫性大 B 细胞淋巴瘤（高度恶性）。骨扫描发现左侧髂骨移位，左侧髋臼处有肿瘤侵犯征象。予化疗 2 次。

刻诊：精神委靡，面色无华，周身不适，行走缓慢，胸壁、左下肢疼痛，服布洛芬止痛，夜寐不安，纳食不馨，脱发，大便 4 日未解，小便尚调。舌暗红、苔薄白黏腻，脉细小数。正气亏损，癌毒弥漫侵及骨髓，治宜扶正解毒消癥、益肾蠲痹止痛。处方：

仙鹤草 60 g	生黄芪 50 g	乌梢蛇 15 g	蜈蚣 6 g	天葵子 20 g
山慈菇 20 g (先煎)	制南星 40 g (先煎)	炒赤芍 20 g	炒白芍 20 g	生地黄 15 g
熟地黄 15 g	鹿角片 15 g	拳参 30 g	枳实 10 g	生大黄 10 g (后下)
白豆蔻 6 g (后下)	阿胶珠 15 g	陈皮 6 g	甘草 6 g	

20 剂，每日 1 剂，水煎分 2 次服

口服扶正消瘤散，每次 2 g，每日 3 次

3 月 31 日二诊：药后诸症好转，胸壁、左下肢疼痛显减，已停服布洛芬，渐能平卧，纳谷渐馨，大便通畅，日行 2 次，夜寐转安，唯左足麻木、疼痛仍显，胸闷心慌，舌淡暗红、苔薄白腻中黄，脉细小数。守法继进，上方加豨莶草、潞党参各 30 g，20 剂。继服扶正消瘤散。

266

5月20日三诊：中药治疗2个多月，诸痛渐除，纳食亦增，精神佳，唯左下肢发麻，舌苔薄腻，脉细。守法继进，上方加鸡血藤30 g，30剂。继服扶正消瘤散。

6月17日四诊：药后症情平稳，面色显见红润，体重略增，舌苔薄白罩黄，脉细。守法继进，上方30剂。仍口服扶正消瘤散。

【按】弥漫性大B细胞淋巴瘤主要临床表现有进行性、无痛性淋巴结肿大，或局部肿物逐渐长大，或可伴发热、体重减轻等。因其深在血脉、经络，入侵骨髓，故属中医阴疽之类。该患者弥漫性大B细胞淋巴瘤广泛骨转移化疗后，正气受损，寝食难安，胸壁、左下肢疼痛难忍，唯以止痛片度日。癌毒之邪由浅入深，侵及骨髓，左侧髋臼处肿瘤致左侧髂骨移位。正气日衰，癌毒日进，加之化疗所伤，更是正不敌邪。故治予扶正祛邪、软坚消癥。癌毒入骨，多为阴疽之类，除用天葵子、山慈菇、制南星、拳参解毒消癥，化痰散结外，重用补气之生黄芪，配合仙鹤草、生地黄、炒白芍、阿胶珠、鹿角片温肾补髓、养血填精之品以扶正托毒，合稀莶草、鸡血藤等增强舒筋活络、养血消瘀之功。病已侵骨入络，用乌梢蛇、蜈蚣通络止痛，此两味是朱老治肺癌、肝癌、恶性淋巴肿瘤常用之品；枳实、陈皮、白豆蔻理气畅中；生大黄通便荡邪以排毒于外。药后诸症好转，胸壁、左下肢疼痛显减，纳振寐安，大便通畅。遂守法继进，随症稍事加减。2个月后患者诸痛渐除，纳食亦增，精神佳，守法处方巩固疗效。

〔杨悦娅 整理〕

【虚劳案1】气血亏虚，毒蕴骨髓（慢性淋巴细胞白血病）

方某，男，52岁。2010年12月27日初诊。

〔主诉〕乏力4年余。

患者于2006年6月始乏力明显，当时行骨髓穿刺，确诊为慢性淋巴细胞白血病，未予治疗。2010年6月至今检查WBC明显增高，波动于（88～134）×10^9/L；Hb下降，波动于77～97 g/L。

刻诊：疲乏感，盗汗，颌下触及淋巴结肿大。舌淡红、苔薄，脉细小

267

弦。气血亏虚，毒蕴骨髓，治宜益气血，解蕴毒。处方：

仙鹤草 50 g	龙葵 30 g	穿山龙 40 g	虎杖 30 g	党参 20 g
生黄芪 30 g	肿节风 30 g	白花蛇舌草 15 g	冬凌草 30 g	牛角腮 30 g
油松节 30 g	枸杞子 20 g	猫爪草 30 g	山慈菇 15 g (先煎)	徐长卿 15 g
甘草 6 g	30 剂，每日 1 剂，水煎分 2 次服			
口服扶正消瘤散，每次 2 g，每日 3 次				

2011 年 2 月 25 日二诊：来函述上方续服 1 个月，河南省肿瘤医院检血常规 WBC 99.28×10^9/L，其中淋巴细胞（L）0.961（96.1%），中性粒细胞（N）0.06（6%）；Hb 80 g/L；RBC 3.0×10^{12}/L；PLT 162×10^9/L。自感疲乏，余无不适。上方加生地黄、熟地黄各 15 g，醋鳖甲 20 g（先煎），30 剂。继服扶正消瘤散。

4 月 1 日三诊：来函述今复检血常规 WBC 87.1×10^9/L，其中 L 0.857（85.7%），N 0.031（3.1%）；Hb 95 g/L；RBC 2.8×10^{12}/L；PLT 135×10^9/L。自感无不适。上方加阿胶珠 15 g、青黛 12 g（包）、水牛角 30 g（先煎），30 剂。继服扶正消瘤散。

2012 年 3 月 24 日四诊：守方治疗 1 年，2012 年 3 月 15 日河南省军区医院体检，血常规 WBC 59.56×10^9/L，其中 L 0.9274（92.74%），N 0.0714（7.14%）；Hb 118 g/L；RBC 3.79×10^{12}/L；PLT 138×10^9/L。超声示肝多发囊肿，脾大。经颅多普勒超声（TCD）：椎基底动脉供血不足。肝肾功能、血糖、血脂正常。自感无不适，纳可便调，舌淡红、苔薄白，脉细小数。仍守原方出入。处方：

仙鹤草 50 g	龙葵 30 g	白花蛇舌草 15 g	青黛 15 g(包)	水牛角 30 g(先煎)
虎杖 20 g	丹参 15 g	知母 10 g	女贞子 30 g	生地黄 30 g
生赤芍 20 g	山药 30 g	炒白术 20 g	醋鳖甲 20 g(先煎)	
川芎 10 g	葛根 20 g	羚羊角粉 0.6 g(分吞)		30 剂
口服扶正消瘤散，每次 2 g，每日 3 次				

据症守方治疗至 2015 年 1 月，复查血常规 WBC 8.97×10^9/L，其中

L 0.579 (57.9%)，N 0.39（39%）；Hb 155 g/L；RBC 3.79×10^{12}/L；PLT 119×10^9/L。嗣后中药减量巩固治疗，复查稳定。

【按】 白血病是一种造血系统的恶性肿瘤，俗称"血癌"。根据起病的缓急，一般分为急性与慢性。急性白血病起病急，常有发热、出血、进行性贫血等；慢性白血病，往往早期症状不明显，以慢性贫血、乏力为主，中晚期可见低热、消瘦、盗汗、脾大及骨痛等。而慢性淋巴细胞性白血病则同时可伴有淋巴结的肿大。中医可归属于"虚劳""急劳"及"癥瘕""痰核"等范畴。宋代《圣济总录·虚劳门》："急劳之病……缘禀受不足，忧思气结，荣卫俱虚，心肺壅热，金火相刑，藏气传克。或感外邪，故烦躁体热，颊赤心忪，头痛盗汗，咳嗽咽干，骨节酸疼。久则肌肤销铄，咯涎唾血者，皆其候也。"所述与白血病的证候有极大的相关性。该患者病起缓慢，逐渐加重，来诊时距确诊已有4年之余，正气已虚邪毒深入，出现淋巴结肿大和WBC升高加倍，Hb明显低于正常水平。朱老辨其证为气血亏虚、毒蕴骨髓，而定益气血、解蕴毒治法，以党参、生黄芪益气培元扶正，促进造血功能的恢复；龙葵、虎杖、白花蛇舌草清热解毒；肿节风、猫爪草、山慈菇、油松节、穿山龙、冬凌草祛痰通络，散结消肿，两组药合力以祛邪；徐长卿祛风止痛；仙鹤草、牛角腮固涩止血祛瘀。二诊在前处方中加生地黄、熟地黄、醋鳖甲以养阴填精。三诊加阿胶珠养阴血；青黛、水牛角入营凉血、清热解毒，以防耗血动血。现代药理研究显示青黛含有靛玉红，对动物移植瘤有中等强度的抑制作用，慢性粒细胞白血病患者长期大量服用靛玉红后，机体的细胞免疫功能均能随症情的好转恢复到正常水平，原来体液免疫低下的患者服用靛玉红后亦可恢复正常。此证中药治疗1年左右，复查WBC已正常，Hb、RBC均已正常，效果颇佳。

〔杨悦娅 整理〕

【虚劳案2】脾肾两虚（急性非淋巴细胞白血病）

汤某，男，67岁。2010年9月2日初诊。

〔主诉〕头晕、乏力4个多月。

患者在 2010 年 5 月 20 日因"头晕乏力 1 个多月"入住南通市第一人民医院，拟诊"急性白血病"。骨髓穿刺提示急性非淋巴细胞白血病 M2a；CT 示右肺上叶、两肺下叶多发结节性炎性病变，部分纤维化病灶，两侧胸膜轻度粘连，予抗炎及化疗治疗。今来诊要求服中药。

刻下：无明显不适，纳眠均佳，二便自调，舌质红、苔薄白，脉细小弦。8 月 26 日血常规：WBC 9.98×10^9/L，RBC 4.0×10^{12}/L，Hb 129 g/L，PLT 209×10^9/L。此属脾肾两虚，肺络受损之虚劳。治当健脾益肾，清肺通络。处方：

党参 30 g	茯苓 15 g	白术 30 g	山药 20 g	百合 20 g
枸杞子 20 g	陈皮 8 g	杏仁 15 g	鱼腥草 30 g	金荞麦 40 g
白花蛇舌草 30 g	仙鹤草 40 g	甘草 6 g	20 剂，每日 1 剂，水煎分 2 次服	

9 月 22 日二诊：药后症情平稳，唯感胸胁疼痛，偶有咳嗽，痰黏难咯、色白，余无不适，纳眠佳，二便调，舌质紫、苔薄白腻，脉细小弦。于 9 月 15 日复查血常规：WBC 7.13×10^9/L，RBC 4.53×10^{12}/L，Hb 142 g/L，PLT 225×10^9/L，ESR 5 mm/h。上方加柴胡 6 g，当归 10 g，生白芍、郁金各 20 g，20 剂。

10 月 13 日三诊：药后症情稳定，精神振，纳食佳，体重增加 7 kg，苔薄白腻，脉细。复查血常规示：WBC 7.7×10^9/L，PLT 213×10^9/L。处方：

党参 30 g	枸杞子 20 g	熟地黄 20 g	山药 30 g	女贞子 20 g
仙鹤草 30 g	龙葵 20 g	白花蛇舌草 30 g	全当归 10 g	甘草 6 g
20 剂				

11 月 3 日四诊：药后精神好，体重较前又增加，纳眠佳，二便调，苔薄白微腻、中裂，脉细小弦。复查血常规：WBC 5.71×10^9/L，RBC 4.11×10^{12}/L，Hb 135 g/L，PLT 215×10^9/L，ESR 2 mm/h。守上案方。

2011 年 3 月 8 日五诊：守上方又服 60 剂，定期复查血常规正常。精神状态良好，无不适，纳谷香，夜寐不佳，二便调，苔白腻，脉细小弦。

遂自行停药 1 个多月。于 2 月 24 日前往南通市通州区人民医院查血常规：WBC 9×10^9/L，RBC 4.81×10^{12}/L，Hb 146 g/L，PLT 233×10^9/L，ESR 5 mm/h。近觉上牙疼痛，牙龈肿无出血，左侧颌下淋巴无肿大。续当补益脾肾、清肺通络。处方：

党参 30 g	茯苓 15 g	白术 30 g	陈皮 8 g	白花蛇舌草 30 g
金荞麦 40 g	鱼腥草 30 g	杏仁 15 g	仙鹤草 40 g	山药 20 g
枸杞子 15 g	龙葵 20 g	甘草 6 g	20 剂	

4 月 8 日六诊：药后精神佳，纳谷香，无明显不适感，夜眠不适、易醒，二便调，牙痛已解，苔薄白，脉弦。今日查血常规：WBC 6.37×10^9/L，RBC 3.45×10^{12}/L，Hb 130 g/L，PLT 229×10^9/L，ESR 6 mm/h。上方加生薏苡仁 30 g，20 剂。

8 月 27 日七诊：上方续服 40 剂，患者自觉无不适，遂自行停药外出游玩 1 个多月，无明显不适。诊见精神可，面色红润，纳眠均可，二便亦调，苔薄白，脉细弦。于 8 月 14 日复查血常规：WBC 9.11×10^9/L，PLT 229×10^9/L，ESR 30 mm/h。上方加虎杖 30 g，20 剂。

10 月 8 日八诊：药后无明显不适感，无自汗，无口干口苦，纳眠可，二便调。查血常规：WBC 4.64×10^9/L，RBC 3.68×10^{12}/L，Hb 122 g/L，PLT 260×10^9/L，ESR 5 mm/h。原方续进，巩固治疗。

【按】此例中老年男性患者，因"头晕乏力 1 个多月"，确诊为"急性非淋巴细胞白血病 M2a"。四诊合参，审其病机，当为脾肾两虚、肺络受损，故立"健脾益肾、清肺通络"为治疗大法。首诊方用党参、茯苓、白术、山药、百合、枸杞子、仙鹤草，以扶正健脾，补益肺肾；白花蛇舌草、金荞麦、鱼腥草、杏仁清肺通络。二诊患者病情稳定，唯胸胁疼痛，偶有咳嗽，痰黏难咯、色白。考虑患者内向、不喜多言的性格，且因罹患本病，精神压力较大，故于原方加入柴胡、当归、生白芍、郁金以养血疏肝。三诊时患者病情明显缓解，体重增加，癌毒之邪已明显消减。治疗已取得显效，仍继以扶正补虚为主，俾正气充足，则邪毒自去。遂调整方药，脾肾两调。服药后患者病情进一步好转，此后仅随症稍作加减，调治年余，其间虽曾自行停药，但病情依然稳定。随访患者病情稳定，取得临床治愈，恢复正常工作生活。

关于肿瘤的治疗方法，朱老多次强调，不必一味强调中医或西医，一切要从患者的实际情况出发。有些患者对西医放疗、化疗敏感，可以采取放疗、化疗治疗；但有些患者对放疗、化疗不敏感，而对中药却有明显反应，即须采取中医药治疗；部分患者用中西医结合手段可能更好。当然，中药的独特作用是西药无法取代的，中药对患者有整体调节、补阴阳气血之功，是其优势，尤其对放疗、化疗后体质虚弱、正气不足者，中药的扶正固本作用更是不可忽视的，可以有效地弥补西医的不足。对于肿瘤、痹证等疑难重症，患者长期脏腑功能失调，机体自身恢复能力不足，其正气虚损已至一定程度，治疗也相应地需要一定时间。只要辨证明确，即可守方加减。同时，朱老也指出，一旦病情缓解，病机发生变化，即须随时调整，不可拘泥，以免贻误病情。

〔李亚平　整理〕

第四节　妇科肿瘤

【乳岩案 1】癌毒内侵，气血不足（乳腺浸润性导管癌术后、脑转移术后）

许某，女，38 岁。2008 年 3 月 3 日初诊。

〔主诉〕右侧乳腺浸润性导管癌 2 年，颅内转移癌术后 5 个月。

患者于 2006 年发现右乳房结节，于当地医院诊断为"乳腺癌"，当年 5 月 19 日行"乳腺改良根治术"，病理示右乳腺浸润性导管癌。术后行放疗 1 个月，化疗 7 次，至 2007 年 8 月多次复查病情平稳。2007 年 9 月突发头痛，至复旦大学附属华山医院行头颅 MRI 示右枕叶转移性癌。患者于 10 月 16 日行切除术，术后放疗 1 个月。此后患者拒绝化疗，于上海接受中药治疗至今。

刻下：精神欠振，头晕耳鸣，脱发较甚，胸闷心慌时作，口干而苦，喉中痰着，不易咯出，大便干结如羊屎。舌偏红衬紫、苔薄黄微腻，脉细小弦。曾于 2008 年 1 月复查头颅 CT 示脑癌切除术后右顶枕部术后积液可能。腹部 CT 示肝胆脾胰未见异常，腹膜后未见肿大淋巴结，胃底胃壁稍厚。癌毒内侵，气血不足。治以补益气血，扶正祛邪。处方：

仙鹤草 60 g	生黄芪 50 g	生晒参 15 g	郁金 20 g	醋柴胡 6 g
全当归 15 g	炒黄芩 15 g	炒赤芍 20 g	炒白芍 20 g	全瓜蒌 30 g
玄参 20 g	桔梗 10 g	生半夏 10 g(加姜 3 片先煎 30 分钟)		
炒僵蚕 20 g	地龙 15 g	半枝莲 30 g	蒲公英 30 g	炙甘草 6 g

30 剂，每日 1 剂，水煎分 2 次服

口服金龙胶囊，每次 1.25 g，每日 3 次

4 月 9 日二诊：服上药后患者觉头晕耳鸣有所好转，咽中异物感减而未已，纳谷欠馨，口干欲饮，夜间痰中带血丝，大便仍干，舌淡红、苔薄白，脉细弦。ESR 23 mm/h，Hb 110 g/L，RBC 3.56×10^{12}/L，WBC 3.5×10^9/L，PLT 118×10^9/L。药既奏效，率由旧章。上方加炙牛角腮 45 g、油松节 45 g，30 剂。继服金龙胶囊。

11 月 3 日三诊：坚持服药半年余。近日劳累后头昏脑涨，易感疲倦，背后酸楚，咽中偶有异物感及胃脘不适，口干明显，苔薄微黄。续当原法出入。处方：

仙鹤草 60 g	生黄芪 50 g	炒僵蚕 20 g	地龙 15 g	半枝莲 30 g
生半夏 10 g(加姜 3 片,先煎 30 分钟)	南沙参 15 g	北沙参 15 g	玄参 20 g	
炙牛角腮 45 g	油松节 45 g	枸杞子 10 g	菊花 10 g	山茱萸 10 g
绿萼梅 10 g	郁金 20 g	生白及 10 g	合欢皮 15 g	蒲公英 30 g

20 剂，1 剂服 1 日半

继服金龙胶囊

2009 年 3 月 20 日四诊：患者电述腰部酸胀、喉中有痰较前好转，胃脘不适、泛酸较前转频，口干欲饮，晨起口苦，大便干。处方：

仙鹤草 60 g	生黄芪 50 g	炒僵蚕 20 g	地龙 15 g	半枝莲 30 g
生半夏 15 g（加姜 3 片，先煎 30 分钟）		吴茱萸 3 g	黄连 3 g	凤凰衣 8 g
蒲公英 30 g	生白及 10 g	珠子参 20 g	郁金 20 g	山茱萸 20 g
当归 10 g	姜竹茹 10 g	30 剂，1 剂服 2 日		
口服金龙胶囊，每次 1 g，每日 3 次				

2011 年 5 月 2 日五诊：间断中药治疗 3 年，面色转润，精神渐佳，夜眠尚可，纳谷已馨，尚有口干，泛酸减而未已，易饥，左小腿抽筋，易感疲倦，时有胸闷，耳鸣如蝉，记忆力减退，头昏脑涨，牙龈肿痛，大便干结日行一次，小便色深，舌淡红、苔白，脉细软。药既合拍，率由旧章。处方：

仙鹤草 60 g	生黄芪 50 g	炒僵蚕 20 g	地龙 15 g	半枝莲 30 g
山茱萸 20 g	珠子参 20 g	生白术 30 g	茯苓 20 g	蒲公英 20 g
凤凰衣 8 g	煅瓦楞子 30 g（先煎）	枸杞子 10 g	菊花 10 g	川芎 10 g
炒酸枣仁 40 g 枳壳 10 g		生大黄 6 g（后下）	30 剂，1 剂服 2～3 日	

随访半年情况良好。

【按】该患者来诊时见头发脱落，头晕耳鸣，大便干结如羊屎，口干，痰黏等症，为肝肾亏虚，阴血不足；肝火内扰，横逆犯胃，则有胃脘不适、泛酸、不易入睡。朱老认为，患者几经手术，并放疗、化疗，正气受损，治宜补虚扶正、祛实克邪，然不可峻药攻伐太过，戕伤正气。以仙鹤草、生黄芪、生晒参、炒白芍、全当归补益气血；生半夏、炒僵蚕、地龙、全瓜蒌、玄参、桔梗化痰通络散结。考虑到乳房疾病多与肝气郁结、气血瘀滞有关，故用醋柴胡、全当归、郁金、绿萼梅以疏肝解郁，理气活血；炒黄芩、半枝莲、黄连、蒲公英清肝（胃）热，解热毒，共奏补虚清热、解郁散结之功，配合金龙胶囊以增扶正祛邪之效。初诊后诸症有减，夜间痰中带血丝，血常规检查 WBC 偏低，予牛角腮、油松节止血升 WBC。三诊稍劳头晕，予枸杞子、山茱萸加强补益肝肾。嗣后，气阴不足加珠子参；和胃制酸加吴茱萸、黄连、凤凰衣、煅瓦楞子等；头昏脑涨加菊花清肝；大便干结加生大黄通便。前后中药间断治疗 3 年，患者整体状况良好，面色转润，精神渐佳，纳谷已馨，诸症改善明显，且复查头颅CT、肝功能无异常，血三系较前上升。随访情况良好。

〔朱金凤　整理〕

【乳岩案2】气阴不足（乳腺癌术后化疗、放疗后）

罗某，女，50岁。2010年10月18日初诊。

〔主诉〕左乳腺癌术后10个多月。

左乳腺癌术后经放疗、化疗，虽病情稳定，但腕、背部作痛，大便干燥。舌苔薄，脉细。气阴不足，络脉失养。治宜益气养阴，扶正抗癌。处方：

生地黄15 g	熟地黄15 g	枸杞子20 g	女贞子20 g	蒲公英30 g
蜂房10 g	全瓜蒌30 g	珠子参20 g	川石斛15 g	龙葵30 g
白花蛇舌草30 g	十大功劳叶15 g	炙甘草6 g	30剂	
口服扶正消瘤散，每次2 g，每日3次				

11月22日二诊：药后背部疼痛减轻，大便干燥，已历20多年，夜寐欠实，舌红、苔薄，脉细。上方加枳实10 g，炒酸枣仁30 g，骨碎补30 g，炙壁虎12 g，30剂。继服扶正消瘤散。

【按】乳腺癌，中医古称"乳岩""乳栗""石痈"等，宋代陈自明的《妇人大全良方》谓："若初起内结小核，或如鳖、棋子，不赤不痛，积之岁月渐大，巉岩崩破如熟榴，或内溃深洞，血水滴沥，此属肝脾郁怒，气血亏损，名曰乳岩，为难疗。"乳头属足厥阴肝经，乳房属足阳明胃经，乳腺癌发病尤与肝脾胃密切相关。本案患者在乳腺癌术后经放疗、化疗病情尚平稳，唯腕、背部稍痛，大便干燥，舌苔薄、脉细，乃属气阴不足，络脉失养之象，以生地黄、熟地黄、枸杞子、女贞子、川石斛、珠子参补益肝肾，益气养阴；蒲公英、龙葵、蜂房、白花蛇舌草、十大功劳叶清热解毒；全瓜蒌润肠通便。二诊时患者背部疼痛减轻未愈，仍大便干燥，追溯病史已有20多年，观其舌脉，该患者素体气阴不足，加枳实以助行气通便；加炒酸枣仁养心安神助眠；骨碎补补肾强骨，活血止痛；炙壁虎祛风

275

通络，散结止痛。常用的抗癌中药中，蜂房毒性小，用药比较安全，发生中毒反应较少，有着重要的药用价值。蒲公英养肝胃、滋阴、解毒，乳腺疾病均可酌用。

〔朱金凤　整理〕

【癥瘕案】正气不足，癌毒弥漫（卵巢癌多发转移）

刘某，女，25 岁。2013 年 4 月 1 日初诊。

〔主诉〕发热 1 个多月，检查发现双卵巢肿瘤伴盆腔积液半个月。

患者 2013 年 2 月始发热，最高达 39.5 ℃，3 月上旬转至北京协和医院进一步检查，3 月 28 日查 PET/CT：①双侧附件区肿物，考虑卵巢癌伴腹盆腔广泛种植转移；②全身广泛淋巴结转移；③盆腔积液；④右肺上叶尖段支气管周围炎性病变。于 3 月 4 日查 CA125 757.8 U/mL，ESR 30 mm/h。西医专家会诊认为病情属晚期，无有效对策。

刻诊：经对症治疗热势已退，自感无不适，纳可便调。舌淡红、苔薄白，脉细滑。正气不足，癌毒弥漫。治宜扶正消癥，软坚散结，解毒利水。处方：

仙鹤草 60 g	生黄芪 50 g	蜂房 12 g	广地龙 15 g	生晒参 10 g
菝葜 30 g	刘寄奴 20 g	郁金 20 g	天葵子 20 g	炮穿山甲 15 g（杵）
蜈蚣 6 g	夏枯草 30 g	楮实子 30 g	葶苈子 30 g	生薏苡仁 30 g
甘草 6 g	20 剂，每日 1 剂，水煎分 2 次服			
口服扶正消瘤散，每次 2 g，每日 3 次				

9 月 2 日二诊：诊服中药治疗已 5 个月。今面诊，告之 8 月 16 日检 CA125 605 U/mL。面色渐荣，纳可便调，腹痛时作，舌苔薄白，脉细。处方：

仙鹤草 60 g	生黄芪 50 g	蜂房 12 g	广地龙 15	生晒参 15 g
冬凌草 30 g	红藤 30 g	败酱草 30 g	生薏苡仁 30 g	刘寄奴 20 g
菝葜 30 g	郁金 20 g	天葵子 20 g	炮穿山甲 15 g（杵）	蜈蚣 6 g
白花蛇舌草 30 g	枳壳 6 g	生大黄 6 g	30 剂	
继服扶正消瘤散				

2014 年 3 月 31 日三诊：据症守方治疗又历半年。今面诊，北京协和医院复查 PET/CT，与 2013 年 3 月 28 日比较：①原双侧附件区代谢异常增高肿物代谢略减低，大小形态变化不明显；原腹盆腔广泛代谢增高灶已明显好转，中下腹及盆腔肠道表面及肠系膜仍有病灶残余；原颈胸部代谢增高淋巴结已消失。②新出现右肺上叶后段、左肺上叶尖后段及下叶外基底段代谢增高结节、微结节及树芽征，其中右肺上叶后段结节不能除外转移，余考虑炎性病变可能性大；原右肺上叶尖段支气管周围代谢增高区已消失。③盆腔积液同前。

刻诊：自感无不适。末次月经：3 月 28 日，经行量中、色暗红，4 天净。舌质嫩红、苔薄白，脉细略数。体虚邪盛，续当扶正消癥。处方：

仙鹤草 60 g	生黄芪 50 g	蜂房 12 g	广地龙 15 g	生晒参 15 g
冬凌草 40 g	败酱草 30 g	生薏苡仁 30 g	刘寄奴 20 g	郁金 20 g
天葵子 20 g	炮穿山甲 12 g（杵）	蜈蚣 6 g	白花蛇舌草 15 g	山慈菇 15 g
枳壳 6 g	生大黄 6 g	生地黄 15 g	熟地黄 15 g	葶苈子 20 g
大枣 10 枚	金荞麦 40 g	百部 20 g	甘草 6 g	15 剂，1 剂服 2 日
继服扶正消瘤散				

9 月 19 日四诊：纯中药治疗已 17 个月，体重增加 2.5 kg，月经规律来潮，纳可，寐安，便调，唯面部痘疹反复。舌淡红、苔薄白，脉细弦数。2014 年 9 月 17 日于鞍山市中心医院复查全腹部＋胸部 CT：双肺多发结节，盆腔多发占位性病变，腹膜后、腹腔及盆腔未见肿大淋巴结，未见腹水及盆腔积液。血常规、肝肾功能正常。CA125 70.88 U/mL。前法治之，处方：

仙鹤草 60 g	生黄芪 50 g	蜂房 12 g	广地龙 15	生晒参 15 g
冬凌草 40 g	刘寄奴 20 g	郁金 20 g	天葵子 20 g	夏枯草 30 g
炮穿山甲 12 g（杵）	蜈蚣 6 g	白花蛇舌草 15 g	山慈菇 15 g	枳壳 6 g
生大黄 6 g	生地黄 15 g	熟地黄 15 g	金荞麦 40 g	百部 20 g
浙贝母 30 g	15 剂，1 剂服 2 日			
继服扶正消瘤散				

2019年4月24日五诊：患者坚持中药治疗已历6年，现中药1剂服4日，症情稳定，自感无不适。2019年4月18日于鞍山市中心医院检胸部CT＋全腹部增强CT：双肺多发粟粒及微小结节，随诊复查；盆腔囊性病变，增强后未见明显强化；右附件区可见囊实性病变，增强后病变边缘及内部可见分隔样强化。CA125 54.12 U/mL。续守原意，巩固治疗以稳定控制病情。

【按】此案为双卵巢肿瘤伴腹盆腔广泛种植转移，全身广泛淋巴结转移，西医诊断为卵巢癌晚期。患者因在西医院没有获得有效治疗方案和手段而转求朱老中药一试。朱老在治疗肿瘤时，十分重视扶正，同时予以消癥散结，软坚攻邪之法祛实。本案肿瘤伴转移，正不敌邪。方中仙鹤草、生黄芪、生晒参补气抗邪；蜈蚣、广地龙、蜂房、炮穿山甲、刘寄奴、夏枯草、菝葜、郁金活血通络，软坚消癥；菪茼子与天葵子、楮实子、生薏苡仁共奏通利祛湿消积液之功；扶正消瘤散扶正攻实，集多种虫类药以达活血破血、软坚散结、化痰抗癌解毒之功，此也是朱老临证常用之法。二诊以原方去夏枯草、菪茼子、楮实子、甘草，加冬凌草、白花蛇舌草增强解毒抗癌之力；红藤、败酱草与生薏苡仁相伍，从张仲景治疗肠痈之脓已形成，身无热之"薏苡附子败酱散"化出，以"红藤易附子"，具有解热抗菌镇痛，兴奋肠管，加强肠蠕动，消痈排脓作用，是治疗盆腔炎、消除盆腔积液的常用组合；加枳壳、生大黄以清下焦湿热瘀毒。四诊见双肺多发结节，以金荞麦、百部、浙贝母清肺化痰，软坚散结。

患者经纯中药治疗6年，体质提升、体重有加，月经规律来潮。这位卵巢癌晚期伴广泛转移的患者，得朱老妙手起沉疴，中医药庇护余生，获得继续与癌症抗争的机会。

〔杨悦娅　整理〕

第五节　泌尿系统肿瘤

【骨痛痹案】肝肾亏虚，湿瘀内结（前列腺癌术后骨转移）

田某，男，68岁。2010年4月14日初诊。

〔主诉〕前列腺癌术后2年，多骨节疼痛1年余。

患者2008年4月于西安交通大学第一附属医院确诊为前列腺癌，病理示小条状前列腺低分化腺癌。2008年5月1日于渭南市行前列腺癌根治术。2009年2月西安高新医院骨扫描示胸椎骨转移，口服"氟他胺"治疗。2009年8月再次复查为全身多发骨质代谢异常，考虑骨转移瘤，服用"康士得（比卡鲁胺）"。2009年10月28日于陕西省肿瘤医院行B超检查：腹主动脉旁右侧髂血管旁见多个淋巴结肿大，前列腺特异性抗原（PSA）17.4 μg/L（17.4 ng/mL），行化疗4次。

刻诊：骨盆、腹股沟、会阴处不适，四肢、肩部疼痛，两髋、双膝时有疼痛，纳可便调，舌暗紫、苔白厚腻罩黄，脉细。脾肾阳虚，肝肾亏虚，湿瘀内结，癌毒入骨。治宜益气扶正，化瘀祛湿，解毒散结，益肾通络。处方：

仙鹤草60 g	生黄芪50 g	半枝莲30 g	蜂房15 g	地龙15 g
刘寄奴20 g	蜈蚣8 g	天葵子20 g	山慈菇20 g	炮穿山甲15 g(杵)
制南星40 g	鹿角片15 g	生半夏12 g(加姜4片先煎30分钟)		
生地黄15 g	熟地黄15 g	厚朴8 g	台乌药10 g	制香附10 g
党参30 g	30剂，每日1剂，水煎分2次服			
口服扶正消瘤散，每次2 g，每日3次				

6月8日二诊：来函述上方续服20剂，骨痛明显缓解。6月4日检PSA 0。近1个月双膝、腿有不适感，但不痛，纳可便调。上方加骨碎补30 g，补骨脂20 g，20剂。继服扶正消瘤散，每次2 g，每日3次。

7月21日三诊：来函述6月17日复检B超示腹腔肿大淋巴结消失。7

月14日检 PSA 正常。刻下：脊背偶有疼痛，余无不适。上方20剂。继服扶正消瘤散。

8月20日四诊：来函述8月19日检 PSA 正常。药后症缓，骨节偶痛，精神可，纳可寐安，舌质淡红、苔中厚偏黄。上方加姜半夏12 g，陈皮6 g，20剂。继服扶正消瘤散。

【按】该患者为前列腺癌晚期，邪正交争日久，正虚邪进，阴阳失衡，留滞客邪，痰凝毒聚，相互胶结。而癌瘤的生长又会进一步耗损正气，正不胜邪，又助长了癌瘤的发展。故朱老沿一贯治疗肿瘤的思路，大剂量生黄芪合党参、仙鹤草益气扶正；鹿角片、生地黄、熟地黄、骨碎补、补骨脂温肾填精，强壮筋骨；大剂量制南星合生半夏化痰散结，是朱老治疗恶性肿瘤骨转移的常用药对；天葵子、山慈菇、半枝莲清热解毒、消肿散结、利水通淋，尤善消瘰疬（肿大淋巴结）、恶疮，合蜂房、地龙、蜈蚣、炮穿山甲诸虫类药以收化瘀解毒通络之功；制香附、厚朴、台乌药疏肝理气以助活血行水散结。对于前列腺癌，朱老喜用刘寄奴，认为刘寄奴有良好的化瘀利水作用，因此可用于治疗瘀阻溺癃症，凡瘀阻而小便不通者，非化瘀小便不能畅行，且有引经作用。此案制方严谨周全，切合病机、病位，与成药"扶正消瘤散"合之扶正祛邪，应手取效。

〔朱金凤　整理〕

第六节　其他肿瘤

【虚劳案】气阴亏虚，癌毒内侵（鼻咽癌肝和胸椎转移）

祁某，男，50岁。2011年6月20日初诊。

〔主诉〕鼻咽癌放疗化疗后乏力半年。

鼻咽癌放疗化疗半年后，肝、胸椎转移，目前唯感乏力、怯冷，时有舌体抖动，右颊神经稍痛。舌尖红、苔薄，脉细弦。气阴亏虚，癌毒内侵，治宜益气养阴，解毒消癥。处方：

生黄芪 30 g	生地黄 20 g	川石斛 15 g	麦冬 12	枸杞子 15 g
辛夷 10 g	白花蛇舌草 30 g	地龙 10 g	僵蚕 10 g	骨碎补 30 g
炮穿山甲 10 g (杵)		蜈蚣 6 g	羚羊角粉 0.6 (分吞)	
甘草 6 g	7 剂，每日 1 剂，水煎分 2 次服			

6 月 27 日二诊：精神较振，余症如前。大便 2 日一行，口干欲饮。舌光红、苔净、舌面有裂纹，脉细弦。上方加珠子参 15 g，14 剂。加服生脉饮口服液，每次 10 mL，每日 3 次。

7 月 25 日三诊：服药 1 个月，自觉体虚乏力，口干，舌红、少苔，脉缓。前法出入。处方：

川石斛 20 g	生地黄 20 g	玄参 15 g	麦冬 15 g	辛夷 15 g
苍耳子 15 g	蜂房 10 g	炙壁虎 12 g	补骨脂 30 g	骨碎补 20 g
珠子参 15 g	羚羊角粉 0.6 g (分吞)	甘草 6 g	20 剂	

9 月 26 日四诊：据症微调，服药至今。口干欲饮，舌体抖动，右肋隐隐不适，舌红、少苔，脉细弦。前法治之。处方：

川石斛 30 g	玄参 20 g	麦冬 15 g	玉竹 15 g	辛夷 10 g
苍耳子 15 g	女贞子 20 g	枸杞子 20 g	生地黄 30 g	羚羊角粉 0.6 g (分吞)
制南星 20 g	甘草 6 g	20 剂		

10 月 17 日五诊：药后精神较振，除舌体抽动外，余症尚平，舌红、少苔，脉细弦。前法治之。处方：

生地黄 15 g	熟地黄 15 g	川石斛 20 g	玄参 20 g	麦冬 15 g
玉竹 15 g	枸杞子 20 g	女贞子 20 g	骨碎补 30 g	莲子心 6 g
羚羊角粉 0.6 g (分吞)	黄连 5 g	吴茱萸 1.5 g	甘草 6 g	20 剂

【按】鼻咽癌属"石上疽""鼻渊""鼻衄"范畴。鼻咽为肺之门户，治疗多从肺入手。该患者已出现骨转移，结合乏力，口干欲饮，舌体抖动，右肋隐隐不适，舌红、少苔，脉细弦等见症，乃肺气亏虚，癌毒内侵鼻窍；肝肾阴虚，筋骨失养，虚风内动。初诊朱老以生黄芪大补元气。二

诊精神较振，然阴虚较著，遂选用生地黄、熟地黄、川石斛、玄参、麦冬、珠子参、玉竹、枸杞子之属补益肺肝肾三脏之阴；以蜈蚣、僵蚕、地龙、蜂房、炙壁虎、炮穿山甲诸多虫类药解毒消癥抗癌；再用羚羊角粉清热息风定痉；辛夷、苍耳子入肺、肝经，祛外风、引药入鼻窍；补骨脂、骨碎补补肾坚骨强筋、散瘀止痛，为治疗骨转移之常用药对。服用药物4个月，患者精神转佳，症状大减。本案凸显朱老辨证精确，用药精当，治疗已有转移病灶的癌症晚期患者，仍能祛病延年，获取良效。

〔沈小珩　整理〕

【骨痹案】肾督亏虚（软骨瘤）

崔某，女，7岁。2007年8月11日初诊。

〔主诉〕跛行1年余。

2006年5月发现患儿跛行，左髋部行走时疼痛，于当地医院查CT提示左侧股骨头颈区内生性软骨瘤。2006年5月8日中山大学第一附属医院MRI示：左侧股骨颈慢性破坏改变。历经多家医院诊治，均排除骨结核，建议观察，未予治疗，遂来就诊。症见患儿行走跛行，久行左髋疼痛，无发热乏力，纳谷可，二便调，舌苔薄白、根腻，脉细。骨痹之候，治宜益肾壮督，搜风剔邪，蠲痹通络。处方：

仙鹤草60 g	生黄芪40 g	龙葵20 g	乌梢蛇10 g	莪术8 g
巴戟天20 g	狗脊15 g	独活12 g	菟丝子30 g	苏木30 g
自然铜30 g	生龙骨30 g(先煎)	生牡蛎30 g(先煎)	山茱萸20 g	
炮穿山甲10 g(杵)		土鳖虫12 g	生白及10 g	甘草6 g
15剂，1剂服2日，水煎每日服2次				
口服金龙胶囊，每次0.5 g，每日3次				

8月25日二诊：久行后左下肢依然跛行，纳可便调，苔薄，脉细，仍予益肾壮督，佐以消瘀定痛。处方：

仙鹤草 60 g	生黄芪 30 g	淫羊藿 10 g	巴戟天 10 g	生地黄 15 g
熟地黄 15 g	蜂房 10 g	补骨脂 15 g	川续断 10 g	煅自然铜 15 g
乌梢蛇 10 g	龙葵 20 g	炙壁虎 8 g	炙甘草 6 g	20 剂
继服金龙胶囊				

9 月 19 日三诊：总体稳定，无骨节疼痛，纳可便调，前法继进，巩固疗效。上方续服 15 剂。口服金龙胶囊，每次 0.5 g，每日 3 次。

2008 年 9 月 6 日四诊：服药 1 年。今年 8 月 31 日 X 线片显示：左股骨阴影处已模糊，骨质渐见修复，与 2007 年片比较显见好转。药后诸症渐释，行走如常，未感不适，纳可便调，舌质淡红、苔根薄白腻，脉细数。处方：

仙鹤草 60 g	生黄芪 40 g	骨碎补 30 g	补骨脂 20 g	生地黄 15 g
熟地黄 15 g	川续断 20 g	巴戟天 15 g	龙葵 30 g	乌梢蛇 10 g
煅自然铜 30 g	炙蜂房 12 g	炙壁虎 10 g	全当归 15 g	炙甘草 6 g
30 剂				
口服浓缩益肾蠲痹丸，每次 2 g，每日 3 次				

2009 年 1 月 15 日五诊：来电述患儿症情平稳，久坐后初行时略跛，渐行渐利，如常人，无关节痛，守前方续服 1 个月，巩固疗效。

【按】软骨瘤为常见的良性骨肿瘤，多发于青少年，起病缓慢，早期无明显症状，局部逐渐膨胀，特别是指（趾）部，可发生畸形及伴有酸胀感。软骨瘤属中医"骨痹"范畴，治疗此证，朱老以益肾壮督、蠲痹通络为大法。方中仙鹤草、生黄芪补益元气；骨碎补、补骨脂、川续断、巴戟天、益肾蠲痹丸益肾壮督，搜风剔邪，蠲痹通络；全当归、生地黄、熟地黄滋养阴血；龙葵散瘀消肿，清热解毒；乌梢蛇、炙蜂房、炙壁虎祛风止痛，舒利关节，可治疗骨痛、关节变形；煅自然铜具有散瘀止痛、续筋接骨功效；生牡蛎含碳酸钙 93.4%，针对软骨瘤中的骨质破坏尤为对症。本案例是朱老结合中西医理论、融会贯通治疗疑难重症之典范。

〔沈小珩　整理〕

【真头痛案】痰瘀蒙窍（颅内星形细胞瘤手术化疗、放疗后）

陆某，男，23岁。2009年8月13日初诊。

〔主诉〕颅内肿瘤术后7个月。

患者2008年12月21日因"头痛伴呕吐1次"入住上海长征医院，经检诊为"下丘脑占位并梗阻性脑积水"，于12月31日行"鞍区占位活检＋部分切除术"。术后第3日复查头颅CT：右侧侧脑室扩大明显，左侧侧脑室较术前明显缩小。2009年1月5日行侧脑室腹腔分流术。术后病理示鞍区星形细胞瘤Ⅱ级，术后口服化疗药及放疗。2009年8月6日MRI示鞍上池、脚间池、第三脑室前部、左侧海马回前部可见多个团块状病变明显增大，与2009年5月7日相比脑积水加重。

刻下：消瘦，嗜睡，无头痛、呕吐，偏食，小便调，大便2～3日一行，舌红、苔薄白腻，脉细。正气亏耗，痰瘀蒙窍，治宜扶正益气，化痰开窍，解毒抑癌。处方：

生黄芪50g	莪术10g	炒僵蚕20g	地龙15g	白英30g
制何首乌20g	石菖蒲20g	益智20g	炮穿山甲15g(杵)	蛇六谷30g
蜈蚣8g	生水蛭8g	猫人参20g	全瓜蒌20g	天麻20g
大枣30g	炙甘草30g	20剂，每日1剂，水煎分2次服		
口服扶正消瘤散，每次2g，每日3次				

2010年1月9日二诊：服药已4个多月，半个月前复查MRI示鞍上胶质瘤放疗后，与2009年8月6日相比，鞍上异常信号范围增大，水肿加重，脑积水相仿。上海专家会诊意见：肿瘤中心有坏死改变。

刻下：面色㿠白，精神可，纳谷欠馨，二便自调，体重稳定。舌红、苔薄白腻，脉细。上方加党参、泽泻各20g；生薏苡仁40g，生白术、猪苓各30g，20剂。继服扶正消瘤散。

2011年3月25日三诊：患者坚持中药治疗，2011年3月20日复查MRI示下丘脑、鞍上池、第三脑室区及左侧海马区占位病灶与前片对比无明显变化，周围脑水肿减轻。生活如常，唯术后右视野缺损。

据症守方治疗至今已10年余，每年复查1次MRI均示病灶稳定。其间结婚生子，现1剂药服5日巩固。

【按】脑瘤多因痰浊凝结、气血瘀滞于脑部，形成肿块，易导致脑功能受损，危及生命。此案乃胶质瘤患者，经放疗化疗治疗后，来诊期间肿瘤仍有生长趋势，且正气亏耗，痰瘀蒙窍，故见消瘦、嗜睡等症。方中生黄芪、制何首乌、大枣益气养血，补益肝肾；蛇六谷、猫人参、白英清热解毒抗癌；炒僵蚕、地龙、炮穿山甲、蜈蚣、生水蛭等虫类药以毒攻毒，软坚散结；石菖蒲、益智化痰开窍；炙甘草调和诸药。纵观全方乃治疗脑瘤之重剂。药后4个多月复查，颅内水肿严重，朱老在方中加用党参、泽泻、生薏苡仁、生白术、猪苓，乃从春泽汤取法，通利三焦水道，有利减轻颅内水肿；且生薏苡仁、猪苓也具抗癌功效。服药1年余脑水肿减轻，守方治疗，患者生存期已大于10年。可见虫类药以毒攻毒，软坚散结，在抑制肿瘤生长，消除癌性水肿，延长带瘤生存期方面具有独特的疗效。

〔沈小珩　整理〕

【颉颖岩案】肺阴不足，痰热未清（鼻腔嗅神经母细胞瘤）

宋某，男，34岁。2009年9月25日初诊。

〔主诉〕左侧鼻腔嗅神经母细胞瘤7个月放疗化疗后。

2009年2月确诊左侧鼻腔嗅神经母细胞瘤，行放疗32次、化疗6次。复查PET/CT示：①左侧鼻腔嗅神经母细胞瘤治疗后，现未见明显异常。②左下肺致密影，考虑感染性病变伴局部肺不张可能性大；右肺多发小结节影。③左侧臀大肌深面低密度影。转移不能除外。④右侧上颌窦炎症。

刻诊：面色晦暗，精神疲倦。咳嗽有黄痰，痰中有时见血丝。左胸时有隐痛。足趾时有麻木。纳差，便调。苔薄白、舌边齿痕，脉细小数。肺阴不足、痰热未清，治宜益气健脾，清肺化痰，软坚消癥，宁络通窍。

处方：

仙鹤草 60 g	生黄芪 50 g	壁虎 10 g	半枝莲 30 g	天葵子 20 g
山慈菇 20 g	辛夷 15 g	苍耳子 15 g	炮穿山甲 15 g(杵)	蜈蚣 8 g
桑白皮 20 g	金荞麦 40 g	浙贝母 30 g	煅花蕊石 30 g	炙甘草 6 g

30 剂，每日 1 剂，水煎分 2 次服

口服金龙胶囊，每次 1 g，每日 3 次

10 月 23 日二诊：来人代述咳嗽少作，痰中夹少量血丝，纳食稍增，二便自调。上方加川百合 30 g，30 剂。继服金龙胶囊。

11 月 30 日三诊：来人述药后纳食增，精神佳。近日于北京复查鼻腔内肿瘤未见，轻度贫血。足底有麻木感，二便自调。续当原法出入：上方加阿胶珠 15 g，30 剂。口服扶正消瘤散。

2011 年 5 月 27 日四诊：症情稳定，中药减量配服至今。盐城二院复查鼻咽 CT 示左侧鼻腔嗅神经母细胞瘤术后，双侧上颌窦炎。胸部、全腹部 CT 增强扫描未见明显异常。2011 年 5 月 25 日近两年体重增加 20 余斤，纳可寐安，大便日行 2 次。舌质暗红、苔薄白，脉细。续予原法：上方 15 剂，1 剂服 2 日。继服扶正消瘤散，每次 2 g，每日 3 次。

随访至 2017 年 7 月，中药逐步减量为 1 剂服 4 日，每年定期检查无明显异常，工作生活如常。

【按】本案鼻腔嗅神经母细胞瘤属于中医"颃颡岩"范畴，是一种少见的鼻腔恶性肿瘤，可见头痛、溢泪、嗅觉异常甚至丧失，首选手术治疗，但易复发和转移。该患者经手术治疗，肿瘤病灶不明显，但有肺结节、左侧臀大肌深面低密度影，转移不能排除。鼻为肺窍，肺火痰热，瘀结蕴毒，积于鼻窍，虽经手术去除病灶，然肺火痰热未除，故患者咳嗽有黄痰，痰中有时见血丝。朱老处方重用仙鹤草、生黄芪益气扶正；大剂量浙贝母合桑白皮、金荞麦、天葵子、半枝莲清肺火，化痰毒；辛夷、苍耳子则引药通入鼻窍；煅花蕊石、仙鹤草宁络止血；壁虎、山慈菇、炮穿山甲、蜈蚣扶正消瘤、软坚消癥。药后 2 个多月，痰血已止，后续加用润肺养血之百合、阿胶，坚持中药治疗 8 年，扶正克邪，随症加减，随访见康

复无恙。本案例朱老用药切中病机，标本兼治，收防止癌肿复发和转移之效。

〔沈小珩　整理〕

【头痛案】气阴两虚，癌毒积聚（上颌骨蝶窦筛窦癌术后）

吴某，女，31岁。2010年2月27日初诊。

〔主诉〕右上颌骨、蝶窦及筛窦癌术后5年，头痛耳鸣2个多月。

患者2005年8月9日因腭部肿物发现右上颌骨、蝶窦及筛窦癌，病理示腺样囊性癌，于2005年8月15日行右上颌骨及肿物切除术，术后行化疗6次，每次均未完成，放疗2次。2008年2月复发，2010年1月18日河北医科大学第四医院MRI示：①右上颌骨、蝶窦及筛窦癌术后改变，右侧额窦、左侧蝶窦内有异常信号，考虑慢性炎症可能性大；②右侧慢性中耳乳突炎。

刻诊：精神可，神志清，头痛头晕，耳鸣，右侧咬合疼痛，鼻腔内右侧分泌物多有堵塞感，纳谷尚可，二便自调，月经错后无规律、量少。舌红、苔薄腻糙，脉细小数。自2008年10月至今在当地服中药。证属肝肾阴虚，癌毒积聚。治宜补益肝肾，消癥解毒。处方：

枸杞子12 g	生地黄15 g	熟地黄15 g	女贞子20 g	北沙参20 g
菊花12 g	山慈菇20 g(先煎)	辛夷15 g	生薏苡仁30 g	蜂房10 g
青皮8 g	陈皮8 g	苍耳子15 g	地龙15 g	蜈蚣8 g
甘草6 g	30剂，每日1剂，水煎分2次服			
口服扶正消瘤散，每次2 g，每日3次				

4月2日二诊：药后症减，头痛次数减少，右侧太阳穴处酸痛未缓，耳鸣时轻时重，夜寐欠安、多梦，偶见咽干，口苦，微咳。舌质偏红、苔薄黄腻，脉细小数。检TSGF 187 U/mL，AFP、CYFRA21-1、NSE均正常，肝功能正常，续予原法出入。上方加石斛、山茱萸各20 g，首乌藤30 g，30剂。继服扶正消瘤散。

4月23日三诊：来电述症缓，眉棱骨偶痛，续予原法出入。上方加川芎 10 g，30 剂。继服扶正消瘤散。

5 月 28 日四诊：来电述头痛已释，右耳鸣时轻时重，近来外感易发，纳可便调，续予原法出入。上方加防风、生白术各 15 g，蜂房更为 6 g，30 剂。继服扶正消瘤散。

后续以中成药巩固治疗，随访稳定。

【按】右上颌骨、蝶窦及筛窦癌属中医"积证""头痛"范畴。患者已行手术，并进行过放疗化疗，也曾服中药 1 年余，复查显示复发可能。症见头痛头晕，耳鸣，鼻塞有涕，结合舌脉之象，乃正气亏虚，肝肾不足，痰毒积聚。初诊以枸杞子、北沙参、蜂房、女贞子、生地黄、熟地黄补益肝肾以扶正；菊花平抑肝阳、清肝明目、清热解毒；配合地龙、蜈蚣、山慈菇通络解毒，软坚散结；青皮、陈皮、生薏苡仁行气健脾化湿，以杜生痰之源；苍耳子、辛夷祛风通鼻窍，引药上达头面。二诊见耳鸣时轻时重、舌质偏红等症，为阴伤液耗，心神不宁，予石斛、山茱萸滋阴生津，补养肝肾；首乌藤宁心安神。全方攻补兼施，直达病所。三诊加川芎活血行气，祛风止痛。四诊后头痛诸症大多消除，但易感外邪，故加用生白术、防风，在扶正中寓散邪之意。该病案朱老注重扶正与祛邪并重，终获良效，患者渐趋康复。

〔沈小珩　整理〕

【耳聋案】痰瘀交阻（听神经瘤）

张某，女，38 岁。2009 年 10 月 15 日初诊。

〔主诉〕舌、面部麻木伴右耳听力下降反复 4 年余。

患者四五年前出现过舌、面部麻木，持续数月后自行消失，未引起重视，听力逐步下降。2009 年 9 月 30 日内蒙古自治区人民医院 MRI 示右侧桥小脑角区听神经瘤囊变；幕上梗阻性脑积水伴间质性水肿；小脑扁桃体下疝。脑部 MRA 未见异常。北京天坛医院诊断：听神经瘤，曾服用相关汤药及软坚消瘤片。

刻下：右耳听力下降，近似耳聋，记忆力减退，无呕吐泛恶，面部麻木阵作，头晕而闷，口秽殊甚，夜寐自安，纳可便调，舌苔薄白腻，脉细。痰瘀交阻，治宜泄化痰瘀，软坚消癥。处方：

生黄芪 50 g	莪术 10 g	炒僵蚕 20 g	地龙 15 g	白英 30 g
制何首乌 20 g	石菖蒲 20 g	益智 20 g	蛇六谷 30 g	天麻 20 g
川芎 15 g	生水蛭 6 g	凤凰衣 8 g	炮穿山甲 15 g(杵)	蜈蚣 8 g
泽泻 30 g	炒白芥子 15 g	30 剂，每日 1 剂，水煎分 2 次服		
口服扶正消瘤散，每次 2 g，每日 3 次				

11 月 6 日二诊：来电述右面麻木得缓，觉脑部血管搏动，右头部疼痛，胃脘不适，续予原法出入。上方加羚羊角粉 0.6 g（分吞），石决明 30 g（先煎），30 剂。继服扶正消瘤散。

2011 年 1 月 6 日三诊：来电述药后诸症显缓，唯视物欠清，有雾视感，仍以原法出入。上方加枸杞子、菊花、密蒙花各 15 g，30 剂。继服扶正消瘤散。

【按】听神经瘤是指起源于听神经鞘的肿瘤，为良性肿瘤，是常见颅内肿瘤之一。因肿瘤压迫常有听力下降、面神经损伤、颅内脑组织损伤。中医属"积证""耳鸣""耳聋"范畴。该患者已出现听力下降、近似耳聋，记忆力减退，面部麻木阵作，头晕而闷，口秽殊甚等症状，脉证互参，乃肝肾亏虚、痰瘀阻窍之候。治宜泄化痰瘀，软坚消癥。方中大剂量生黄芪益气扶正；制何首乌、益智补益肝肾；石菖蒲、泽泻、炒白芥子化痰利湿开窍；炮穿山甲、地龙、莪术、蛇六谷、白英、生水蛭、蜈蚣化瘀软坚通络；炒僵蚕、天麻、川芎祛风止痛，化痰散结，又能引药上行头面。二诊因觉脑部血管搏动，右头部疼痛，乃肝阳上亢，加羚羊角粉、石决明平肝息风止痛。三诊因视物模糊加枸杞子、菊花、密蒙花养肝清肝明目。整个治疗过程中，朱老谨守病机，随症加减，突显中医个体化治疗之精髓。

〔沈小珩　整理〕

【癥积案】正气耗损，癌毒侵骨（神经母细胞瘤手术并化疗后骨转移）

陈某，男，5 岁。2013 年 1 月 2 日初诊。

〔主诉〕左腹膜占位活检术后 8 个月，肿瘤切除术后 2 个月。

患儿于 2012 年 3 月出现双下肢疼痛，检查发现左腹膜后占位，4 月 5 日于复旦大学附属儿科医院行肿瘤活检术，术后病理提示（后腹膜）神经母细胞瘤。后行化疗，于 2012 年 9 月 24 日行左腹膜肿瘤切除术＋肾上腺切除术。术后再行化疗。2012 年 12 月 12 日复检胸部 CT 示诸胸椎椎体及胸骨骨质密度不匀，不除外骨转移可能。腹部 CT 示后腹膜多发淋巴结钙化，多发腰椎受累，双肾结石。骨显像示多发骨质病变。

刻诊：消瘦，腰腿酸痛，纳可便调。舌淡、苔薄白，脉弦数，体重 15 kg。患儿历经手术、化疗，正气耗损、癌毒侵骨，治宜扶正解毒，益肾壮骨。处方：

仙鹤草 40 g	蜂房 12 g	生晒参 15 g	鸡血藤 30 g	乌梢蛇 15 g
鹿角片 10 g	炮穿山甲 12 g(杵)	补骨脂 30 g	淫羊藿 15 g	枸杞子 15 g
陈皮 6 g	炙甘草 6 g	3 剂，1 剂服 3 日		

口服金龙胶囊，每次 0.5 g，每日 3 次；复方扶芳藤合剂，每次 15 mL，每日 1 次

2013 年 1 月 7 日二诊：来电述腹痛隐隐，持续约半小时缓解，大便 2 日一行，患儿愿服汤剂，前法治之。上方加炒枳壳 6 g，肉苁蓉 15 g，10 剂，1 剂服 3 日。继服金龙胶囊和复方扶芳藤合剂。

2 月 1 日三诊：来电述腹痛隐隐，持续 15～20 分钟，时有腿部酸痛，纳可，大便 2 日一行、量中等、成形，守方继进。上方加生大黄 3 g（后下），3 剂，1 剂服 3 日。继服金龙胶囊、复方扶芳藤合剂。

据症守方治疗 2 年余，其间建议复查，家长表示患儿感觉良好，不愿多行检查。

2015 年 3 月 4 日四诊：面诊。诉今年 2 月 12 日为取化疗泵于复旦大学附属儿科医院住院。胸部 CT：两肺未见明显实质性病变；诸胸椎椎体及胸骨骨质改变较前好转。腹部增强 CT：神经母细胞瘤术后随访，腹主动脉左侧小片状软组织密度影较前缩小；腰椎骨质改变较前好转；后腹膜

多发淋巴结钙化较前相仿；双侧肾盂内可见小点状高密度影（结石或钙化）。头颅 CT、胸部 X 线片、B 超、骨扫描未见明显异常。实验室检查：铁蛋白 303 μg/L，NSE 27.13 μg/L，CRP<8 μg/L。血常规正常，肝肾功能、凝血指标正常。2 月 16 日取出化疗泵。

刻诊：自感无不适，易感冒咳嗽，纳可便调。舌淡红、苔薄白中白腻，脉细小数。此乃佳象，续守原意。上方加蛇六谷 30 g，姜半夏 15 g，茯苓 20 g，枳壳 6 g，10 剂，1 剂服 3 日。继服金龙胶囊、复方扶芳藤合剂。

坚持中药治疗，至 2017 年 7 月 14 日于复旦大学附属儿科医院复查：铁蛋白 333.4 μg/L，NSE 25.9 μg/L。上腹部 CT 示神经母细胞瘤术后随访，L3 右侧椎弓骨质破坏范围较前增大，腹主动脉左侧小片状软组织密度影较前不明显。下腹部 CT 示骨盆、骶椎骨质密度不均匀。胸部 CT 示 T5 椎体较前略变扁，余与 2015 年 2 月 12 日 CT 相仿。头颅 CT 示颅内未见明显异常，松果体钙化灶，左侧筛窦及上颌窦黏膜略厚。肝胆胰脾、肾、输尿管、膀胱、肾上腺、后腹膜、腹腔淋巴结未见明显异常。近日症平，无明显不适，大便日解，质成形。舌淡红、苔薄白腻，脉细略数。续予原法出入。上方加骨碎补 30 g，巴戟天 20 g，10 剂，1 剂服 4 日。继服金龙胶囊、复方扶芳藤合剂。坚持服药 7 年，症情稳定，正常入学。

【按】神经母细胞瘤主要起源于肾上腺，但也可起源于肾上腺外的交感神经的其他部分，也是新生儿最常见的癌症，其中 32% 新生儿患者伴发皮肤转移癌，常局部复发并转移到远处部位。该患儿患此重症，初起病位于后腹膜，经手术、化疗，数月后复查发现腹内淋巴结肿大、骨转移可能。症见腰腿酸痛、腹痛隐隐、大便 2 日一行。朱老予以扶正消瘤、益肾壮骨为治疗大法，处方中生晒参、仙鹤草补益气血；鹿角片、补骨脂、骨碎补、淫羊藿、巴戟天、枸杞子等益肾壮骨，冀防治骨转移；炮穿山甲、乌梢蛇、蜂房、蛇六谷攻其癌毒遗留；鸡血藤补血；姜半夏、茯苓、陈皮、枳壳和胃健脾，顾后天之本；再合金龙胶囊消瘤散结；复方扶芳藤合剂益气补血。服药 2 年后复查：未见新病灶，骨质破坏情况好转。坚持服药 7 年后症情稳定，能正常进学校学习。

〔沈小珩　整理〕

第十章

内科其他病证

（16 例）

第一节　阴阳毒

【阴阳毒案 1】正虚毒热（系统性红斑狼疮）

陈某，女，33 岁。2009 年 10 月 19 日初诊。

〔主诉〕反复发热 1 年余。

患者近 1 年来反复发热，体温 38 ℃～39 ℃，伴关节疼痛，自服退热药后热退，关节疼痛改善。平素脱发明显，口干，无面部蝶形红斑。2008年 8 月 1 日在南通大学附属医院查 ENA 系列：ANA（+），针对耐 RNA 酶的胞浆蛋白的自身抗体（抗 SSA 抗体）（+），抗双链 DNA（抗 ds-DNA）（+），诊断为"系统性红斑狼疮"。服用泼尼松 10 mg/d，后未再发热，就诊前 1 周泼尼松减量为 7.5 mg/d，加服羟氯喹。来诊前 1 日身热又起，口干明显，脱发，无关节疼痛，二便调，夜寐欠安。舌质偏红、少苔，脉细弦。此系毒热内蕴、气阴两耗，治宜清毒热、益气阴。处方：

穿山龙 50 g	鬼箭羽 30 g	生地黄 20 g	女贞子 20 g	玄参 20 g
人中黄 10 g	川石斛 20 g	白花蛇舌草 30 g	地龙 15 g	甘草 6 g

14 剂，每日 1 剂，水煎分 2 次服

2009年11月2日二诊：药后身热渐平，脱发较前减少，无面部红斑，二便自调，寐安，苔脉同前。上方加仙鹤草30 g，淫羊藿15 g，14剂。

【按】系统性红斑狼疮在中医文献中无相似病名，鉴于其急性发病时面部有蝶形红斑，发病机制颇类"阳毒"或"湿毒发斑"，姑且将其归于"阴阳毒"加以讨论。方中穿山龙与鬼箭羽是朱老治疗免疫类疾病的常用药，前者性平，不论寒热虚实，恒可用之，与鬼箭羽相伍，可扶正气、通血脉、解瘀毒，两者又都有调节免疫功能之效；配合生地黄、女贞子、玄参、川石斛清热养阴；地龙清热通经活络；白花蛇舌草清热解毒，辨病与辨证相结合，服用14剂后而获效。二诊再加入仙鹤草、淫羊藿以益气温阳，调节免疫，巩固疗效。本病是慢性疾病，需要坚持长期服药。

〔陈党红　整理〕

【阴阳毒案2】邪盛正虚（系统性红斑狼疮）

傅某，女，46岁。2005年3月26日初诊。

〔主诉〕腕关节疼痛1年伴胸痛咳嗽半年。

2004年3月始感腕关节疼痛，5月8日于江苏省人民医院血检：IgG 23.6 g/L，补体C3 30.63 g/L、C4 0.08 g/L，RF 196 kU/L，ASO 293 U，CRP 9.99 μg/L，ANA（+），SSA（+），ENA总抗体（+）。诊断为"系统性红斑狼疮"，予"复方倍他米松注射液"肌内注射、雷公藤多苷片口服等治疗，症情有所缓解。因虑雷公藤多苷片不良反应，故停之，改为针灸治疗，症情平稳。10月因外感未愈，转为肺炎，11月29日于江苏省人民医院住院治疗，CT示两侧胸腔积液，两下肺感染，纵隔淋巴结肿大。实验室检查：WBC与Hb偏低；ESR偏高；白蛋白偏低；球蛋白偏高；IgG、RF、ASO、CRP均偏高；补体C3偏低；ANA（1：1 000）均质型。予以激素治疗，泼尼松由开始的每日40 mg减为25 mg。

刻下：满月脸，指关节气交之变时肿痛，右手麻木，晨起胸痛，咳嗽、喷嚏，纳谷尚可，夜尿3～4次。舌边尖红、紫嫩、中裂、苔薄白，脉细小数。此乃邪盛正虚，毒邪留着所致。治以扶正荡邪，肃肺化浊。处方：

生黄芪 30 g	泽兰 30 g	泽泻 30 g	当归 10 g	鸡血藤 30 g
炙土鳖虫 10 g	乌梢蛇 15 g	广地龙 10 g	蜂房 10 g	炙僵蚕 10 g
威灵仙 30 g	白花蛇舌草 30 g	赤芍 20 g	半枝莲 30 g	穿山龙 50 g
凤凰衣 8 g	生薏苡仁 40 g	淫羊藿 15 g	鬼箭羽 30 g	炙甘草 6 g

30 剂，每日 1 剂，水煎分 2 次服
口服金龙胶囊（30 粒×12 瓶），每次 3 粒，每日 3 次

4 月 23 日二诊：药后诸症显减而未已，关节疼痛偶见，纳谷尚可，二便自调，舌苔薄白，脉细小弦。泼尼松每日 15 mg。上方加牡丹皮 15 g，生地黄 20 g，山茱萸 15 g，30 剂。继服金龙胶囊。

6 月 25 日三诊：血检 ANA、抗 ds-DNA（–）；抗 SSA、抗 SSB（+）。泼尼松每日 10 mg。症情稳定，唯感膝关节微痛，舌苔薄白，脉细。续前法进之。处方：

穿山龙 50 g	淫羊藿 15 g	鬼箭羽 30 g	当归 10 g	鸡血藤 30 g
炙土鳖虫 10 g	乌梢蛇 15 g	广地龙 10 g	蜂房 10 g	炙僵蚕 10 g
威灵仙 30 g	生地黄 15 g	熟地黄 15 g	山茱萸 20 g	生黄芪 30 g
补骨脂 20 g	半枝莲 30 g	炙甘草 6 g	30 剂	

继服金龙胶囊

10 月 22 日四诊：实验室检查 ANA（1∶160）（+），抗 ds-DNA（+），肝肾功能正常，IgG 16.5 g/L，C3 0.798 g/L，现服用泼尼松每日 10 mg、依木兰（硫唑嘌呤）每日 2 粒、安博维（厄贝沙坦）每日 1 粒、硝苯地平（心痛定）每日 2 粒。近 3 个月未能正常服药，自感服中药前后较适。刻诊：满月脸，下肢浮肿、按之凹陷。舌质紫红、苔薄白微腻、中裂，脉细小弦。续当原法出入。上方加泽兰、泽泻各 20 g，丹参、枸杞子各 15 g，30 剂。继服金龙胶囊。

2006 年 4 月 15 日五诊：服上方出入治疗 3 个月，患者晨僵释，足肿

已减，无特殊不适，眠食均安，泼尼松已逐步减量为每日 5 mg。苔薄白，脉细弦。患者要求停服汤药，故予金龙胶囊巩固之。

【按】本例患者长期使用激素，导致机体功能紊乱，阴阳失衡，肾督亏虚，邪毒留着出现寒热错综、虚实夹杂的证候。朱老先予急则治标，扶正荡邪，肃肺化浊之法，后随症加减。穿山龙具祛风除湿、活血通络、止咳定喘之功；白花蛇舌草、赤芍、半枝莲清热解毒，配合淫羊藿补肾培本，以调理阴阳；鬼箭羽破瘀行血，活络通经；生地黄、当归、鸡血藤等养血扶正；熟地黄、补骨脂、山茱萸、枸杞子等益肾填精，伍入乌梢蛇、炙土鳖虫、广地龙、蜂房、炙僵蚕等活血化瘀，搜风别邪，蠲痹通络；泽兰活血利水，泽泻渗利水湿，二药合用，能使经脉通畅，积液难生；生黄芪能提高和调节机体免疫功能，用于免疫性疾病确有一定效果；同时服用金龙胶囊，汤药随症加减，病情逐步好转。俟其晨僵已释，足肿已消，纳谷、睡眠改善后，以成药金龙胶囊巩固之。

〔陈党红　整理〕

第二节　梅核丹

【梅核丹案 1】痰阻络瘀（结节性红斑）

李某，男，46 岁。2009 年 11 月 2 日初诊。

〔主诉〕双下肢结节性红斑 2 年余。

患者近 2 年余来无明显诱因下反复出现双下肢结节性红斑，呈散在对称性分布，有触痛，按之坚硬，时轻时重，大便干结，口疮反复。曾在上海交通大学医学院附属仁济医院检查：ANA、抗 ds-DNA、ENA、抗中性粒细胞胞浆抗体（ANCA）均为阴性，ESR 16 mm/h，尿常规阴性。诊断为结节性红斑，予泼尼松每日 10 mg；羟氯喹每次 0.1 g，每日 2 次；潘生丁（双嘧达莫）每次 25 mg，每日 3 次，来诊前 2 个月自行停服。舌苔薄，脉细弦。此中医之梅核丹，为痰阻络瘀之证，治从化痰通络入手。处方：

穿山龙 50 g	赤芍 15 g	白芍 15 g	蜂房 10 g	僵蚕 12 g
炒白芥子 12 g	桃仁 10 g	红花 10 g	水蛭 10 g	女贞子 20 g
豨莶草 30 g	决明子 15 g	甘草 6 g	14 剂，每日 1 剂，水煎分 2	
次服				

11 月 16 日二诊：红斑渐消，结节触痛，腰痛，口疮，苔薄，脉细弦。X 线片示：腰椎未见异常，双侧骶髂关节密度增高。仍从痰阻络瘀调治。上方加制南星 30 g，土鳖虫、玉蝴蝶各 10 g，14 剂。

11 月 30 日三诊：药后结节性红斑逐渐消退，触之有痛感，口疮时瘥时发，腰痛已平，舌苔薄，脉细弦。前法治之，上方去炒白芥子、水蛭，加人中黄 10 g，14 剂。

12 月 14 日四诊：双下肢结节性红斑经治已基本痊愈，唯口疮此起彼伏，缠绵未瘥，口干，下肢怕冷，舌质红、苔薄，脉细弦。宜滋阴通络。

生地黄 20 g	赤芍 15 g	白芍 15 g	川石斛 15 g	人中黄 10 g
玉蝴蝶 8 g	决明子 15 g	鹿衔草 20 g	川续断 12 g	甘草 6 g
7 剂				

【按】结节性红斑因其结节如梅核，色红漫肿，故诊为"梅核丹"，也有将此归属于"痰核"范畴的。朱老认为本病为风寒湿热诸邪入侵，或禀赋不足，或饮食不节，嗜食肥甘厚味、辛辣、醇酒之品，化燥生热，壅滞经络，熬液成痰；营卫气血运行失常，经络不畅，瘀血内生。如此则痰瘀互结，蕴积于肌肤经络而成，病机关键在于痰、瘀、热。故治法乃软坚化痰，祛瘀通络，清热解毒。用炒白芥子、僵蚕以化痰软坚；朱老常谓"治痰要治血，血活痰自化"，故十分注重活血化瘀，药用穿山龙、赤芍、桃仁、红花、水蛭等；豨莶草通络解毒；女贞子养阴清热，对异常免疫功能具有双向调节作用。初诊后患者结节性红斑渐退，唯口疮反复，次第加入玉蝴蝶、人中黄以敛疮生肌、护膜。四诊患者结节性红斑已基本消退。

辨治此类病证，朱老常谓：痰为阴浊之邪，其性黏滞而易于内伏，遏阻阳气，阳气不能伸展，阴遏阳郁而发热，或痰浊遏阻而发热，切不可过用苦寒凉药，以免抑遏阳气，结节难消。在化痰软坚方中亦可少佐桂枝温通散结，全在医者随症化裁变通。

〔陈党红　整理〕

【梅核丹案2】血络痹阻（变应性结节性毛细血管炎）

李某，女，33岁。1999年2月13日初诊。

〔主诉〕左下肢多处皮下结节肿痛1个多月。

确诊变应性结节性毛细血管炎已月余，左下肢多处皮下结节肿痛，服用激素即消，停药则复作。刻下左侧小腿及足底多处红斑，触之块硬微痛。舌淡、苔薄，脉细。ESR 36 mm/h。证属痰毒结聚，血络痹阻。治宜活血通络、化痰散结。

赤芍 10 g	全当归 10 g	鹿衔草 30 g	地龙 15 g	生黄芪 30 g
豨莶草 30 g	徐长卿 15 g	鸡血藤 30 g	甘草 6 g	7 剂，每日 1
剂，水煎分 2 次服				

2月27日二诊：药后激素减量，泼尼松由每日 20 mg 减为每日 10 mg，皮下红斑结节消减，苔薄白，脉细小弦。上方加淫羊藿 15 g，14 剂。

3月13日三诊：下肢红斑消退，唯左足底一块未已，泼尼松已停服，苔薄白，脉细小弦。上方加威灵仙、虎杖各 20 g，7 剂。

【按】 西医变应性结节性毛细血管炎，类似于中医瓜藤缠、梅核丹等。如《医宗金鉴·外科心法要诀》曰："生于腿胫，流行不定，或发一二处，疮顶形似牛眼，根脚漫肿……若绕胫而发，即名瓜藤缠，结核数枚，日久肿痛，腐烂不已。"对于本案，朱老从络痹辨治，认为其发病系湿热下注，壅生火毒，遏阻气血，痰毒结聚，结节丛生。故治疗针对病机，用赤芍凉血活血；全当归温通活血；鸡血藤通络活血；生黄芪补气活血。四药合用，旨在消散瘀血，促使血络中气血畅行；配合鹿衔草、豨莶草、地龙、徐长卿解毒活血，通络止痛。二诊时加用淫羊藿益肾气以助血脉之气运行。三诊时加用威灵仙增强通络止痛作用，加用虎杖增强解毒散结作用。

合方旨在消除病邪、畅通血脉，以开痹着。

〔姜兴俊　整理〕

第三节　龂齿

【龂齿案】胃热炽盛（磨牙症）

张某，男，29 岁。1979 年 2 月 26 日初诊。

〔主诉〕磨牙 10 年。

寐中磨牙，已历 10 年，迭治未愈。平日晨起口苦，时有嗳气，此胃热之证。苔薄腻，脉微弦。治宜清胃泄浊。处方：

生石膏 20 g（先煎）竹茹 10 g 天花粉 10 g 黛蛤散 10 g（包煎）枇杷叶 3 片（去毛）
预知子 10 g　　　　 3 剂，每日 1 剂，水煎分 2 次服

3 月 3 日二诊：药后磨牙较少，原方观察，4 剂。

4 月 2 日三诊：磨牙减而未已，口秽亦轻，大便欠爽，苔薄，脉小弦，胃肠积热未清，前法续进之。处方：

生石膏 20 g（先煎）　　决明子 15 g　　预知子 10 g　　天花粉 12 g　　女贞子 10 g
莱菔子 10 g　　　　　 甘草 5 g　　　 黛蛤散 10 g（包煎）　　　　5 剂

4 月 9 日四诊：症情如上所述，续进原方，5 剂。

4 月 16 日五诊：磨牙渐定，口秽亦除，此佳象也，苔薄，脉平，再为善后。处方：

天花粉 12 g　　　　　 预知子 10 g　　决明子 10 g　　竹茹 10 g　　甘草 5 g
黛蛤散 12 g（包煎）　　5 剂

【按】"龂"（xiè）者，齿相切也，《灵枢·经脉第十》曰："大肠手阳明之脉起于大指次指之端，循指上廉……入下齿中。"《诸病源候论·牙齿病诸候》亦有："龂齿者……此由血气虚，风邪客于牙车筋脉之间，故因睡眠气息喘而邪动，引其筋脉，故上下齿相磨切有声，谓之龂齿。"皆明

299

确指出龋齿与阳明有关，胃与大肠同属六腑，"腑以通为用"，故治龋齿多从胃、大肠论治，胃热者清泄胃火，胃虚者益气和胃。本案患者胃火炽盛，口苦、苔腻，一派胃热气逆之象，以生石膏、竹茹、天花粉清胃泻火；黛蛤散、枇杷叶清热降气；预知子理气疏肝。从药测证，方中既用黛蛤散、枇杷叶，此证兼夹痰热，亦可知矣。

药后龋齿减轻，口秽亦除，唯大便欠畅，乃大肠积热未净，故参入莱菔子、决明子清肠通便。

〔陈党红　整理〕

第四节　口　疮

【口疮案1】脾经积热（口腔溃疡）

魏某，女，58岁。2009年11月23日初诊。

〔主诉〕口疮反复发作5年。

口疮反复发作，时轻时重，此次发作一周，口唇内及舌边见多枚溃疡，进食则疼痛尤甚，烦躁口苦，口中臭秽，二便尚调。舌质偏红、苔薄黄，脉弦滑。此脾经积热熏蒸所致口疮，虽病久，仍须先夺其实。处方：

人中黄10g	芦荟6g	泽漆10g	决明子10g	生薏苡仁30g
泽泻10g	凤凰衣8g	木蝴蝶8g	玄参10g	生麦芽20g

7剂，每日1剂，水煎分2次服

11月30日二诊：患者口疮明显改善，口中秽气亦减。但大便便次增多，日行3～4次，不成形。原法出入，上方去决明子，加怀山药30g，14剂。

12月14日三诊：口疮渐愈，大便通调，舌质偏红、苔薄，脉细弦。前方参入濡养阴液之品。上方加用女贞子、枸杞子各15g，14剂。

【按】朱老治疗脾经积热之口疮，以苦泄为要，参用解毒、护膜、生肌之品，如人中黄、芦荟，配合决明子、木蝴蝶、凤凰衣等即是其例。人中黄甘寒，入心、胃经，有良好的清热泻火解毒作用；芦荟苦寒，入心、肝、脾三经，除擅折肝火，又泄脾经积热，《儒门事亲》曾以其配合使君子治疗小儿脾疳；决明子清肝、和胃、通便，朱老历验其为治疗消化性溃疡之效药，与芦荟相伍治口腔溃疡，使积热下泄，遂不致上炎为患；凤凰衣、木蝴蝶清泄郁热，兼以护膜；泽漆擅除口中秽浊之气。盖从其病机着手，泄浊热、升清气、运脾胃，俟口疮缓解，再以女贞子、枸杞子濡养阴液以善其后。

〔陈党红　整理〕

【口疮案2】脾肾阳虚（口腔溃疡）

夏某，男，30岁。2010年12月10日初诊。

〔主诉〕口疮反复发作2个多月。

患者于2个月前下唇黏膜起有一个溃疡，其间反复治疗不愈，曾自服黄连清胃丸、牛黄解毒片未效，遂来求诊。朱老细审其溃疡，颜色泛白、不痛不痒，基底周围发硬，又问其全身状况，知其大便一日3次，每次有便不尽之感，而且双手常出冷汗；再查其头发稀疏干枯，体形瘦小；舌淡、苔白微干，脉短沉。朱老遂云：此寒疡也！脾肾阳虚所致，治从温补脾肾着手。处方：

桂枝 15 g	干姜 20 g	炒白芍 18 g	制附子 10 g(先煎)	白茯苓 15 g
白术 10 g	炙黄芪 15 g	石斛 15 g	炙甘草 10 g	5剂，每日1

剂，水煎分2次服，餐后温服

12月15日二诊：药后口腔溃疡见好，疮疡变软。上方制附子改为12 g，炙黄芪改为20 g，继服7剂，餐后温服。

12月23日三诊：溃疡面已基本消失，大便日行1次、量适中，近日口干，舌质淡红、苔薄白、脉平如常。上方再加知母15 g，5剂。巩固疗效。

【按】疮疡有寒热之别，虚实之分，治疗口疮不能一概以清热泻下为法，尤其对于反复发作、苦寒清热之剂久治不愈的患者，更当详辨其证。此例患者病程已长，口疮色不红赤反而泛白，灼热疼痛感觉不显，病变范围局限，并见头发稀疏干枯、脉短沉等一派阴寒内盛之象，故为阴证之寒疡。且从病变部位来辨，唇属足太阴脾经，手阳明大肠经入下齿中，还出挟口上唇，足阳明胃经入下齿中，还出挟口环唇，故口唇溃疡与脾胃相关。肾虚则命门火衰，脾运无力，阴寒内盛，逼虚火上浮，熏于口舌，而发口疮。故治从温补脾肾，使阴霾渐消而相火归其位。药用桂枝、的、制附子、干姜等温运阳气；炙黄芪、白术、白茯苓健运脾胃；炒白芍酸以敛火；石斛甘寒养阴，以制温热药燥烈之偏。药后口疮明显好转，擂鼓再进，终获全效。

朱老临证着眼于辨证，于细微处辨治拿捏恰到好处，值得反复体会。

〔陈党红　整理〕

第五节　内伤发热

【内伤发热案1】气阴两虚（发热待查）

丁某，女，47岁。1984年8月31日初诊。

〔主诉〕消瘦低热半个多月。

既往有肺结核病史，近来形体消瘦，低热，胸闷阵作，夜寐多梦，纳呆乏力。苔薄，脉细数。嘱检胸片以排除肺结核复发。姑予益气阴、调肺脾。处方：

太子参15 g	玉竹10 g	十大功劳叶10 g	川百合15 g	怀山药20 g
枸杞子12 g	酸枣仁15 g	柏子仁15 g	首乌藤30 g	炙甘草6 g
7剂，每日1剂，水煎分2次服				

9月3日二诊：低热神疲，纳谷不馨，夜寐欠实，苔薄，脉细弦。气阴两虚之咎，仍宜益气阴、调肺脾。处方：

太子参15 g	北沙参12 g	麦冬10 g	生地黄15 g	川百合15 g
怀山药20 g	十大功劳叶15 g	酸枣仁15 g	柏子仁15 g	鸡内金10 g
甘草6 g	7剂			

9月10日三诊：低热未作，精神渐振，夜寐尚安，纳增。苔薄，脉细

弦。药既奏效，守法治之。上方继进 7 剂。

【按】 内伤发热多由气血阴阳亏虚，脏腑功能失调所致。《难经·十四难》说："损其肺者，益其气；损其心者，调其营卫；损其脾者，调其饮食，适其寒温；损其肝者，缓其中；损其肾者，益其精，此治损之法也。"肺为清窍，以肃降为顺；脾为后天气血生化之源，主四肢肌肉，脾气亏损，必致气血来源不足，内不能濡养五脏六腑，外不能洒陈于肢体经脉，则见四肢倦怠，神疲形瘦，潮热盗汗诸症。自仲景创黄芪建中汤治疗"虚劳里急，诸不足"以来，历代医家多有充实，李东垣倡言甘温除大热之法，但当审证施用。如本案患者，肺燥津伤，虚热内生，脾虚失运，纳化无力，治从益气阴、调肺脾，方以川百合、怀山药清养肺脾；太子参性不温不凉，补气生津；玉竹清肺胃之虚热；十大功劳叶、枸杞子滋肺肾之阴；首乌藤、酸枣仁、柏子仁养心安神。后加入生地黄凉血养阴、除虚烦，取效甚为明显。

〔陈党红 整理〕

【内伤发热案 2】气血大亏（自主神经功能紊乱）

周某，女，68 岁。2008 年 9 月 1 日初诊。

〔主诉〕双足心热 20 余年。

双足心热，夜间为甚，寒冬亦不需覆被，影响睡眠，颇为之苦。伴渴，喜热饮，平素易于外感。舌质淡红、苔薄白，脉细。曾至多家医院诊治，未查出器质性病变，也无明显疗效。此为内伤发热，久病，气血大亏所致。治以甘温除热，补中益气汤加减。处方：

生黄芪 30 g	党参 30 g	白术 15 g	当归 12 g	川芎 10 g
熟地黄 15 g	柴胡 10 g	升麻 10 g	葛根 10 g	木瓜 15 g
川黄柏 10 g	五味子 15 g	枳壳 10 g	鸡内金 10 g	生甘草 6 g

5 剂，每日 1 剂，水煎分 2 次服

9 月 8 日二诊：自诉双足心热已十去七八，饮水量也明显减少。乏力，口苦，大便日行 2～3 次。舌质淡、苔薄白，脉沉细。脾虚湿困是也，参以健脾化湿。上方去升麻、枳壳，加陈皮 6 g，茯苓 20 g，7 剂。

9 月 15 日三诊：足心热已除，饮食、二便正常，精神愉快，夜眠安。随访半年未复发。

【按】 李东垣《内外伤辨惑论》治内伤发热"惟当以甘温之剂，补其中，升其阳，甘寒以泻其火则愈"，创补中益气汤以"甘温除大热"，后世多宗之。此证以生黄芪、党参、白术、生甘草健脾益气升阳为主药；辅以熟地黄、当归、川芎养血和血；佐以柴胡、升麻升阳除热；葛根生津除烦；配以木瓜、鸡内金运脾化湿；枳壳理气宽中，使补而不滞；加川黄柏、五味子苦泄酸收。诸药合用，俾气血阴阳平和，脏腑功能协调，则其热可除。

〔陈党红　整理〕

第六节　脏　躁

【脏躁案】肝郁气滞（神经症）

朱某，女，46 岁。2010 年 1 月 25 日初诊。

〔主诉〕胸闷、胆怯 2 年多。

胸闷胆怯，时欲叹息，甚或悲伤欲泣，咽部有异物感，夜不能寐，大便 3 日一行，干燥，月经尚正常。舌质红、苔薄白，脉细。证属脏躁，从肝郁气滞，脏阴不足调治。处方：

柴胡 10 g	生白芍 15 g	绿萼梅 10 g	合欢皮 15 g	十大功劳叶 15 g
佛手片 10 g	淮小麦 40 g	大枣 7 枚	甘草 6 g	首乌藤 30 g
全瓜蒌 30 g	决明子 15 g	14 剂，每日 1 剂，水煎分 2 次服		

2 月 22 日二诊：药后胆怯、胸闷好转，咽中异物感减轻，夜寐不宁，大便干结，腰酸乏力，喜冷饮，舌有裂纹、苔薄，脉细弦。上方加生牡蛎（先煎）、炒酸枣仁各 30 g，14 剂。

3 月 15 日三诊：药后胆怯、胸闷、失眠趋缓，咽中异物感消失，唯便难，数日一行，苔薄，脉细。前法继进之。上方加郁李仁 30 g，14 剂。

4月5日四诊：药后诸症减轻，仍大便偏干，腰痛，舌质红、苔薄、有裂纹，脉细。前法治之。处方：

> 柴胡 10 g　生白芍 15 g　合欢皮 15 g　十大功劳叶 15 g　淮小麦 30 g
>
> 大枣 7 枚　甘草 6 g　首乌藤 30 g　生龙骨 30 g（先煎）　生牡蛎 30 g（先煎）
>
> 全瓜蒌 30 g 川续断 15 g　14 剂

5月10日五诊：胆怯已瘥，胸闷不著，夜寐亦安，大便干结好转。舌苔薄，脉细弦。再从疏肝和络，润肠通便，以冀全功。处方：

> 柴胡 10 g　　生白芍 15 g　生地黄 20 g　合欢皮 15 g　油当归 10 g
>
> 决明子 15 g　全瓜蒌 30 g　火麻仁 20 g　莱菔子 15 g　甘草 6 g
>
> 14 剂

【按】脏躁多由素体虚弱，脏阴不足；或思虑太过，损伤心脾，心神不宁则悲伤欲哭；或情绪恍惚，默默无语；或心中烦乱，不能自主，夜卧不眠，多伴有口干，大便燥结，舌红或嫩红、苔少，脉细弱而数或弦细等。本病多见于妇女，且以经前及产后多见。朱老认为从脏躁与心主神明有关，淮小麦为心之谷，善养心气，其"面热，皮凉"，临床所用系小麦之陈者，其性平和；大枣补中益气，养血生津（《本草纲目》）；甘草和中缓急；但凡头眩健忘、心悸怔忡、心神烦乱、眠则多梦者，皆可以甘麦大枣汤为基础加减。更以柴胡枢转少阳，疏通气机；配合养阴敛肝之生白芍；理气解郁之绿萼梅、合欢皮、佛手片，参以安神助眠之首乌藤，化痰润肠之全瓜蒌、决明子，以切合此证阴虚气滞之病机。朱老同时指出，治疗脏躁切忌苦寒泻火，防损脏阴，后学者尤当谨记。

〔陈党红　整理〕

第七节　癫　狂

【癫狂案】肝风挟痰（精神分裂症）

丁某，女，21 岁。2009 年 4 月 13 日初诊。

〔主诉〕反复哭笑无常 13 年。

患精神分裂症 13 年，哭笑无常，经氯氮平控制症状及电休克等治疗，现易发呆，情绪低落，纳谷尚可，二便自调。舌边有齿痕、苔薄微腻，脉弦数。此癫狂之候。治宜疏肝解郁，涤痰息风，镇心慧神。处方：

柴胡 10 g	赤芍 15 g	白芍 15 g	广郁金 20 g
石菖蒲 15 g	煅礞石 15 g	石决明 30 g（先煎）	羚羊角粉 0.6 g（分 2 次冲服）
磁石 30 g（先煎）	甘草 6 g	14 剂，每日 1 剂，水煎分 2 次服	

5 月 11 日二诊：舌苔薄腻，脉弦。情绪低落，傻笑发呆，晨间喉中有痰，纳谷尚可，二便自调。处方：

柴胡 15 g	广郁金 20 g	天竺黄 12 g	竹沥半夏 10 g	化橘红 10 g
石菖蒲 20 g	煅礞石 30 g	僵蚕 12 g	蜈蚣 6 g	地龙 15 g
龙齿 30 g（先煎）	甘草 6 g	14 剂		

5 月 25 日三诊：情绪尚平，夜寐可，傻笑略减，苔少质红，脉细弦。药既奏效，原法出入，上方加川石斛 20 g，制南星 15 g，14 剂。

6 月 8 日四诊：药后情绪开朗，症状改善，苔脉如前，仍原法治之。5 月 11 日方加合欢皮 15 g，14 剂。

【按】朱老认为，"涤痰"是精神疾病的重要治则，而"痰"之明显特征主要表现为：眼神呆滞，面色晦暗，或眼眶青紫；形体丰腴，手足作胀；皮肤油垢，光亮如油；神志恍惚，或躁烦抑郁；舌体胖大，苔腻而厚；惊悸不眠，或昏厥抽搐。上述辨痰要点，不必悉具，见其一二，即可参用治痰之法。本案患者幼年发病，正当"肾气盛，齿更发长"之际，予氯氮平及电休克等强制镇静之治疗，看似控制了症状，实则抑制了神经系统兴奋性，损伤肝肾，致肝木升发失畅，见情绪低落等肝气郁滞的表现；又见呆滞、苔腻之痰浊之象；痰浊扰心，则心神失宁，故治从疏肝解郁，涤痰息风，镇心慧神着手，取柴胡、广郁金、赤芍、白芍疏养结合，理气和络；石菖蒲辛温芳香，长于治痰，又兼理气、"开心孔、利九窍"之功，合煅礞石涤痰安神。二诊加天竺黄、竹沥半夏、化橘红以化痰开窍；僵蚕、蜈蚣、地龙平肝息风。羚羊角粉对肝阳化风所致神志疾病有息风镇静之功；磁石则重镇安神；待其情绪渐平，加合欢皮以安五脏、和心志。

整个治疗过程药不繁多，抓住关键病机，效果良好。

〔陈党红　整理〕

第八节　震　颤

【颤证案1】肝风内动（帕金森病）

朱某，男，62岁。2011年5月23日初诊。

〔主诉〕上肢颤抖、乏力1年多。

患者1年来上肢颤抖，逐渐加重，活动迟缓，伴肌肉僵硬，表情淡漠，乏力，肩痛，纳谷尚可，大便干结。舌苔薄，脉小弦。当地医院诊断为帕金森病。拟从肝风内动，络脉失和治之。处方：

穿山龙50 g	全当归10 g	赤芍15 g	白芍15 g	淫羊藿15 g
蜂房10 g	土鳖虫10 g	乌梢蛇10 g	炮穿山甲10 g（先煎）	丹参15 g
全蝎4 g	制白附子8 g	甘草6 g	28剂，每日1剂，水煎分2次服	
口服益肾蠲痹丸，每次8 g，每日3次				

6月20日二诊：药后症状稍有改善，近日咳嗽、少量咯痰，胸闷。舌苔薄，脉细弦。前法治之。上方加金荞麦40 g，制南星8 g，28剂。继服益肾蠲痹丸。

7月18日三诊：患者上肢颤抖、僵硬，活动迟缓等症进一步改善，有脑梗死病史。唯张口不多，视力下降，舌苔薄，脉细弦。前法治之。上方加炙鳖甲（先煎）、谷精珠各15 g。30剂。益肾蠲痹丸服法同前。

【按】帕金森病归属于中医"颤证"范畴，颤之为病，总与风相关，或为虚风内动，或为风痰阻络。朱老辨治本病多从肝肾入手，以养阴平肝、通络息风为法。此案重用穿山龙，配以全当归则通络之功尤著；并用蜂房、土鳖虫、乌梢蛇、全蝎、炮穿山甲等通络息风之虫类药物；伍以补益肝肾、蠲痹通络之益肾蠲痹丸，通补兼施，相得益彰。这一思路，可供研究探索。

〔陈党红 整理〕

【颤证案 2】血不养肝，虚风内动（特发性震颤）

胡某，男，69 岁。2013 年 11 月 12 日初诊。

〔主诉〕双手不自主震颤 1 年余。

一年前开始出现双手不自主震颤，伴头部震摇，甚至影响发声，并逐渐加重，就诊于北京协和医院。患者血压、血脂均正常，经检查排除帕金森综合征，而是一种特发性震颤。但经多处医治无效，严重影响工作和生活。经朋友介绍，转而来南通求治于朱老，视其舌质淡红、苔薄白，脉细弦。虽然症状类似于帕金森综合征，其实不然。患者供职于中国科学院，长期用脑过度，导致心血暗耗，血不养肝，属肝风内动之证，应予养血息风之品调之，以观其效。处方：

明天麻 12 g	钩藤 15 g	生白芍 20 g	僵蚕 12 g	炙全蝎 3 g
生龙骨 30 g	生牡蛎 30 g	炙龟甲 20 g	生地黄 15 g	熟地黄 15 g
枸杞子 15 g	豨莶草 30 g	丹参 15 g	制首乌 20 g	甘草 6 g

羚羊角粉 0.6 g（分 2 次冲服），14 剂 每日 1 剂 水煎分 2 次服

另口服①杞菊地黄丸 8 粒 每日 3 次；②首乌延寿丹（按说明书剂量服用）

11 月 24 日二诊：患者来信，激动无比地告知服了您开的中药，震颤大有好转，生活质量明显提高，喜不自胜！盛赞中医之伟效。效不更方，继予上方 14 剂，同时配合杞菊地黄丸、首乌延寿丹巩固治疗。

【按】特发性震颤是一种常染色体显性遗传病，主要表现为上下肢、头、面部等不自主震颤，有时也有声音震颤，该病与衰老有关，发病率为 0.3%～1.7%，随着年龄增长，发病率及严重程度都会增加，患者完成精细活动的能力受到损害。该患者长期用脑过度，心血暗耗日久，而致血不养肝，虚风内动；方用明天麻、钩藤、生龙骨、生牡蛎平肝潜阳；更增羚羊角粉、僵蚕、炙全蝎等虫类药，息风定痉；配合生白芍、枸杞子、制首

乌、生地黄、熟地黄滋阴养肝；炙龟甲滋阴补血；豨莶草入肝肾二经，能祛风湿，平肝阳，活血化瘀，朱老重用30g配合丹参从血分取法多能应验。同时配合杞菊地黄丸、首乌延寿丹，以补肝肾，益精血，强筋骨，共奏养血柔肝，息风定痉之功。

善用虫类药治疗顽疾是朱老的特色，该案中使用了四种，充分发挥了虫类药血肉有情之品的长处，也是该案起效迅速之故。

〔陈淑范、朱幼春　整理〕

第九节　肢体麻木

【肢体麻木案】肝肾亏虚（肢体麻木待查）

唐某，女，70岁。2009年3月9日初诊。

〔主诉〕下肢发麻月余。

患者下肢发麻，足趾为甚，常需活动双腿方觉减轻，伴右胁隐痛、腰痛，纳谷尚可，大便偏干，有乙型肝炎和胆囊结石史。舌红、苔薄，脉细。此肝肾亏虚、络脉失和所致，从养肝补肾、滋阴息风着手。处方：

生地黄 20g	女贞子 20g	赤芍 15g	白芍 15g	川石斛 15g
全当归 10g	广郁金 15g	金钱草 30g	豨莶草 30g	川楝子 15g
甘草 6g	7剂，每日1剂，水煎分2次服			

3月23日二诊：药后下肢麻木好转，大便调畅，仍胁肋隐痛，夜寐欠安，转颈头晕，肩部亦痛，舌红、苔薄，脉细。前法参以疏肝安神。上方加预知子20g，首乌藤30g，枸杞子15g，7剂。

4月27日三诊：服药时症状明显改善，停药后下肢麻木又起，偶见脘胀泛酸，头晕，苔薄，脉小弦。予原方出入。处方：

枸杞子 10g	菊花 10g	生地黄 15g	熟地黄 15g	全当归 12g
豨莶草 30g	广郁金 15g	宣木瓜 15g	煅瓦楞子 20g	甘草 6g
7剂				

5月11日四诊：下肢麻木已愈，间或脘胀、泛酸，嗳气则舒，纳谷尚可，大便稀溏，日行2次。苔薄，脉细弦。治从疏肝和胃，以善其后。处方：

柴胡 10 g	广郁金 15 g	预知子 20 g	徐长卿 15 g	佛手片 10 g
白豆蔻(后下)4 g	煅瓦楞子 20 g(先煎)	海螵蛸 20 g	豨莶草 30 g	甘草 6 g
14 剂				

【按】本案肢体麻木，类似现代医学之不宁腿综合征（RLS）。肝主筋，肾主骨，故发病与肝肾亏虚，筋脉失养有关。治从养肝补肾、滋阴息风着手，以生地黄、女贞子、枸杞子、赤芍、白芍、川石斛、全当归等滋养肝肾，滋阴息风；配合广郁金、金钱草、川楝子疏肝利胆；豨莶草能平肝阳、舒筋络、强筋骨，朱老对本品应用颇多发挥，尝云："考之于古，验之于今，豨莶草有解毒活血之功，勿以平易而忽之。"临床习用于风湿痹痛、中风瘫痪、肢体麻木等络脉瘀滞、经脉失养之候，故本案参用之。

〔陈党红　整理〕

第十节　肢体抖动

【肢体抖动案】虚风内动（不宁腿综合征）

吴某，女，64岁。2009年6月1日初诊。

〔主诉〕膝冷不适、下肢抖动20年。

夜卧时膝部不适，有冷感，或如蚁行，下肢抖动，昼间如常，口干。苔薄，脉细弦。此肝肾亏虚，虚风内动，治从补益肝肾，通络息风。处方：

生地黄 15 g	熟地黄 15 g	赤芍 20 g	白芍 20 g	全当归 12 g
桃仁 10 g	红花 10 g	独活 20 g	宣木瓜 15 g	豨莶草 30 g
地肤子 30 g	络石藤 30 g	甘草 6 g	7 剂，每日 1 剂，水煎分 2	
次服				

6月8日二诊：药后症状明显改善，近来感冒流涕，头晕，夜寐欠实，苔薄腻，脉细弦，转予祛风解表，养血和血。处方：

荆芥 10 g	防风 10 g	前胡 10 g	苍耳子 15 g	僵蚕 10 g
橘红 8 g	首乌藤 30 g	豨莶草 30 g	甘草 6 g	7 剂

6月15日三诊：感冒基本缓解，夜寐不安，下肢抖动明显减轻，遇风寒右颊三叉神经痛即发。舌苔薄、花剥，脉细弦。姑予养血活血，祛风通络。处方：

枸杞子 15 g	菊花 15 g	苍耳子 15 g	川芎 15 g	白芷 15 g
豨莶草 30 g	首乌藤 30 g	生地黄 15 g	熟地黄 15 g	宣木瓜 15 g
甘草 6 g	14 剂			

6月29日四诊：药后不安腿显著改善，唯左膝发酸，右踝有蚁行感。舌苔薄腻，脉弦。仍守前法治之。处方：

生地黄 15 g	熟地黄 15 g	川石斛 15 g	全当归 10 g	赤芍 15 g
白芍 15 g	宣木瓜 15 g	豨莶草 30 g	首乌藤 30 g	酒炒桑枝 30 g
甘草 6 g	14 剂			

7月13日五诊：药后症状好转，舌苔薄腻微黄，脉弦，口干，夜寐欠佳，予前法治之。上方加炒酸枣仁 30 g，14 剂。

【按】不宁腿综合征通常指下肢难以忍受的感觉异常，如蚁爬、酸胀感等，常在休息或夜间发病，活动可以暂时缓解症状，一旦安静，上述症状会再次出现或加重。中医无其病名，此证与肝肾阴血不足、虚风内动有关。故从补益肝肾、养血息风入手，以生地黄、熟地黄、全当归、赤芍、白芍养血活血；独活、宣木瓜、豨莶草祛风通络；桃仁、红花活血祛瘀。药后患者症情显著改善，守法治之，又随症参用首乌藤、酒炒桑枝通络活血，炒酸枣仁养心安神，相辅相成，故收效颇佳。

〔陈党红　整理〕

第十一节 目 眴

【目眴案】肝阳上亢（眼肌痉挛）

顾某，男，62 岁。2005 年 11 月 26 日初诊。

〔主诉〕左眼肌痉挛 6 年。

患者 6 年前发现左眼肌痉挛，服中药后症情有所缓解。刻下：左眼肉眴、跳动，血压 180/114 mmHg。曾有脑梗史，血压偏高。舌质红、苔薄白，脉弦劲。肝阳偏亢，风阳上扰。治拟平肝潜阳，息风和络。处方：

双钩藤 20 g (后下)	天麻 10 g	地龙 15 g	石决明 30 g (先煎)	生石蟹 20 g
川石斛 10 g	怀牛膝 15 g	制白附子 8 g	赤芍 15 g	白芍 15 g
羚羊角粉 0.6 g (分吞)	甘草 6 g	14 剂，每日 1 剂，水煎分 2 次服		
口服蝎蚣胶囊，每次 5 粒，每日 3 次				

12 月 10 日二诊：药后眼肌跳动显见减缓，唯血压仍高，苔薄，脉细弦。药既合拍，毋庸更张，继进之。上方更白芍 20 g，加珍珠母 30 g（先煎），14 剂。继服蝎蚣胶囊。加用降压洗脚汤 14 剂，水煎后每晚泡脚半小时。

【按】眼肌痉挛，西医以为病因不明，亦无特效疗法。此系肝肾阴亏于下，肝阳亢盛于上，肝风内动，风阳袭络，络脉失养所致。朱老指出，此之谓风，并非风邪，而是取类比象也。《内经》曰："诸风掉眩，皆属于肝。"故治以平肝潜阳、息风和络。方中地龙清热平肝通络；羚羊角粉清肝息风；双钩藤、石决明、珍珠母平肝息风，潜镇浮阳；怀牛膝补肝肾，引热下行；协同生石蟹可清热、明目、降压；天麻功擅息风定痉；伍以白芍、川石斛养阴柔肝解痉；参用制白附子，以其善祛头面风邪，并开血痹；甘草调和诸药。降压洗脚汤由桑枝、桑叶、茺蔚子各 60 g 组成，每日 1 剂，1 剂用 2 日，上病下取，可获得较好的疗效。再配合蝎蚣胶囊息风通络，破瘀解痉。此例辨证准确，标本兼治，是以获效。

〔姜 丹 整理〕

第十一章

外科病证

（8例）

第一节 瘰疬

【瘰疬案】痰瘀阻络（淋巴结肿大）

侯某，男，62岁。2010年11月29日初诊。

〔主诉〕右锁骨上肿块3个月。

患者今年9月发现右锁骨上肿块，11月22日B超示：右颈部及右锁骨上见肿大淋巴结。CT示：右肺上叶少许纤维化病变，纵隔及右肺门淋巴结增多。CEA正常，建议其活检，患者拒绝，转寻中医治疗。刻下：右锁骨上肿块处疼痛，稍咳，有少量黄痰，偶感胸痛，夜寐安，二便调。舌质暗红、中裂、苔薄腻，脉细。此痰瘀阻络之瘰疬，拟化痰瘀，散结节。处方：

赤芍 20 g	肿节风 30 g	僵蚕 12 g	蜂房 10 g	夏枯草 15 g
炒白芥子 10 g	生牡蛎 30 g(先煎)	炙壁虎 12 g	甘草 6 g	14剂，每日

1剂，水煎分2次服

2011年2月21日二诊：药后右锁骨上肿块缩小，自觉身体颇适，疼痛消失。春节饮酒后，又感右锁骨部位疼痛不适，稍咳，溲黄，舌苔薄，脉细弦。予上方加味，上方加金荞麦40 g，浙贝母15 g，28剂。

后随访，患者疼痛消失，右锁骨上肿块不易触及。

【按】 朱老善用虫药，此证以炙壁虎消坚散结；蜂房解毒消肿；僵蚕化痰软坚，配合赤芍、炒白芥子、浙贝母、夏枯草、肿节风共奏通络止痛，散结消肿之功。其中白芥子一味，朱丹溪云："痰在胁下及皮里膜外，非白芥子莫能达。"朱老认为，白芥子对渗出性胸膜炎、膝关节滑膜炎、耳软骨膜炎、舌下囊肿，以及肝、肾、卵巢等囊肿，均可因证酌用，剂量有用至18 g者，未见不良反应。

〔郑晓丹　整理〕

第二节　痰　核

【痰核案1】痰湿结聚（结节病）

李某，女，46岁。1978年2月25日初诊。

〔主诉〕发现周身皮下结节1年。

近1年来周身出现皮下结节，病理切片证实病变属于肉芽肿性质的病损，诊断为结节病。已服中药百余剂罔效。刻下：周身皮肤可见结节，已达百枚，逐步增多，无疼痛，推之可移，按之坚硬，皮色不变，有时呈对称、串珠状。舌质红、苔薄腻，脉缓。此系痰核之属，治拟化痰软坚散结。处方：

炒白芥子10 g	生半夏6 g(先煎)	炙僵蚕12 g	制海藻12 g
制昆布12 g	生姜3片	天葵子12 g	生牡蛎30 g(先煎)
夏枯草12 g	大枣5枚	6剂，每日1剂，水煎分2次服	

3月6日二诊：药后自觉乏力，有时口干，苔薄白少津，脉象细软，有气阴两伤之证。上方加入炙黄芪12 g，潞党参、麦冬各10 g，10剂。

3月16日三诊：结节稍有缩小，仍感神疲乏力，口微干，舌质偏红、苔薄，脉象细软。效不更方，继进之。上方加蜂房10 g，土鳖虫、石斛各10 g，15剂。

4月24日四诊：两腿结节消失，腰部结节缩小，其质已软，余未续见增多。舌质衬紫，脉细弦带滑。仍宗前法，以丸剂继进之。

丸方：

生半夏60 g，炒白芥子120 g，天葵子、炙僵蚕、制蜂房、炙土鳖虫各120 g，京三棱60 g，淫羊藿、当归、石斛各100 g，陈皮60 g，炮穿山甲100 g，鹿角霜80 g，生黄芪120 g，甘草30 g。上药共研末，另用制海藻、昆布各240 g煎取浓汁，加蜂蜜为丸，如梧桐子大。每日早晚各服8 g，食后服。

8月12日五诊：随访，全身结节消失，病已获愈。

【按】痰核多由脾虚不运，水湿停积，聚而成痰，痰湿流注而成。不红不热，不硬不痛，软滑如核，推之不移，不溃不破，大多见于颈项、下颌部，亦可见于四肢、肩背。《医学入门》指出："凡遍身有块多痰注，但在上体多兼风热，在下体多兼湿热……"朱老据"怪病多痰，百病兼痰"之说，结合临床实际，分清虚实和兼夹，自拟化痰散结之基本方。方由生半夏、炒白芥子为伍，炙僵蚕、天葵子为伍，以及生牡蛎、夏枯草为伍组成。案中加入制海藻、昆布以增强化痰散结之力。证兼气阴两伤，故又参入益气养阴之品。朱老宗王好古《汤液本草》"大抵汤者荡也，去大病用之。散者散也，去急病用之；丸者缓也，不能速去之，其用药之舒缓而治之意也"，予消痰散结，益气养阴之丸药善后。朱老治疑难杂病，立法用药尝攻补兼施，温而不燥，滋而不腻，补而不壅，攻而不峻，静中有动，升中有降，诚大家也。

〔郑晓丹　整理〕

【痰核案2】痰瘀胶凝（结节病）

周某，女，34岁。1962年5月25日初诊。

〔主诉〕发现皮下结节伴关节酸痛 6 个多月。

患者周身关节酸痛，肢困乏力，继而发现自髂嵴连线向下沿大腿后侧散在分布皮下结节 60 余枚，手背部亦见 3 枚，其证已起半年，曾用肾上腺皮质激素治疗无效。RF 试验阳性，ESR 30 mm/h，胸部 X 线检查见肺门淋巴结肿大。刻下：结节约子弹大小，推之可移，质地较硬，并无触痛。舌质衬紫、苔薄腻，脉小弦。证属痰瘀互结，脉络痹阻。治宜化痰软坚，消瘀散结。处方：

> 生半夏 10 g（先煎）　白芥子 10 g　　青皮 6 g　　　陈皮 6 g　　　生牡蛎 30 g（先煎）
> 生薏苡仁 15 g　　　制海藻 10 g　　昆布 10 g　　　天葵子 12 g 炙僵蚕 10 g
> 生姜 3 片　　　　　炙土鳖虫 10 g 炮穿山甲 8 g　7 剂，每日 1 剂，水煎分 2 次服

6 月 2 日二诊：药后结节已消过半，所余结节亦趋缩小。苔脉同前。药既获效，毋庸更张。原方 7 剂。

6 月 8 日三诊：结节已基本消失，唯手背部尚留有半粒子弹大小 1 枚结节、质软。

1980 年 6 月 10 日随访：至今一直未复发。

【按】朱老以痰瘀相兼之理，指出"治痰要治血，血活痰自化"。以炙僵蚕化痰散结，得生半夏则一升一降，调畅气机；与天葵子相须为用，散结消肿，解毒利水；生牡蛎、夏枯草为伍，制海藻、昆布为伍，均取其软坚散结之功；生牡蛎得夏枯草潜浮阳、敛真阴、舒肝郁、消痰核之力更著；夏枯草得生牡蛎，清肝火、散郁结、消瘿瘤、化痰核之力益增。朱老熟谙仲景《伤寒论》半夏生用之旨，治疗痰注、痰核等证屡收佳效。生半夏有毒，需先煎 30 分钟，且伍入生姜以制其毒，足见谨慎。

〔郑晓丹　整理〕

【痰核案 3】风痰阻络（皮下结节）

顾某，女，40 岁。1979 年 3 月 12 日初诊。

〔主诉〕两手指间筋肉结节伴疼痛 1 年。

患者自去年开始感两手指间筋肉痛性结节，如赤豆大，时大时小，面

部、上下肢皆出现游走性肿胀，结节质硬，不发热，遇寒、阴雨加剧。头晕，胃纳较差，易饥，便秘，寐可。查血常规、类风湿因子、黏蛋白、肝功能、肾功能、甲状腺功能、血脂、全胸片及心电图均正常。诊见患者体态丰腴，两侧手指雷诺现象。苔薄，脉细弦。肥人多痰，风性游走，遇寒湿加重，属风、痰、寒、湿夹杂，络脉受阻，气血运行不畅。治宜祛风化痰、温经通络。处方：

羌活 10 g	独活 10 g	威灵仙 10 g	川桂枝 6 g	竹沥半夏 10 g
白芥子 10 g	夏枯草 12 g	浙贝母 10 g	黄药子 12 g	制昆布 12 g
海藻 12 g	炙蜂房 6 g	丹参 15 g	王不留行 10 g	3 剂，每日 1
剂，水煎分 2 次服				

3 月 15 日二诊：药后四肢肿胀减轻，没有新肿块出现，自觉皮肤发硬处已渐软，指间结节仍疼痛。苔薄，脉细弦。风邪渐祛，痰瘀留着，前法出入。上方去羌活、独活，加生半夏 5 g，生姜 3 片，5 剂。忌食海味。

3 月 19 日三诊：服药 2 剂，手脚肿胀进一步减轻，指间结节缩小，两手手指末遇冷发紫，时感疼痛。有时头晕，纳谷尚可，二便自调。舌苔薄、中裂，脉细弦滑。效不更方，上方加淫羊藿 10 g，继进 5 剂。

4 月 2 日四诊：下肢结节逐步消退，唯手指结节又有增生现象，按之疼痛，肢冷，胸闷欠畅。舌质稍紫、苔薄腻，脉细。此痰瘀交阻，气血不利，经脉痹阻之证。治宜行气血、化痰瘀、通经脉。处方：

丹参 15 g	全当归 12 g	生半夏 10 g(先煎)	炙僵蚕 10 g	制南星 10 g
川桂枝 5 g(后下)	炒白芥子 10 g	炙全蝎 2 g(研冲)	甘草 5 g	生姜 3 片
6 剂				

4 月 9 日五诊：药后手指觉温，手指发紫现象减轻，但仍感肿胀并有结节增生，苔薄、脉细。药既有效，原法治之。上方加蜂房 10 g，黄药子 12 g，海藻、昆布各 10 g，6 剂。

4 月 30 日六诊：偶见皮下结节，或伴疼痛，苔薄，脉小弦。此痰瘀交阻日久，经脉痹阻，非能速效。治宜化痰瘀、通经脉。处方：

赤芍 10 g	丹参 10 g	炙僵蚕 10 g	桃仁 10 g	生地黄 10 g
炙蜈蚣 2 g(研冲)	皂角刺 10 g	炒白芥子 10 g	鹿角片 8 g	甘草 5 g
14 剂				

【按】《丹溪心法》云："百病多有夹痰者，世所不知，人身中有结核，不痛不红，不作脓，痰注也。"沈金鳌在《杂病源流犀烛》中谈及"痰之为物，流动不测，故其为害，上至颠顶，下至涌泉，随气升降，周身内外皆到，五脏六腑俱有"。朱老曰：中医之痰注或痰核，即西医所谓结节病。但见患者皮下结节，推之可移，按之质硬，皮色不变，又无疼痛，均可诊为痰注或痰核。朱老曾自拟化痰散结之基本方：生半夏伍炒白芥子，炙僵蚕伍天葵子，生牡蛎伍夏枯草。白芥子利气豁痰，散结止痛，消肿辟恶；生半夏祛除有形之痰核；天葵子清热解毒，消肿散瘀；牡蛎、夏枯草潜浮阳，敛真阴，舒肝郁，消瘿瘤痰核。充分体现朱老用药温而不燥，补而不壅，攻而不峻，滋而不腻之特色。朱老告诫，黄药子能化痰软坚，然因其具有肝脏毒性，不可久用。

〔陈党红　整理〕

第三节　瘿　瘤

【瘿瘤案 1】气滞痰凝（甲状腺瘤）

沈某，女，29 岁。1996 年 7 月 6 日初诊。

〔主诉〕颈前肿块半年。

半年前发现颈前肿块，无明显不适。刻下：甲状腺肿块质地硬，表面光滑，时有胸闷不舒。舌苔薄白微腻，脉细小弦。病属瘿瘤，乃气滞痰凝所致。宜理气解郁，软坚消瘿。处方：

黄药子 10 g	生牡蛎 30 g(先煎)	夏枯草 15 g	玄参 15 g	山慈菇 15 g
蜂房 10 g	炙僵蚕 10 g	制海藻 10 g	制昆布 10 g	陈皮 8 g
7 剂，每日 1 剂，水煎分 2 次服				

7月13日二诊：药后瘿瘤缩小，质亦软，苔薄白，脉细小弦，药既有效，前法出入。上方加浙贝母10 g，10剂。

9月7日三诊：甲状腺瘤明显缩小，舌边有齿痕，脉细小弦，仍用原法出入。上方加炮穿山甲4 g，炙壁虎、绿萼梅各8 g，14剂。

【按】甲状腺肿瘤类似中医瘿病。《外科正宗·瘿瘤论》认为："夫人生瘿瘤之症，非阴阳正气结肿，乃五脏瘀血、浊气、痰滞而成。"本案甲状腺肿块质地硬，胸闷不舒，苔薄白微腻，为气滞痰凝所致。朱老以黄药子、夏枯草为伍，软坚消瘿。黄药子有毒，以10 g左右为宜，不可过量，如多服、久服可引起吐、泻、腹痛等消化道反应，并对肝肾有一定损害。炙僵蚕配合玄参、浙贝母化痰软坚散结；山慈菇、蜂房、炮穿山甲、炙壁虎散结消肿；制海藻配制昆布，长于化痰软坚，但朱老指出，海藻、昆布咸苦而性寒，剂量在10 g左右为宜，且察其不耐者即去之。

〔郑晓丹　整理〕

【瘿瘤案2】痰瘀内结（甲状腺瘤）

吴某，女，64岁。1997年11月7日初诊。

〔主诉〕甲状腺肿10余年。

患者有甲状腺瘤史，曾两次手术治疗，病理活检均示良性。近日颈部肿块又起，累及颈部不适，余无异常。苔薄，脉细弦。证属痰瘀结聚，治宜化痰软坚，散瘀消结。处方：

夏枯草15 g	生牡蛎30 g(先煎)	天葵子15 g	浙贝母10 g	黄药子15 g
炙壁虎10 g	蜂房10 g	玄参15 g	山慈菇15 g	生薏苡仁30 g
海藻10 g	昆布10 g	陈皮8 g	14剂，每日1剂，水煎分2次服	

11月24日二诊：药后新生肿块逐渐变小，唯夜寐欠安，余症尚可。苔薄，脉细弦。守法治之，上方加炒酸枣仁30 g，14剂。

12月12日三诊：药后颈部甲状腺瘤缩小、质软，苔薄，脉细弦。继用前法，上方加首乌藤30 g，14剂。

【按】朱老治疗本案瘿瘤之法概约有三：一是针对甲状腺瘤多有肝火郁结之内因，用夏枯草、生牡蛎、天葵子与玄参清肝散结；二是针对痰结之瘤，用浙贝母、黄药子、山慈菇、海藻、昆布与陈皮化痰散结，并用生薏苡仁利湿化湿，其中黄药子、海藻与昆布系消散瘿瘤必用之主药；三是针对瘿瘤体坚夹瘀的特点，用炙壁虎与蜂房软坚散结、通络祛瘀。合方切中病机，故药后肿块缩小。

〔姜兴俊　整理〕

第四节　乳　癖

【乳癖案】气滞痰凝（乳腺小叶增生）

曹某，女，37 岁。2009 年 12 月 12 日初诊。

〔主诉〕经前乳房作胀 1 个多月。

患者近 1 个多月来经前乳房作胀，胸胁隐痛，伴腹痛，带下绵绵，色白量多。钼靶片检查提示：①双乳腺增生伴外上象限增生瘤化；②左乳外上象限纤维瘤；③左乳外上象限散在钙化。舌质淡红、苔薄白，脉小弦。此属气滞痰凝，治拟疏肝理气，软坚化瘀。处方：

广郁金 15 g	青皮 8 g	陈皮 8 g	玉蝴蝶 10 g	天葵子 12 g
炙僵蚕 10 g	蜂房 10 g	橘核 15 g	荔枝核 15 g	鸡冠花 12 g
甘草 6 g	14 剂，每日 1 剂，水煎分 2 次服。 嘱不要多虑，保持情绪			
开朗				

12 月 26 日二诊：服药 14 剂，乳房作胀不显，按之稍痛，余症尚平。肝郁渐舒，气机通畅，乳胀则减，守前方调治。

柴胡 10 g	赤芍 15 g	白芍 15 g	广郁金 15 g	天葵子 15 g
蜂房 10 g	僵蚕 10 g	龙葵 20 g	仙鹤草 30 g	青皮 8 g
陈皮 8 g	续断 10 g	甘草 6 g	14 剂	

2010 年 1 月 9 日三诊：服药 14 剂，药后乳房胀痛消失，前方有效，继以前法为主调治。上方加白英、生牡蛎（先煎）各 30 g，14 剂。

【按】《疡科心得集·辨乳癖乳痰乳岩论》云："有乳中结核，形如丸卵，不疼痛，不发寒热，皮色不变，其核随喜怒消长，此名乳癖。"女子以肝为先天，乳腺病变多与肝有关。此例乳房作胀乃肝郁不舒、痰气交阻所致，治疗重在疏肝解郁、化痰软坚。方用广郁金、青皮、陈皮、玉蝴蝶疏肝解郁，行气化痰；橘核、荔枝核加大行气散结之力；龙葵、生牡蛎软坚散结消肿；僵蚕、蜂房为虫类药，有攻坚破积疗效，《本草纲目》赞僵蚕善于"散风痰结核、瘰疬……"朱老治疗痰核结块，常以炙僵蚕、天葵子为伍，化痰软坚，消肿解毒。诸药相伍，见效甚速。配合情志疏导更佳。此外，朱老治疗肝气不舒、痰气交凝、冲任失调而致之乳癖，亦采用"消核汤"（朱步先先生自拟方：僵蚕 12 g，蜂房、当归、赤芍、香附、橘核各 9 g，陈皮 6 g，甘草 3 g），一般连服 5～10 剂，即可奏效；如未全消，可续服之。

〔郑晓丹　整理〕

第五节　臁　疮

【臁疮案】气虚挟瘀（下肢慢性溃疡）

葛某，男，80 岁。2009 年 3 月 25 日初诊。

〔主诉〕外伤后左下肢溃疡 10 余年。

患者 10 多年前因外伤致左下肢皮肤溃疡，服中西药物久治不愈，遂来求治。刻下：左下肢膝关节以下皮肤色素沉着，踝关节以上胫骨前缘有一约 4 cm×8 cm 大小溃疡面，疮面滋水淋漓，肉芽淡紫，疼痛跛行，二便尚正常。舌质偏淡暗、苔薄白，脉沉细。此臁疮之气血亏虚挟瘀者，亟当益气和络。处方：

生黄芪 15 g	白术 10 g	茯苓 10 g	当归 12 g	熟地黄 30 g
葛根 10 g	秦艽 10 g	仙鹤草 40 g	猪苓 20 g	木瓜 10 g
茜草 10 g	川厚朴 10 g	白芷 10 g	鸡内金 15 g	7 剂，每日 1

剂，水煎分 2 次服

4 月 1 日二诊：服药 7 剂后，疮面滋水明显减少，肉芽红润，纳食尚可，苔薄白，脉沉细。上方去猪苓，生黄芪加量至 30 g，加地龙 10 g，7 剂。

4 月 8 日三诊：患处已干燥结痂、痒痛，痒说明疮面已生肌，病将愈。遂守上法调治 2 个多月，左下肢肤色已渐转浅，除一处指甲大小结痂未脱落外，余处溃疡面已基本恢复正常肤色。3 个月后见其人已行走如常，病告痊愈。

【按】臁疮俗称"老烂腿"。患者因外伤致下肢脉络瘀滞不畅，加之湿邪久恋，气滞血凝，酝酿成疮，迁延不愈，耗伤气血，而致气血亏虚，瘀血不除，新血不生，腐肉难去。故治疗当予益气养血培其本，化瘀和络治其标。方以生黄芪为主药，大补元气，托毒生肌；辅以白术、茯苓、当归、熟地黄、鸡内金健脾养血，以资气血生化之源；厚朴行气消积，使补而不滞；猪苓、茯苓淡渗利湿，以改善疮面滋水淋漓；茜草、仙鹤草活血止血不留瘀；葛根、秦艽、木瓜祛风荣筋；地龙通经活络；白芷助黄芪排脓生肌。全方益气养血，化腐生新。盖气行则血活，腐去则肌生，痈疮自愈。

〔郑晓丹　整理〕

第十二章

妇

科

病

证

（16 例）

第一节 月经不调

【月经不调案 1】肝郁血瘀（月经后期）

戴某，女，31 岁。2008 年 12 月 8 日初诊。

〔主诉〕月经愆期 2 个多月。

患者月经 2 个月未行，乳房作胀，带下色黄，胃脘灼热而喜冷饮。苔薄而舌有裂纹，脉小弦。既往子宫肌瘤病史。此肝郁血瘀之候，予疏肝化瘀。处方：

柴胡 12 g	丹参 20 g	赤芍 15 g	白芍 15 g	全当归 10 g
桃仁 10 g	红花 10 g	鸡冠花 15 g	白英 20 g	甘草 6 g
茯苓 20 g	7 剂，每日 1 剂，水煎分 2 次服			

2009 年 2 月 2 日二诊：经水已行，唯量少、小腹隐痛，口干胸闷，乳房作胀。舌红裂纹，脉细弦。守前法而增益肾滋阴之品。处方：

生地黄 15 g	全当归 10 g	女贞子 15 g	柴胡 10 g	五灵脂 15 g
蒲黄 10 g	枸杞子 10 g	甘草 6 g	青皮 8 g	陈皮 8 g
十大功劳叶 15 g	合欢皮 15 g	14 剂		

3月9日三诊：复查子宫肌瘤缩小，经量亦正常，唯经净后带下色黄，舌脉如前。上方加墓头回 20 g，鸡冠花、椿白皮各 15 g，14 剂。

4月13日四诊：经前乳痛减轻，小腹仍隐痛，头昏脑涨，胃脘灼热，溲短赤，舌仍红。拟予养阴疏肝，兼和胃气。处方：

柴胡 10 g	生白芍 15 g	枸杞子 10 g	菊花 10 g	煅瓦楞子 20 g
蜂房 10 g	青皮 8 g	陈皮 8 g	女贞子 20 g	决明子 15 g
萹蓄 15 g	甘草 6 g	7 剂		

12月7日五诊：间断性服药半年余，月事已复常，然胃脘嘈杂，口干欲饮，大便量少。治以滋肾疏肝，清热化瘀。处方：

柴胡 10 g	生白芍 15 g	生地黄 15 g	熟地黄 15 g	女贞子 20 g
鸡冠花 20 g	椿白皮 15 g	决明子 15 g	橘核 10 g	荔枝核 10 g
青皮 10 g	甘草 6 g	川石斛 15 g	莪术 8 g	水蛭 8 g
失笑散 15 g（包）	14 剂			

【按】初诊乳胀经迟，罹患子宫肌瘤，证属肝郁血瘀，黄带、有烧心感、喜饮冷，为肝经郁热，肝胃不和。方中柴胡合白芍疏肝平肝；丹参、赤芍、全当归、桃仁、红花消瘀血；鸡冠花可清肝热、止带下；瘀久成毒，入白英解毒消症。二诊经虽行而量少，此为精血不足，故入生地黄、女贞子、枸杞子；腹痛乳胀仍为气血不通，以失笑散祛瘀止痛；青皮、陈皮疏肝和中。三诊子宫肌瘤缩小，经量正常，唯经净后带下色黄，此为湿热带下，入墓头回、鸡冠花、椿白皮清湿热，止带下。五诊经事虽已复原，但瘀热尚存，需继施扶正祛邪之剂。

〔赵　旭、徐俊伟　整理〕

【月经不调案2】气血亏虚挟瘀（月经先后无定期）

邵某，女，29岁。2011年4月11日初诊。

〔主诉〕月经先后无定期 3 年。

3 年前人工流产出血较多，因高热行抗生素静脉滴注后，月水 4 个月不潮，需黄体酮周期疗法方可行经，而经虽行但周期先后不定。现身体消瘦，神疲乏力，头晕目眩，心悸失眠，纳差便溏，面色无华。舌淡暗、苔白，脉细。证属气血亏虚挟瘀，冲任失调。拟调冲补虚，益气化瘀。处方：

生黄芪 30 g	炒白术 15 g	党参 15 g	鸡内金 15 g
怀山药 15 g	三棱 10 g	莪术 10 g	全当归 10 g
肉桂 10 g	鹿角胶 10 g(烊化)	紫河车粉 2 g(分吞)	14 剂，每日
1 剂，水煎分 2 次服			

4 月 25 日二诊：未进黄体酮而服 10 剂后月经来潮。效不更方，原方继服 7 剂。

【按】 朱老治疗妇科杂病，以调理冲任为要，因冲为血海，月经之行、闭、通、漏与之相关。本案患者小产后失血，复因高热伤身，是以精血内虚，复伤阳气，不足以荣冲任，月事乃闭。故朱老以生黄芪、全当归、党参、怀山药益气生血；虚闭不通日久，加之舌呈暗象，恐生干血，又予三棱、莪术合全当归养血活血、化瘀通经；鹿角胶、紫河车粉乃借血肉有情之品温养精血，以补本虚疗血枯；肉桂则为温养阳气而设。此虚中挟瘀之候，故予通补兼施之策。

〔徐俊伟、赵　旭、陈　韬　整理〕

【漏下案】冲任失调（月经不调）

沈某，女，37 岁。1999 年 3 月 11 日初诊。

〔主诉〕月经淋漓不净 2 个多月。

患者 2 个多月来月事淋漓不净，伴少腹疼痛，曾服西药安宫黄体酮与消炎药未愈。近半月来少腹疼痛，曾服益气养阴、调理冲任药后有所减轻，唯月经淋漓未净，口干欲饮，神疲乏力，腰酸痛，已取节育环 4 日。苔薄白、中有裂纹，脉细小弦。证属气阴两虚，肝肾不足，冲任失调。治宜补益气阴，调肝补肾。处方：

生地黄 15 g	鹿衔草 30 g	生黄芪 20 g	地榆炭 15 g	煅花蕊石 20 g
海螵蛸 20 g	茜草炭 10 g	川续断 10 g	仙鹤草 30 g	墨旱莲 15 g
甘草 6 g	7 剂，每日 1 剂，水煎分 2 次服			

3 月 25 日二诊：药后月经淋漓已净，精神亦感好转，唯背脊疼痛，口干欲饮，苔薄，脉细。再予养阴和络之品。处方：

生地黄 15 g	熟地黄 15 g	全当归 10 g	枸杞子 10 g	赤芍 12 g
白芍 12 g	川石斛 10 g	豨莶草 30 g	川续断 10 g	甘草 6 g
7 剂				

【按】漏下之名最早见于《金匮要略·妇人妊娠病篇》。《诸病源候论·漏下候》曰："非时而下，淋漓不断，谓之漏下。"本案患者经行淋漓不净2个多月，朱老针对病机用药，初诊时用生黄芪益气摄血；生地黄、墨旱莲养阴止血；鹿衔草、地榆炭、煅花蕊石、海螵蛸、茜草炭、川续断、仙鹤草收敛止血，其中鹿衔草与川续断既固经止血，又补肾健腰；海螵蛸与茜草炭、川续断、仙鹤草止中有行，可使瘀去则新生。合方集补养、收敛与行散于一体，故药后收效迅速，二诊时月经淋漓已净，精神亦感好转，随后用调肝补肾、养阴和络法收功。

〔姜兴俊　整理〕

第二节　闭　经

【闭经案 1】肝郁化热（继发性闭经）

张某，女，24 岁，未婚。1962 年 9 月 14 日初诊。

〔主诉〕停经 4 个月。

月经已 4 个月未行，情志不遂，烦躁易怒，头晕头痛，胸胁小腹胀痛，纳差，口苦。舌苔薄腻，脉弦大。证属肝郁化热，血滞胞宫。治宜疏肝理气，清热化瘀。处方：

延胡索 9 g	青皮 9 g	陈皮 9 g	炒枳实 12 g	制香附 12 g
台乌药 6 g	桃仁 9 g	红花 9 g	三棱 12 g	炒黄芩 9 g
牡丹皮 9 g	3 剂，每日 1 剂，水煎分 2 次服			

9 月 19 日二诊：胸胁胀痛减轻，食欲渐增。续当原法出入，上方去陈皮，加川芎 9 g，土鳖虫 6 g，广郁金 12 g，4 剂。

9 月 25 日三诊：药后胸胁胀痛除，食欲正常，精神爽朗，月经已来潮。予逍遥丸、六味地黄丸善后。

【按】 朱老认为，女子多郁，肝气郁滞则血气闭阻，气血不通则经闭。本案患者经闭逾 4 个月，且情志不畅而素易躁怒，胁腹胀痛，纳呆口苦，乃肝郁化热、横逆中焦之证，治宜疏肝理气，清热化瘀。方中延胡索、制香附、青皮、陈皮疏肝气而解肝郁；炒枳实下气散结；台乌药理下焦气滞；并佐以桃仁、红花、三棱活血通经；复入炒黄芩、牡丹皮清肝经郁热。全方用药允当，配伍严谨。药后郁结之气渐解，脾胃之气渐生，二诊略事加减，其中土鳖虫一味尤为精妙，以其不燥不烈，善通瘀血之故。嗣后诸症悉除，月经来潮。

〔赵　旭、徐俊伟　整理〕

【闭经案 2】脾虚湿盛（继发性闭经）

黄某，女，25 岁。1976 年 4 月 8 日初诊。

〔主诉〕闭经半年。

患者形体肥胖，胸闷心悸，食后脘腹胀满，痰多泛恶，面色浮黄，倦怠嗜睡，白带绵绵，月经半年未行。舌苔白腻而滑，脉来沉滑。此脾虚痰湿内盛，气血失畅之候。治宜健脾燥湿化痰，兼行气血，方选苍附导痰丸加减。处方：

炒白术 30 g	制苍术 12 g	茯苓 12 g	姜半夏 12 g	制南星 6 g
制香附 9 g	陈皮 9 g	三棱 9 g	泽兰叶 9 g	5 剂，每日
1 剂，水煎分 2 次服				

4月15日二诊：饮食复常，舌苔转薄白，脉沉弦。痰湿渐化，守原方又服5剂。

4月22日三诊：月经未潮，原方加酒炒土鳖虫6g。5剂。

4月30日四诊：5剂后月经来潮，嗣后以二陈汤加减巩固疗效。

【按】闭经有虚实之分，肥人多痰，形盛气虚之妇人经闭多与痰湿相关，《女科切要》曰："肥白妇人，经闭而不通者，必是痰湿与脂膜壅塞之故也。"患者胸闷心悸，脘胀痰多，苔白腻滑，脉来沉滑，乃脾阳不振，痰湿内阻之象。朱老以制苍术、炒白术、制香附伍入半夏、南星健脾燥湿化痰、祛浊清宫治其本，佐以三棱、泽兰叶活血通经，三诊又增虫药强效通经，如此则脾胃健运，痰湿自祛，经络得畅，经汛自行。

〔徐俊伟、赵　旭　整理〕

【闭经案3】心脾两虚（继发性闭经）

柏某，女，19岁。1976年3月18日初诊。

〔主诉〕停经5个多月。

16岁初潮起即经水推迟约1周而行。近因学习紧张，思虑过度，以致月经稀发甚而闭经不行已有5个月。刻诊：面色萎黄，目胞微肿，精神疲惫，时欲瞌睡，头晕心悸，四肢麻木。食欲不佳，脘腹虚胀，大便鹜溏，每日2~3次。舌质淡嫩、苔薄白，脉象虚缓。证属心脾气血两虚，治拟补益心脾。处方：

潞党参15g	炙黄芪15g	焦白术12g	茯神12g	炒白芍9g
全当归9g	远志6g	丹参15g	生鸡内金6g	制香附9g
5剂，每日1剂，水煎分2次服				

3月24日二诊：精神较振，饮食增加，大便正常。上方加鸡血藤24g，酸枣仁18g，5剂。

4月9日三诊：上方共进10剂，患者于4月8日月经来潮，唯量较少。脾胃生化已旺，气血得充，当乘胜击鼓进之，改用八珍汤送服归脾丸。

5月14日四诊：柏母喜诉其女经量已正常，余症亦除。

【按】闭经分虚实两端。虚者，血海空虚，无血可下；实者，邪阻经络，经血不得下。患者因学习紧张，思虑过度，劳伤心脾，导致化源不足，血海空虚而经闭。朱老以补益心脾气血为主，方用归脾汤加减。以潞党参、炙黄芪、焦白术、全当归健脾胃，益气生血以治本；制香附有理气通经之功，为"气病之总司，女科之主帅"；生鸡内金既能消积导滞，又能化络中瘀滞；炒白芍、丹参养血活血，全方补中寓通，疗效显著。朱老论治虚证经闭，不用桃仁、红花、土鳖虫类之活血祛瘀药，而常于补养药中加入香附一味，以调气行滞，候气血渐充，冲脉得滋，血海渐满，血液流通，则经水自然来潮。

〔徐俊伟、赵　旭　整理〕

【闭经案4】肝肾不足（继发性闭经）

陈某，女，17岁。1976年3月15日初诊。

〔主诉〕月经中止6个多月。

其15岁月经初潮，之后经量渐次减少，现已闭经6个月。刻诊：腰酸膝软，头晕目眩，耳鸣如蝉，惊惕不安，小腹拘急冷痛，两胁时有隐痛，畏寒，手足不温，面色㿠白，小便夜频。舌质淡胖，脉沉细。此属禀赋不足，后天失养。冲任亏损，则血海枯乏，经水不济。治当补益肝肾，调理冲任。处方：

仙茅9 g	肉苁蓉12 g	巴戟天12 g	炒白芍12 g	全当归12 g
软柴胡9 g	鸡血藤30 g	丹参12 g	益母草15 g	红花9 g
5剂，每日1剂，水煎分2次服				

3月22日二诊：药后腰酸减轻，小腹仍冷痛。上方加小茴香9 g，肉桂3 g（后下），枸杞子12 g，5剂。

3月28日三诊：药后月经已行，但量少色淡，嘱以八味肾气丸连服1个月。

【按】女子经水源于肝肾精血。朱老所创"理冲通经汤"（柴胡、仙茅、鸡血藤、丹参、红花、益母草），恰对肝肾两亏、冲任失调之候。阳虚显著者加肉苁蓉、巴戟天、肉桂；阴虚甚者配熟地黄、白芍、枸杞子。本案经闭即由禀赋不足，肝肾亏虚，冲任虚损所致，故以"理冲通经汤"加减治之。取柴胡、炒白芍、全当归疏肝养血，且炒白芍、全当归兼缓急止痛之功；仙茅、肉苁蓉、巴戟天燥润相济，温补肾阳；鸡血藤、丹参、益母草养血活血通经。二诊腰酸已减，小腹仍冷痛，此乃冲任血虚挟寒，入小茴香、肉桂温阳行气散寒，枸杞子养血缓痛。三诊虽经行症减，然精血难以速生，故行经色淡量少，酌以八味肾气丸善后资效。

〔赵　旭、徐俊伟　整理〕

【闭经案5】阴阳失调（继发性闭经）

黄某，女，39岁。1978年8月23日初诊。

〔主诉〕月经停闭1年。

月经1年未行，头晕腰酸楚，体型发胖，无白带，易烦躁。苔薄，脉细。证属肝肾不足，阴阳失调，治予和阴阳，理冲任。处方：

淫羊藿10 g	菟丝子10 g	巴戟天10 g	熟地黄15 g	紫石英12 g
全当归10 g	炒赤芍10 g	炒白芍10 g	川芎9 g	肉苁蓉12 g
刺蒺藜9 g	制香附9 g	5剂，每日1剂，水煎分2次服		

9月1日二诊：药后似感白带湿润，余无反应，苔薄质淡，脉细，再予前法出入。上方加党参15 g，新会皮6 g，5剂。

9月10日三诊：症情同前，带下肢楚，有时头晕，苔薄，脉细，再予前法续进。上方去新会皮，加仙茅、黄柏各10 g，5剂。

10月18日四诊：经闭肢楚，头晕，四肢乏力。苔薄，脉细，拟前法出入。处方：

党参18 g	炒白术9 g	生地黄15 g	全当归10 g	淫羊藿12 g
肉苁蓉12 g	紫石英12 g	川芎9 g	巴戟天12 g	仙茅9 g
黄柏10 g	10剂			

11月8日五诊：药2剂经至，量不多、色红，腰酸楚，头晕，四肢乏

力，腹胀隐隐，而半个月又作，苔薄，脉细弦。肾阳渐复，再予前法缓调。上方加制香附 10 g，生山楂 20 g。10 剂。

【按】闭经以肝肾精血亏虚者颇为多见，然湿热、痰湿、气郁血阻、虚实夹杂者亦可见之。患者经汛 1 年未行，头晕，形胖腰酸楚，乃形盛气虚之候，以和阴阳、理冲任为法。初诊方以四物汤养血和血；淫羊藿、菟丝子、巴戟天补肾中阳气，与四物汤相合，阴阳互生，精血互化；刺蒺藜、制香附解郁平肝。二诊白带似润，乃精血渐生之象，入党参、新会皮健脾理气，益气养血。三诊增仙茅、黄柏，一温阳，一坚阴，为燮理阴阳而设。其后谨守调和阴阳而脾肾兼顾，月事始复。

〔徐俊伟、赵　旭　整理〕

第三节　经行前后诸证

【倒经案】心肝火旺（周期性鼻衄）

张某，女，23 岁。1976 年 8 月 3 日初诊。

〔主诉〕月经停闭伴周期性鼻衄 2 年。

17 岁初潮，近 2 年周期性鼻衄而月经闭止，五官科检查无异常发现。常情志失畅，心烦易怒，头晕腰酸，口苦胁痛，面红目赤。舌质红、苔薄黄，舌尖有珠点，脉象弦数。现正值鼻衄，血量较多。此心肝火旺，迫血上溢，乃倒经之候。宜清降心肝之火，引血下行。处方：

墨旱莲 30 g	焦山栀 9 g	怀牛膝 15 g	牡丹皮 9 g	黄连 3 g
黄芩 6 g	玄参 15 g	茜根炭 12 g	柴胡 6 g	郁金 9 g
4 剂，每日 1 剂，水煎分 2 次服				

8 月 9 日二诊：鼻衄已止。平素腰酸头晕，肾虚使然，且心肝火旺，又易暗灼阴血，故血止则当益肝肾阴血以填冲任，此为治本之道。处方：

墨旱莲 15 g	女贞子 18 g	生地黄 15 g	熟地黄 15 g	炒白芍 12 g
当归 9 g	玄参 15 g	丹参 12 g	怀牛膝 12 g	茺蔚子 12 g
阿胶 15 g（烊冲）	10 剂			

8月21日三诊：服上药颇适，唯口苦未除。上方加山茱萸12 g，焦山栀9 g，4剂。

药后经水已至，量少色红，再议前法增损服之，月经正常。

【按】本案为中医"倒经""逆经"之证。现代医学认为，出现周期性鼻衄、齿衄等的原因，主要是有些部位的黏膜容易受到卵巢分泌的雌激素周期性变化的影响，每逢月经来潮时，这些部位的血管也增长、肿胀、充血，最后导致破裂出血，西医称之为"代偿性月经""异位月经"。倒经多系心肝火旺或气火升腾所致。此证出血期间，急则治其标，朱老以大剂量墨旱莲养阴凉血；黄连、黄芩、牡丹皮、焦山栀清心肝之火；怀牛膝导血下行。血止后，益肝肾阴血，填其冲任以治其本，佐以清热凉血之品，终获佳效。

〔赵　旭、徐俊伟　整理〕

【经前乳胀案】肝郁肾虚（经前期综合征）

沈某，女，51岁。2007年6月9日初诊。

〔主诉〕乳胀20年。

双乳作胀20年，经前尤甚，伴轻度疼痛。曾查B超示"双乳腺小叶增生"，服用西药疗效不佳。1年前服用朱老中药半个月而乳胀显释，本月起经前乳胀又作，故复求治。现诉口干苦时作，舌麻近1个月，耳鸣而听音遥远，疲劳后夜间右耳偶痛，纳谷尚可，二便自调。舌红、苔薄白，脉细弦。辨证属肝郁肾虚，治当疏肝补肾。处方：

柴胡 10 g	赤芍 15 g	白芍 15 g	青皮 8 g	陈皮 8 g
蜂房 10 g	太子参 15 g	首乌藤 30 g	石斛 10 g	麦冬 10 g
甘草 6 g	生地黄 15 g	熟地黄 15 g	橘核 10 g	荔枝核 10 g
磁石 30 g（先煎）	30剂，每日1剂，水煎分2次服			

数月后电话随访，疗效确佳，且半年后患者仍常以此方间断服用。

【按】妇人乳胀以肝肾虚损，冲任失调，或以血虚肝郁最为常见。本案证属肝郁肾虚，故以益肾补虚、疏肝解郁治之。用药以四物汤合柴胡疏肝散加减，方中赤芍、白芍同用，伍柴胡以疏肝柔肝；生地黄、熟地黄、太子参、石斛、麦冬益气养阴；青皮、陈皮、橘核、荔枝核理气散结。又以蜂房一味，补肾阳，固肾气，敛肾精，解毒消癥，一药多用，尤为精妙。

〔赵　旭、徐俊伟　整理〕

【经行脏躁案】阴阳失调（经前期综合征）

张某，女，45 岁。1979 年 6 月 7 日初诊。

〔主诉〕经行烦懊不宁 6 个月。

每值经期精神烦懊不宁，胁痛腹胀，口干内热，小便灼热，怯冷腰痛。苔白微腻，脉虚弦。此证乃阴阳失燮，治当养肝益胃，和调阴阳，徐图效机。处方：

银柴胡 5 g	十大功劳叶 12 g	合欢皮 10 g	淮小麦 30 g	首乌藤 20 g
预知子 10 g	绿萼梅 12 g	甘草 5 g	石斛 10 g	枸杞子 10 g
菊花 10 g	4 剂，每日 1 剂，水煎分 2 次服			

6 月 11 日二诊：药后精神烦懊不宁好转，近又感头晕耳鸣，时感恶心泛吐，口干内热，苔白腻，脉弦，药既奏效，不宜更方，前法出入。处方：

柴胡 5 g	生白芍 10 g	生牡蛎 20 g(先煎)	枸杞子 10 g	菊花 10 g
合欢皮 10 g	姜竹茹 10 g	绿萼梅 8 g	甘草 5 g	5 剂

6 月 18 日三诊：烦懊渐定，唯食后腹胀，泛泛欲呕，苔薄腻，脉细弦。上方加姜半夏、徐长卿各 10 g，6 剂。

6 月 28 日四诊：经期将届，两乳胀痛，而腰痛已不著。苔薄腻，脉细弦。痰瘀交阻，冲任失调，尤当理气活血、化痰通络。处方：

柴胡 6 g	赤芍 10 g	蒲公英 15 g	青皮 6 g	陈皮 6 g
橘核 10 g	荔枝核 10 g	绿萼梅 8 g	白薇 10 g	甘草 5 g
6 剂				

7 月 5 日五诊：乳胀、周身疼痛已除，月经暂未行而情绪尚平。苔薄

腻，脉细弦。恐痰瘀尚未悉化，阴阳仍当续调，继守前法损益。处方：

银柴胡 5 g	生白芍 10 g	青皮 6 g	陈皮 6 g	生麦芽 15 g
全当归 12 g	赤芍 15 g	鸡血藤 20 g	泽兰 10 g	泽泻 10 g
甘草 5 g	淫羊藿 10 g	8 剂		

【按】 朱老擅用燮理阴阳法治疗中老年妇女阴阳失调诸证。患者年近七七，肾中精气渐虚，五脏失养，阴阳失衡，虚热内扰心神，故烦懊不宁，下移膀胱则小溲灼热；阴阳失衡则时有怯冷内热之象；情志郁结，肝气横逆犯胃，故有胁痛腹胀、泛泛欲吐。朱老以燮理阴阳，形神共治，临床确有疗效。首诊以银柴胡、十大功劳叶补虚除烦，清热养阴；以枸杞子、石斛养阴生津；合欢皮、首乌藤开郁安神；预知子、绿萼梅理气解郁；淮小麦、甘草养心缓急，除烦安神；又伍菊花平肝清肝，全方切中病机，药到症减。二诊呕恶、耳鸣乃肝阳之候，用柴胡、生白芍疏肝柔肝，生牡蛎平肝潜阳。三诊烦懊除，仍泛泛欲呕，乃肝郁胃逆，入姜半夏、徐长卿降逆和胃。四诊患者经前乳胀痛，脉细弦，乃郁结不通，日久瘀痰互结，以疏肝理脾，行气散结调之。五诊乳胀减，月经暂未行，守前法损益调之。

〔赵　旭、徐俊伟　整理〕

第四节　经断前后诸证

【经断前后诸证案 1】 阴阳失燮（围绝经期综合征）

桑某，女，49 岁。2010 年 7 月 12 日初诊。

〔主诉〕怯冷烘热倍于常人 1 年余。

左侧肢体怯冷已经 1 年多，惧风易汗，头晕烘热，口燥咽干。舌红、苔薄腻，脉细弦。经事已净 3 年多，拟从肾虚阴阳失燮调治。处方：

生黄芪 30 g	淫羊藿 15 g	枸杞子 15 g	菊花 15 g	炒防风 10 g
生白芍 20 g	桂枝 10 g	石斛 15 g	鸡血藤 30 g	甘草 6 g
14 剂，每日 1 剂，水煎分 2 次服				

7月26日二诊：药后症状改善，唯头部烘热、胀痛，咽际不适。舌偏红、苔薄，脉细。守前法治之。上方加僵蚕10 g，生地黄、女贞子各20 g，14剂。

【按】妇女七七，肾气日衰，天癸绝竭，阴阳失衡，可引发全身脏腑经络功能紊乱，病机错综复杂。对此阴阳失燮之证，朱老恒从肾论治，方中淫羊藿与枸杞子为朱老喜用之补肾对药，平补肾中阴阳，因又见气血营卫不和，经络欠畅之候，故以生黄芪、炒防风、桂枝、生白芍、甘草益气固表止汗、调和营卫；鸡血藤活血补血，通补兼施；菊花与枸杞子清肝热、养肝血之效；又伍石斛以益阴液。如此则标本虚实兼顾，阴阳气血同调，其效自见。

〔赵　旭、徐俊伟　整理〕

【经断前后诸证案2】阴阳失燮（围绝经期综合征）

凌某，女，44岁。1999年4月22日初诊。

〔主诉〕烘热、畏寒交替4年。

停经4年，烘热与畏寒阵作，易汗，面颧升火，腰酸，头晕，二便正常，口干欲饮。苔薄少津，脉细小弦。此乃肝肾两虚，冲任失调，阴阳失燮。治宜补肝肾，调冲任，燮理阴阳。处方：

生地黄15 g	熟地黄15 g	生白芍15 g	枸杞子12 g	菊花12 g
女贞子15 g	玉竹12 g	石斛10 g	怀山药30 g	煅牡蛎30 g(先煎)
淫羊藿15 g	杜仲12 g	炙甘草6 g	7剂，每日1剂，水煎分2次服	

4月29日二诊：药后面颧升火、头晕均减轻，口干欲饮。苔薄黄，脉细小弦。续当原法出入。上方加柴胡6 g，麦冬10 g，10剂。药后不适感均除。

【按】患者绝经后，肾气渐衰，天癸渐竭，冲任虚愈，命门火衰，阴阳失燮，故出现烘热与畏寒阵作；女子七七而天癸绝，该患者年未老而经水断，肝血不足，肾水衰涸，水不涵木，阴不制阳，阳气升浮亢逆，故面颧升火，头晕，易汗。朱老治疗以生地黄、熟地黄同用，滋阴补血，凉血润燥；生白芍、枸杞子养肝血；菊花清热疏风，与枸杞子相伍养肝平肝；女贞子滋补肝肾、益阴养血；玉竹、石斛养阴生津；怀山药补脾、化生气血；煅牡蛎敛阴潜阳，煅用止汗。此期妇女虽多阴虚阳亢，朱老常于养阴药中伍以淫羊藿、杜仲等温阳益肾之品，其妙在阴阳合和，水火相济。药后患者面颧升火，头晕均减轻，唯口干欲饮，《傅青主女科》云"有年未至七七而经水先断者……治法必须散心、肝、脾之郁"，二诊伍以柴胡宣达郁气，调畅气机；麦冬滋阴生津养心。

〔姜兴俊　整理〕

第五节　带下病

【带下过多案】脾肾两虚，湿热下注（宫颈炎）

王某，女，37 岁。1981 年 5 月 6 日初诊。

〔主诉〕白带增多伴腰酸乏力 1 个多月。

带下色白质稀，疲乏无力，纳呆便软，入寐梦多，经行尚可，小便时有灼热感。望其面色萎黄，舌苔薄白，脉细。既往南通医学院附属医院病理科检查提示"宫颈乳头状糜烂伴感染"。此乃脾肾两虚，带脉失约，湿热下注。治宜健脾肾，调带脉，清湿热。处方：

炒白术 9 g	茯苓 12 g	薏苡仁 24 g	炒怀山药 12 g	续断 12 g
菟丝子 12 g	狗脊 12 g	芡实 12 g	椿白皮 9 g	凤尾草 24 g
黄柏 9 g	4 剂，每日 1 剂，水煎分 2 次服			

5 月 12 日二诊：南通医学院附属医院病理科复查显示为"宫颈炎轻度"。诸症均减。上方加减，击鼓再进。处方：

生黄芪 15 g	炒白术 12 g	黄柏 6 g	菟丝子 12 g	椿白皮 9 g
续断 9 g	芡实 15 g	山药 15 g	牡丹皮 6 g	杜仲 12 g
白果 6 枚	4 剂			

5月18日三诊：药后白带明显减少，腰已不酸。守上方连服7剂而愈。

【按】患者乏力萎黄，纳呆，腰酸带多，小便时有灼热感，苔白、脉细，乃脾肾气虚、湿热下注之象，患者本虚标实，虚实夹杂，治以健脾肾，调带脉，清湿热，药到症减。二诊热邪已消大半，诸症均减，减少苦寒燥湿之品，增补肾收敛之杜仲、白果，以固肾气之虚，其后诸症全消，病愈。

〔赵　旭、徐俊伟、陈　韬　整理〕

第六节　盆腔炎性疾病

【盆腔炎性疾病案1】脾肾阳虚（慢性盆腔炎）

季某，女，47岁。2006年4月15日初诊。

〔主诉〕小腹疼痛10余年。

10余年来小腹冷痛，得温则舒，伴腰际冷痛。6年前有子宫、阑尾切除史。常有肠鸣辘辘，大便稀溏，一日2行。舌淡红、苔薄白，脉细。触腹平软，右下腹轻压痛而无反跳痛。B超检查提示盆底积液，双侧卵巢偏小。证属脾肾阳虚，寒湿阻胞。拟予以温补脾肾，散寒化湿。处方：

熟附子15 g	干姜8 g	胡芦巴12 g	小茴香12 g	败酱草20 g
红藤30 g	鹿角片10 g	蜂房12 g	熟薏苡仁40 g	煨木香10 g
石榴皮12 g	甘草8 g	7剂，每日1剂，水煎分2次服		

4月21日二诊：药后肠鸣辘辘渐平，腹部冷痛向腰际放射，大便先干后溏，每日1～2行。前法加减，上方去红藤、蜂房，加台乌药15 g，补骨脂20 g，7剂。

4月28日三诊：药后腹中冷痛大减，气交之变仍甚，引及腰际，大便已正常，日行1次。舌衬紫、苔薄白微腻，脉细。体虚未复，寒凝仍未悉除，前法损益。处方：

制附子 15 g(先煎)	干姜 8 g	台乌药 15 g	炙黄芪 30 g	党参 15 g
胡芦巴 12 g	肉豆蔻 10 g	橘核 10 g	荔枝核 10 g	佛手片 10 g
巴戟天 15 g	甘草 6 g	生姜 4 片	大枣 7 枚	7 剂

5月7日四诊：药后腹痛渐平，自感无所苦，纳谷尚可，二便自调，苔薄白，脉细。前法续进之。上方加油松节 20 g，鸡血藤 30 g，7 剂。

5月14日五诊：症情稳定，腹痛未作，纳谷尚可，二便自调，苔薄白，脉细。前法巩固之。

【按】盆腔炎病程较长，甚至达数十年，急性发作与慢性迁延交替，急性期多见湿热瘀毒，慢性迁延期则久病入络，伤阴耗气，日久肝肾精血亏虚，阴损及阳，为难疗之疾。此例腹痛时间较长，有子宫、阑尾切除史，其发病之初，腰腹冷痛，得温则舒，肠鸣便溏，畏冷日甚，以温补脾肾，散寒化湿之法治之。方中以熟附子温补肾阳，祛除脏腑内外之寒邪；胡芦巴专入肾经，温肾阳、逐寒湿；鹿角片温肾通络、消癥散结；干姜、小茴香、煨木香行气散寒；熟薏苡仁健脾化湿。深恐寒中伏热，故又参入红藤、败酱草在温中佐清，清利久郁之湿热。二诊脾运渐复，肠鸣辘辘渐平，然腹部冷痛依然，朱老加入台乌药、补骨脂行气止痛，温阳散寒。三诊腹中冷痛缓解，气交之变仍甚，故仍以益肾温阳，健脾化湿为要，并增入肝肾经之橘核、荔枝核更添温通散结之效。四诊后酌加生血和血之油松节、鸡血藤，终获佳效。

〔徐俊伟、赵　旭　整理〕

【盆腔炎性疾病案2】湿热下注（慢性盆腔炎）

邓某，女，36 岁。1999 年 3 月 11 日初诊。

〔主诉〕少腹疼痛 4 日。

宿疾盆腔炎、附件炎、宫颈糜烂，经治一度好转。近 4 日劳累后腹痛加剧难忍，带下黏稠色黄、有秽臭味，腰酸痛。苔薄腻，脉细弦。证属湿热下注。治宜清化湿热。处方：

土茯苓 30 g	椿白皮 15 g	豨莶草 15 g	鸡冠花 15 g	墓头回 15 g
生地黄 15 g	生地榆 15 g	生槐花 15 g	甘草 6 g	14 剂，每日
1 剂，水煎分 2 次服				

3月25日二诊：药后少腹疼痛消失，带下变稀，色黄转白，腰酸亦缓，苔薄腻，脉细弦。前法已获效，后宜巩固疗效，继用上方加川续断12 g，14剂。

【按】患者慢性盆腔炎，乃下焦湿热，壅生浊毒，久而邪入血络之证。朱老用土茯苓、椿白皮、鸡冠花与蔂头回清化湿热以治黄带，其中土茯苓善除湿浊之毒，椿白皮专治下焦湿热之黄带；又用生地黄、生地榆、生槐花凉血清热；豨莶草祛风湿、强筋骨。二诊时腰痛不再，腰酸亦缓，又加川续断补肾健腰，合而增效。

〔姜兴俊　整理〕

第十三章

皮

肤

病

证

（10 例）

第一节　风瘙痒

【风瘙痒案 1】风淫肌肤（皮肤瘙痒症）

康某，女，56 岁。2009 年 2 月 23 日初诊。

〔主诉〕皮肤瘙痒 5 年余。

5 年来经常周身、足趾皮肤瘙痒，遇热明显，口干，夜寐不实。舌质红、苔薄，脉细小数。风淫肌肤，营卫失和，血热内蕴。治当疏风凉血，调和营卫。处方：

僵蚕 20 g	蛇蜕 15 g	地肤子 30 g	白鲜皮 30 g	徐长卿 15 g
生地黄 20 g	赤芍 20 g	紫草 30 g	生槐角 15 g	首乌藤 30 g
甘草 6 g	7 剂，每日 1 剂，水煎分 2 次服			

2 月 30 日二诊：药后皮肤瘙痒基本已瘥，口干减轻，夜寐好转。苔薄，脉细。效不更方，原方续进 14 剂，以冀全功。

【按】风邪浸淫肌肤，不得外泄，气血运行失常，或血热内蕴，肌肤失于濡养，则发为风瘙痒症。风有善行数变之特点，病症发生迅速，消退也快，游走不定，泛发全身，瘙痒无度。此患者舌质红，脉细小数，口干，瘙痒遇热则显，可知为风邪化热，血热浸淫肌肤，故除以僵蚕、蛇蜕、地肤子、白鲜皮、徐长卿等疏风止痒外，又以生地黄、赤芍、紫草、生槐角等清热凉血。

风热搏于腠理，严重者遍身瘙痒不已，当以消风止痒为大法。徐长卿配白鲜皮是朱老常用的祛风止痒的药对。徐长卿辛温无毒，祛风又可镇静止痒；白鲜皮入肺经，能祛风。风湿既除，则血气自活，热亦易于外泄；乌梢蛇内通外达，透剔搜风之力最强，可用于瘙痒甚者。朱老云：风瘾疹瘙痒难除者，非此不除，故有截风要药之称，可供临床参用。

〔朱金凤　整理〕

【风瘙痒案 2】热蕴肌肤（糖尿病皮肤瘙痒症）

陈某，女，65 岁。2010 年 2 月 22 日初诊。

〔主诉〕反复口干多饮 4 年余，全身皮肤瘙痒 1 个月。

宿患消渴 4 年余，口干、多饮，长期皮下注射诺和灵 30R 及口服二甲双胍控制血糖，空腹血糖一般控制在 7～9 mmol/L，今复查空腹血糖为 9.6 mmol/L。近 1 个月来全身皮肤瘙痒，尤以躯干部及两上肢明显，入暮痒甚，周身多处皮肤抓痕。渴喜凉饮，大便干结。舌质暗红、苔薄白，脉细。阴虚燥热，蕴于肌肤，不得疏泄而致。治以疏风清热，凉血解毒。处方：

荆芥 10 g	蝉蜕 15 g	僵蚕 12 g	乌梢蛇 10 g	徐长卿 15 g
白鲜皮 30 g	地肤子 30 g	赤芍 15 g	紫草 15 g	乌梅 10 g
全瓜蒌 30 g	7 剂，每日 1 剂，水煎分 2 次服			

3 月 1 日二诊：药后皮肤瘙痒明显改善，大便通调，日行 1 次，苔脉同前。效不更方，原方继服 7 剂。

此后患者因糖尿病来复诊时，诉皮肤瘙痒已完全改善。

【按】消渴的基本病机为阴虚燥热，燥热化生内风，血热蕴于肌肤，不得疏泄，气血失和而皮肤瘙痒；或日久气血津液亏虚，脏腑失养，血虚生风，肤失濡养，亦可致皮肤瘙痒。新病实证居多，治当清热凉血解毒为主；久则多为本虚标实，虚实夹杂，以扶正祛邪为主。本案以疏风清热、凉血解毒为治疗原则，荆芥、蝉蜕、僵蚕、乌梢蛇疏散风热、解毒止痒；徐长卿、白鲜皮、地肤子祛风止痒；赤芍、紫草凉营活血，取"治风先治血，血行风自灭"之意；乌梅生津液、止烦渴，今知其能抗过敏，有润肤止痒之功。

朱老认为，消渴病之皮肤瘙痒有异于一般皮肤瘙痒，"瘀血"是消渴病程中重要的病理产物，贯穿始终，皮肤干燥、脱屑、肌肤甲错、色素变性等皆与络脉瘀阻、肌肤失养有关，即西医所谓微血管病变、神经病变等，治疗亟须兼顾化瘀。同时，对于顽固的瘙痒，方中可入少许虫类药物如蝉蜕、乌梢蛇、蛇蜕等，以达到搜风止痒之目的。

〔朱金凤　整理〕

【风瘙痒案3】热蕴营分（皮肤瘙痒症）

缪某，女，60岁。2009年2月23日初诊。

〔主诉〕皮肤瘙痒10年余。

患者10年前出现皮肤瘙痒，伴有烘热感，入冬为甚，局部无皮疹，口干，大便每日1行。舌质红、苔薄、中裂，脉弦细。此风热蕴于营分之咎，治当凉血祛风。处方：

生地黄20 g	紫草30 g	蛇蜕15 g	地肤子30 g	白鲜皮30 g
蛇床子15 g	蝉蜕15 g	寒水石20 g	赤芍15 g	生地榆20 g
生槐花15 g	甘草6 g	14剂，每日1剂，水煎分2次服		

3月23日二诊：背部、大腿皮肤瘙痒减轻，局部烘热，皮肤皲裂。来人述症索方：上方寒水石改30 g，加牡丹皮15 g、僵蚕12 g，14剂。

【按】本案患者皮肤瘙痒，入冬为甚，与季节关系明显，伴烘热感，口干，苔薄质红、中裂，脉弦细，乃属风热蕴于营分之咎，故以疏风清热凉血为治。朱老尤喜僵蚕、蝉蜕、寒水石入方中，认为僵蚕、蝉蜕气味俱薄，浮而升，达邪外出，发散诸热，且僵蚕有化顽痰之功，对于长年痼疾，挟有痰瘀者甚效；寒水石味咸，入肾走血，有清热泻火，除烦止渴之功，不但能解肌肤之热，又可清络中之热，肌肤血络内外皆清，较之石膏功效更胜一筹，朱老在热痹中尤喜用寒水石，意即在于此。

〔朱金凤　整理〕

第二节　浸淫疮

【浸淫疮案 1】湿毒瘀阻（慢性湿疹）

陶某，女，43 岁。2009 年 3 月 12 日初诊。

〔主诉〕颈部皮疹、瘙痒 3 年。

患者颈部湿疹 3 年，呈斑疹、斑丘疹、丘疱疹，伴渗出、色红、抓痕，瘙痒剧烈，边界清楚，伴肛周瘙痒，腹泻每日 1 次。舌红、苔薄黄水润，脉细滑。此证颇类浸淫疮，乃因湿毒瘀阻而致。治以清热燥湿，凉血化瘀解毒。处方：

苦参 10 g	土茯苓 10 g	紫草 30 g	生地榆 10 g	炒槐花 10 g
野菊花 10 g	银柴胡 10 g	乌梅 10 g	防风 10 g	五味子 10 g
蝉蜕 6 g	生地黄 30 g	玄参 30 g	麦冬 30 g	当归 30 g
苍术 10 g	黄柏 10 g	牛膝 10 g	薏苡仁 10 g	甘草 6 g

14 剂，每日 1 剂，水煎分 2 次服

外洗方：生大黄 20 g　芒硝 20 g　生地黄 30 g　紫草 30 g　地肤子 30 g

白鲜皮 30 g　煎水，用消毒棉签蘸后轻轻擦洗红肿渗出皮损处

3 月 26 日二诊：药后湿疹瘙痒明显减轻，皮损变薄，颈部皮损中央已恢复正常，稍觉痒感，肛周痒愈，便秘。舌淡红、苔薄白，脉弦细滑。治从原方出入。上方去苍术、黄柏、牛膝、薏苡仁，加酒大黄 3 g（后下），7 剂。

前后用药月余，临床基本痊愈，随访半年未复发。

【按】湿疹是由多种因素引起的急性或慢性皮肤炎症，皮损对称分布，

多形损害，剧烈瘙痒，有湿润倾向，反复发作，易成慢性。本病病因总不离风、湿、热邪。外因为致病条件；脏腑功能失调，为发病基础。本案患者湿疹多年，色红、抓痕、瘙痒剧烈，伴渗出，且肛周瘙痒，腹泻每日1次，舌红、苔白黄水润，为风、湿、热郁久成毒，瘀阻络脉，浸淫成片，故称为浸淫疮，《备急千金要方》卷二十二描述此病证候云："浅搔之蔓延长不止，瘙痒者，初如疥，搔之转生汁相连者是也。"风邪善行数变，侵犯肛周，且患者湿热下注于肠，故伴腹泻且肛周瘙痒。

朱老认为，苦参为皮肤病要药，对湿疹功效尤其显著，常以苦参配紫草、牡丹皮、蝉蜕、黄柏等治疗急性、亚急性湿疹。此证用苦参、蝉蜕、土茯苓、紫草、生地榆、炒槐花、野菊花清热燥湿、凉血活血解毒；因其病程较长，病邪久稽成瘀，故用当归养血活血；加生地黄、玄参、麦冬凉血滋阴；胃肠湿热或热象重者，加入大黄以清泄之，可以缩短疗程。湿热下注配合四妙丸（黄柏、苍术、牛膝、薏苡仁）以清热利湿。

二诊患者皮损变薄，湿疹明显减轻，肛周痊愈，伴便秘，故去清热利湿之苍术、黄柏、牛膝、薏苡仁，加酒大黄通便；内服与外洗结合，则疗效甚佳。

〔朱金凤　整理〕

【浸淫疮案2】湿毒瘀阻（慢性湿疹）

陈某，女，75岁。2014年7月3日初诊。

〔主诉〕反复皮疹、瘙痒6年余。

患者自2008年起全身多处反复出现红色皮疹，瘙痒明显，无明显分泌物，自行外搽可的松软膏，尚能减轻。4年前皮疹发作频繁，瘙痒更甚，重则难以入睡，外用可的松乏效。在美国就诊，给予泼尼松40 mg/d治疗，7日后改为10 mg/d，连服20日，巩固治疗，仅暂效矣，停药后诸症复发，症状更趋严重。非常烦恼，夜不能寐。经老同学介绍，专程回国（香港），于良春中医医院函诊，内服清热解毒中药后瘙痒减轻，皮疹无新发。患者求医心切，遂来南通良春中医医院住院治疗，入院后有幸得到朱老亲诊，全身皮肤除头颅外均可见红疹，部分抓痕结痂，皮肤粗糙，胸背部及双手臂皮疹甚多。纳谷尚可，夜寐一般，激素已停。舌质偏红、苔薄少津，脉细。湿毒瘀阻，心火旺盛，血热生风，治以清热燥湿、凉血化瘀解毒。处方：

地肤子 30 g	白鲜皮 30 g	徐长卿 20 g	蛇蜕 10 g	僵蚕 12 g
刺蒺藜 15 g	防风 6 g	紫草 30 g	生地黄 30 g	牡丹皮 12 g
赤芍 15 g	白芍 15 g	三七末 3 g (分吞)	甘草 6 g	5 剂，每日
1 剂，水煎分 2 次服				

7月8日二诊：药后无新发皮疹，双上肢及胸腹部皮疹稍减少，瘙痒有所缓解，舌质偏红、苔薄少津。效不更方，原方 30 剂续进。带药出院。

服完 30 剂后，继服 1 个月巩固疗效，此后停服中药，激素亦已停用 5 个月，原有皮疹全部消退，无新疹出现，患者欣喜不已，特来函告知。

【按】《素问·至真要大论》云："诸痛痒疮，皆属于心。"隋代巢元方《诸病源候论》："诸久疮者，内热外虚，为风湿所乘，则头面身体生疮。"明确指出风、湿、热之邪为湿疹主要致病因素。治疗湿疹，朱老以风、湿、热邪为标，心、肝、脾脏为本，予祛风、化湿、清热，并清心平肝、少佐活血，以收消风止痒、化湿解毒之效。

〔朱金凤　整理〕

【浸淫疮案 3】湿热下注（慢性湿疹）

杨某，男，42 岁。2009 年 2 月 9 日初诊。

〔主诉〕阴囊潮湿、瘙痒 2 年。

患者近 2 年阴囊瘙痒，局部潮湿反复发作。舌质红，脉弦。此肝经湿热下注，拟泄热渗湿止痒。处方：

知母 10 g	黄柏 10 g	生薏苡仁 30 g	萆薢 20 g	地肤子 30 g
苦参 15 g	土茯苓 30 g	蛇床子 15 g	萹蓄 20 g	蛇蜕 12 g
僵蚕 12 g	甘草 6 g	10 剂，每日 1 剂，水煎分 2 次服		

3月2日二诊：药后症状改善明显，苔脉同前。上方加刘寄奴

30 g，14 剂。

【按】 阴囊湿疹又称"胞漏疮""肾囊风"。明《外科启玄》称此病"乃肝经湿热所致，外胞囊上起窠子作痒，甚则滴水湿其中衣，久治不瘥者"。亦有因先天禀赋不足，或过食肥甘厚腻、辛辣动风之品，脾失健运，湿热内生，下注肝经；或因久居湿地，汗湿浸渍，蕴于阴囊皮肤而发。其治以泄热渗湿止痒为大法，同时不忘祛风止痒，因"风胜则痒"之故。

湿疹的病因、病机、临床表现非常复杂。当从辨证入手，法随证立，方从法出，才能执简驭繁。

〔朱金凤　整理〕

第三节　白　疕

【白疕案 1】风毒蕴结 （银屑病）

王某，女，38 岁。2011 年 2 月 14 日初诊。

〔主诉〕皮肤瘙痒 10 余年。

患者有银屑病史，皮肤增厚、焮红、瘙痒，以背部、大腿等部位为甚。纳谷尚可，二便正常。舌苔薄，脉细弦。风淫血毒，蕴结肌肤，亟当祛风解毒，泄热散结，五白散加减。处方：

僵蚕 12 g	蕲蛇 6 g	制白附子 10 g	刺蒺藜 12 g	赤芍 15 g
白芍 15 g	生地黄 20 g	紫草 20 g	白鲜皮 30 g	地肤子 30 g
徐长卿 15 g	蛇蜕 12 g	甘草 6 g	14 剂	

2 月 28 日二诊：患者因蕲蛇价格昂贵，改为蕲蛇打粉口服，初服 2～3 日，皮肤瘙痒加重，服用 10 剂后自觉瘙痒明显改善。舌苔薄，脉细。前法续进之。处方：

僵蚕 15 g	制白附子 10 g	刺蒺藜 15 g	白芍 20 g	白鲜皮 30 g
地肤子 30 g	蛇蜕 12 g	蝉蜕 15 g	地龙 15 g	生地黄 30 g
紫草 30 g	土茯苓 30 g	甘草 6 g	14 剂	

另以：大枫子 20 g，生地榆、蛇床子、苦参片各 30 g，徐长卿 20 g，煎汤外洗。

【按】白疕，又称牛皮癣，古代名为干癣，白色鳞屑、发亮薄膜和点状出血是本病的临床特征，因肤如疹疥，色白而痒，搔起白皮而得名，病情缠顽。陈实功《外科正宗》云其"此等总皆血燥风毒客于脾、肺二经"。本病多由风湿热毒蕴郁肌肤，气血运行失畅，郁久血热；或血虚风燥，肌肤失养；或精神创伤，情感抑郁，化热生风而致。红斑因血中有热，白屑乃热盛血燥，皮肤失养。需祛风解毒、泄热散结，方可获效。

五白散是朱老临床上治疗白疕行之有效的经验方，其中僵蚕散风解毒，蕲蛇（即白花蛇）搜风通络，白附子辛散祛风，刺蒺藜（即白蒺藜）辛散苦泄，白芍养血柔肝。常配伍徐长卿、地肤子、蛇蜕等祛风止痒之品；或配生地黄养血滋阴，起到祛风解毒、泄热散结之功用。二诊内服、外治并用，增强祛风泄热之效，可以缩短病程。

朱老常嘱咐患者怡性悦情，避免情绪紧张或抑郁，服药期间忌饮酒，少食海鲜，保证足够睡眠，有助于病情的改善。

〔朱金凤 整理〕

【白疕案 2】热郁营分（银屑病）

钱某，女，26 岁。2003 年 3 月 28 日初诊。

〔主诉〕全身性红疹 20 余年。

患者自幼年起背部出现红色丘疹，后遍及头面、全身，色淡红，略高于皮肤，感瘙痒。近来较多发，曾服我所中药获效。刻下：全身布红疹，瘙痒难忍，纳食尚可，二便调畅。舌质红、苔薄，脉细小数。阴血亏虚，生风化燥，郁于肌肤营分，先予凉血息风，解毒消疹。处方：

生地黄 15 g	赤芍 15 g	白芍 15 g	生地榆 15 g	苦参 10 g
地肤子 30 g	白鲜皮 30 g	薏苡仁 40 g	蝉蜕 10 g	蛇蜕 10 g
荆芥 10 g	苍耳子 10 g	僵蚕 12 g	土茯苓 30 g	甘草 6 g
14 剂，每日 1 剂，水煎分 2 次服				

粉剂：

制白附子80 g　　刺蒺藜100 g　　蕲蛇60 g　　僵蚕100 g　　炙蜈蚣40 g

炙全蝎40 g　　地龙100 g　　研极细末，每服6 g，一日3次，温水冲服

嘱忌食海鲜、蟹、虾、香菇、羊肉等

4月11日二诊：症情较前改善，但瘙痒仍作，入暮为甚。舌质红、苔薄，脉细。前法继进之。①上方加徐长卿20 g，生地黄、生地榆改为各20 g，30剂；②粉剂炙全蝎、炙蜈蚣改为各60 g，余药同前，制法、服法同前。

5月12日三诊：药后皮肤较前平坦，疹色淡红，唯月经来潮时腹痛，有新的皮疹出现，约10枚，小圆点、赤豆大小。苔薄白、舌尖红、略衬紫，脉细。续当养阴润燥，凉血祛风。处方：

生地黄20 g　　白芍15 g　　天冬10 g　　麦冬10 g　　当归10 g

鸡血藤30 g　　炒槐花20 g　　乌梢蛇12 g　　全蝎6 g　　刺蒺藜20 g

皂角刺10 g　　猪牙皂角6 g　　威灵仙20 g　　苦参6 g　　黄柏8 g

甘草6 g　　28剂

粉剂继进，服法同前

6月7日四诊：药后症情平稳，唯辛劳后见红疹、瘙痒，纳谷尚可，二便自调。舌苔薄白，脉细小弦，续予原法出入。①上方加徐长卿15 g，30剂；②粉剂继进，服法同前。

7月1日五诊：皮疹渐平，皮肤烘热、瘙痒，经行腹痛，经期前后红疹较多。舌质红、苔薄，脉细。治守前法，兼调冲任。①上方加赤芍15 g，牡丹皮10 g，地肤子、白鲜皮各30 g，蝉蜕6 g，蛇蜕10 g，30剂；②艾叶15 g，小茴香10 g，橘核15 g，荔枝核15 g，7剂，经行前2日起加入煎剂同服；③粉剂续服。

【按】本案体现朱老药随症变的特点。患者自幼起病，气血不足，营血耗伤，生风化燥，肌肤失养，故先予治标为主，着重凉血息风，解毒消疹。以生地黄、赤芍、白芍、生地榆滋阴凉血，配合苦参、地肤子、白鲜

皮、薏苡仁、土茯苓、蝉蜕、蛇蜕、荆芥、苍耳子、僵蚕清热利湿、祛风止痒。待症状渐缓，阴血亏虚之候未解，遂予养阴润燥，凉血祛风治其本，加入天冬、麦冬、当归、鸡血藤滋阴养血。经行腹痛，且疹有反复，参入调理冲任之法。朱老治疗白疕，多运用虫类药为主，研末内服，如蕲蛇、僵蚕、炙蜈蚣、炙全蝎、地龙等，祛风止痒之功胜。

朱老亦强调饮食调控与忌口的重要性，一般刺激性特别强，容易诱发病情加重的发物如海鲜、蟹、虾、香菇、羊肉等是绝对禁忌。《本草纲目》云："凡服药，不可杂食肥猪犬肉、油腻羹脍、腥臊陈臭诸物。凡服药，不可多食生蒜、胡荽、生葱、诸果、诸滑滞之物。"可供治疗某些皮肤病时参考。

〔朱金凤　整理〕

第四节　油　风

【油风案】血虚生风（斑秃）

李某，男，19 岁。2010 年 1 月 11 日初诊。

〔主诉〕斑秃 2 年多。

患者油脂分泌较多，近 2 年斑秃明显。舌苔薄，脉细弦。血虚生风，毛发失养，拟养血祛风生发。处方：

生地黄 15 g	熟地黄 15 g	当归 15 g	赤芍 15 g	白芍 15 g
桃仁 10 g	红花 10 g	枸杞子 15 g	制首乌 20 g	苍耳子 15 g
刺蒺藜 15 g	蛇蜕 12 g	僵蚕 10 g	甘草 6 g	14 剂，每日
1 剂，水煎分 2 次服				

1 月 25 日二诊：药后颇适，头皮油脂分泌减少，唯大便偏干，苔薄，脉弦。原方参入润肠通便之品。上方加全瓜蒌 30 g，决明子 15 g，20 剂。

此后守法随症加减，调治 2 个多月，发渐生。

【按】《外科正宗·油风》云："油风乃血虚不能随气润养肌肤，故毛发根空，脱落成片，皮肤光亮，痒如虫行，此皆风热乘虚攻注而然。"此证血虚生风，以生地黄、熟地黄、当归、枸杞子、制首乌滋阴养血；赤芍、白芍、桃仁、红花活血养血；苍耳子、刺蒺藜、蛇蜕、僵蚕祛风生发。二诊血虚之候好转，唯大便偏干，加全瓜蒌、决明子以润肠通便。守法调治，终获痊愈。

朱老将斑秃病因大致归纳为：过食辛辣或情志化火，血热生风；瘀血阻络，新血不生；肝肾不足，精不化血；气血亏虚，发失濡养。故其治疗不外乎凉血祛风、化瘀通络、补益肝肾、益气养血等。血虚生风者，还可见到面白无华、头晕耳鸣、爪甲不荣、双目干涩、视物昏花、夜盲、寐则多梦等症状，不难区别。

〔朱金凤　整理〕

第五节　酒渣鼻

【酒渣鼻案】肝经郁热（酒渣鼻）

黄某，女，71 岁。2011 年 3 月 21 日初诊。

〔主诉〕鼻部红赤 2 年。

患者两年前出现鼻部红赤，肝功能异常，B 超：肝内小囊肿。未服药治疗。今年 3 月 16 日中兴街道社区卫生服务中心查肝功能：ALT 44.3 U/L，AST 44.9 U/L，GGT 114.7 U/L，TBIL 29.8 μmol/L，DBIL 10.9 μmol/L，TBIL 18.9 μmol/L，均偏高。刻下，鼻部红赤，时轻时重，迎风流泪，纳谷正常，二便调，无两胁疼痛、嗳气、作胀等症。舌质偏红、苔薄黄腻，脉细弦。有高血压病史 2～3 年。中医谓酒渣鼻，此证乃肝经郁热、上扰鼻窍所致。治宜清肝泄热。处方：

| 柴胡 10 g | 焦山栀 10 g | 郁金 20 g | 蒲公英 30 g | 茵陈 30 g |
| 垂盆草 30 g | 土茯苓 50 g | 决明子 15 g | 甘草 6 g | 14 剂，每 |

日 1 剂，水煎分 2 次服

4月18日二诊：药后鼻部红赤、迎风流泪均改善，夜寐转安。乙型肝炎二对半示 HBsAb、HBcAg 阳性。舌质偏红、苔薄白，脉细。前法治之。上方加赤芍、枸杞子、菊花各 15 g，生薏苡仁 30 g，14 剂。

【按】 酒渣鼻又称赤鼻。发生于鼻、面中部，主要表现为红斑、丘疹及毛细血管扩张为主，一般认为与肺脾积热关系密切，脾经热盛，移热于肺，血热郁久凝滞于面使然。

本案赤鼻时轻时重，迎风流泪。脉诊合参，乃肝经郁热所致，予柴胡、焦山栀、郁金疏肝清肝；蒲公英、茵陈、垂盆草、土茯苓清热解毒；佐以决明子清肝明目，故能获效。

〔朱金凤　整理〕

后 记

《朱良春全集·医案选按卷》的编集工作，历经十余载，终于付梓。此刻，回顾编撰的艰辛历程，百感交集，心中既有欣慰，亦有无限感怀。

2014 年，已近期颐之年的朱老，应广大读者的企盼和中南大学出版社多次诚邀，决定出版《朱良春全集》。全书计划共 9 卷，其中《医案选按卷》老先生尤为重视，确定由我和南通市中医院高想主任、吴坚主任负责牵头，着手广泛搜集朱老医案。2015 年 12 月 13 日，朱老溘然长逝，我们强抑悲痛，更加坚定地要将医案卷完美呈现出来，以不负朱老重托。

按既定计划，由高想主任负责搜集医案、制定编写方案、书写体例，对所选定的医案进行初步整理，统一格式，并邀请部分门人共襄其事。2016 年 10 月 2 日，高想主任正式建群，发布写作规划，参与编写者基本都是国家认定的朱老的学术继承人，少数为再传弟子。

这十余年，是一场与先贤的对话，是一次对中医学术的潜修，更是一段传承与创新的精神跋涉。我们遇到了许多困难和挑战，资料的搜集和整理工作烦琐而艰巨。我们花费了大量时间和精力，通过各种渠道努力寻找与补充资料，确保医案的完整性与准确性。参加撰写的门人都在临床一线工作，只能利用业余时间写作，加之三年疫情，医务人员的工作压力和精神压力很大。特别是对医案进行解读和分析部分，准确把握朱老的学术思想和临床经验更为关键和重要。大家认真查找资料，进行推敲与研讨。朱步先师兄受朱老重托担任主审，他身在英国，医务繁忙，所有按语均亲笔手改审订，再由夫人丁泽婉老师将修改稿拍摄后通过电子邮件传送给我们，修改过程可谓殚精竭虑。他严谨求实，一丝不苟，对存在的问题直言不讳，切中肯綮。其见解之精辟，令人叹服，师弟妹获益良多。中南大学出版社张碧金编审认真负责，多方协调；对排版格式、术语用词、药物名称、化验单位的规范化做了大量工作，付出了常人难以承受的艰辛。以朱剑萍为首的南通良春中医药临床研究所门诊部的弟子门人也默默作出了诸多奉献。

全卷经多次磨合重修，几易其稿，质量不断提高。由初稿的 16 章 109 门 411 例医案，精选、补充为现在的 13 章 83 门 269 例医案，涉及内、外、妇、皮肤、肿瘤等科。在目录编排上我们以传统的中医病名分类，但又结合现代医学的诊断，贯穿章朱学派宗师章次公先生积极倡导的"双重诊断，一重治疗"的诊疗思想，契合传承开创者朱老提出的"辨证与辨病相结合"的学术主张，均在中医病名后，明确标出核心病机，使读者一目了然。我们所选的医案主要来自南通市中医医院、南通市良春中医药临床研究所门诊部、南通市良春中医医院朱老的子女、门人跟随朱老临床门诊时收录存档的，以及朱老早年的学生提供的医案。经过广泛搜集，精心筛选，达到基本完整，症状、辨证、方药、疗效的评判齐全。这些医案示人以法，告诉读者朱老是"怎样"做的。每案撰写的按语回答了朱老"为什么"如此诊治，将朱老辨证的关键、用药的精妙之处一一呈现，包括鉴别诊断、同中之异等内容，争取每案都有亮点，给人启示。

需要说明的是，因各种原因，本书所选案例以朱老晚年门诊病案为主，20 世纪 60—90 年代共计 99 例（60 年代 3 例，70 年代 36 例，80 年代 35 例，90 年代 25 例），2000 年以后共计 170 例，正如孟庆云教授所说，搜集面还比较窄，有待以后继续挖掘。因朱老晚年就诊患者太多，20 世纪 90 年代后期及 2000 年以后的医案多由朱老的学术继承人所写，但经朱老复验认同，理法方药都由朱老亲撰。

如今，这部凝聚了无数心血的著作终于问世。它不仅是一部展现朱老医道精髓的临床典籍，也是一部具有重要学术价值的中医教学、临床、科研参考资料。通过这些医案，我们得以窥见朱老在中医理论与临床实践中所展现的崇高医德、深厚学养和高超医术。我们完成了朱老"经验不保守，知识不带走"、将一切奉献于社会的夙愿，也为章朱学派的传承与中医药事业的创新发展作出了应有的贡献。

值此付梓之际，我们深知，这一切都离不开诸多前辈的指导，各位弟子、门人及支持者的同心协力，矢志不懈。我们感恩国医大师施杞亲赐墨宝，感恩中国中医科学院中医基础理论研究所首席研究员孟庆云、著名中医学者朱步先在百忙中赐序。谨向所有为本书付出无私努力的同仁、学界前辈以及家属表达最诚挚的谢意！

　　本书疏漏之处，敬请读者批评指正。

朱建华

2025 年 2 月于南通

附录 本书缩写英汉对照索引

为了方便读者对本书医案中检验等缩略语的查找，特编写此索引。索引按缩写、英文名称、中文名称及参考值编排。因本书很多是 20 世纪 80 年代以前的医案，其参考正常值多用当时的旧制惯用单位而非国家法定计量单位，因此对常用检验分别标明旧制和法定单位，为便于对接国家法定计量单位的转换，本索引对部分常用项目增列了换算因子，以备临床急需，凡未标明者则为现代参考范围。众所周知，医学检验是一个涉及多学科且随着科学技术的不断发展而变化的复杂的系统工程，加之不同医疗机构采用的检测手段不同，实际生活中不同医疗机构出具的化验单参考值可能会有一定的差异，导致具体的正常值上限范围因实验室和个体差异也会略有不同。故本索引仅供参考，具体参考值请根据读者所在医院检测结果结合病情较为准确地做出合理的医学决策。本索引以全国名医中日友好医院史载祥、黄柳华教授主编的《经方治验百案》（北京：人民卫生出版社，2021 年）和湘雅医学院第二附属医院博士研究生导师廖二元主任医师、魏启幼主编的《最新临床检验手册》（长沙：湖南科学技术出版社，1993 年）为蓝本，同时参考有关书籍和互联网，虽经认真对照取舍，难免选择不当和誊抄造成差错，敬请读者批评指正，以便重印时改正，至感至谢！

附表 本书缩写英汉对照表

缩写	英文名称	中文名称	参考值	换算因子
2hPG	two-hour postprandial plasma glucose	餐后 2 小时血糖	5.0～7.8 mmol/L	—
抗 SSA 抗体	anti-sjogren syndrome A antibody	针对耐 RNA 酶胞浆蛋白的自身抗体	阴性	—
A/G	albumin/globulin ratio	清蛋白/球蛋白比值	1.5～2.5	—
ADA	anti-drug antibodies	腺苷脱氨酶	0～200 U/L	—

续附表

缩写	英文名称	中文名称	参考值	换算因子
Adr	adrenaline	肾上腺素	旧制：<88 pg/mL 法定：<480 pmol/L	5.46/ 0.183
AFP	alpha-fetoprotein	甲胎蛋白	<25 μg/L	—
AKP （或 ALP）	alkaline phosphatase	碱性磷酸酶	旧制：32～92 U/L 法定：0.5～1.53 μmol/L	0.167/60
ALB	albumin	白蛋白	旧制：4.0～5.5 g/dL 法定：40～55 g/L	10/0.1
ALT	alanine aminotransferase	丙氨酸氨基转移酶（旧称谷丙转氨酶）	0～40 U/L	
ANCA	anti-neutrophil cytoplasmic anti-body	抗中性粒细胞胞质抗体	阴性	—
ANP	atrial natriuretic peptide	利钠肽，又称心房利钠肽、心钠素	—	—
Apo A I	apolipoprotein A I	载脂蛋白 A I	1.2～1.6 g/L	—
Apo B	apolipoprotein B	载脂蛋白 B	0.8～1.62 g/L	—
APTT	activated partial thromboplastin time	活化部分凝血活酶时间	31～43 s	—
ASO	anti-streptolysin "O"	抗链球菌溶血素 "O" 试验	< 200 IU/L	—
AST	aspartate amino transferase	天冬氨酸氨基转移酶（俗称谷草转氨酶）	<40 U/L	—

续附表

缩写	英文名称	中文名称	参考值	换算因子
BNP	brain natriuretic peptide	脑钠肽	< 100 pg/mL	—
BUN	blood urea nitrogen	血尿素氮	旧制：9～17 mg/dL 法定：3.2～7.1 mmol/L 尿素氮为 21.4 mmol/L（60 mg/dL）即为尿毒症诊断指标之一	0.357/ 2.801
CA	catecholamines	儿茶酚胺及其代谢物	—	—
CA125	carbohydrate antigen 125	肿瘤标志物，糖类抗原 125	0～35 U/mL	—
CA153	carbohydrate antigen 153	肿瘤标志物，糖类抗原 153	<28 U/mL	—
CA199	carbohydrate antigen 199	肿瘤标志物，糖类抗原 199	0～35 U/mL	—
CA50	carbohydrate antigen 50	肿瘤标志物，糖类抗原 50	<28 U/mL	—
CA724	carbohydrate antigen 724	肿瘤标志物，糖类抗原 724	0～6.9 U/mL	—
CEA	carcinoembryonic antigen	癌胚抗原	≤5.0 μg/L	—

续附表

缩写	英文名称	中文名称	参考值	换算因子
CHE（或 CHOE）	cholinesterase	胆碱酯酶	（1）酶速率法（37 ℃）：4 300～10 500 U/L。 （2）试纸法：38～80 U/mL。 （3）比色法：血清：130～310 U/mL，全血：8～120 U/mL。 （注：具体参考值请根据各实验室而定。）	—
CHOL	cholesterol	胆固醇	3～5.2 mmol/L	—
CK	creatine kinase	肌酸激酶	18.0～198.0 U/L 50～310 U/L 26～200 U/L	—
CO₂CP	carbondioxide combining power	二氧化碳结合力	23—31 mmol/L	—
Cr	creatinine ratio	肌酐	旧制:男：0.9～1.50 mg/dL；女：0.80～1.20 mg/dL 法定:男:79.6～132.6 μmol/L；女:70.7～106.1 μmol/L	88.4/0.0 113
CRP	C-reactive protein	C反应蛋白	＜10 mg/L	—
CYFRA21－1	cytokeratin 19 fragment	细胞角质蛋白 19 片段抗原 21－1	＜3.3 ng/mL	—
DA	dopamine	多巴胺	旧制：＞136 pg/mL 法定：＜888 pmol/L	6.53/0.153
DBIL	direct bilirubin	直接胆红素（也称结合胆红素）	0～6.8 μmol/L	—
DS-DNA	double-stranded DNA	双链核糖核酸	阴性	—
ENA	extractable nuclear antigen	抗可溶性抗原	阴性	—

续附表

缩写	英文名称	中文名称	参考值	换算因子
ESR	erythrocyte sedimentation Rate	红细胞沉降率（简称血沉）	男：<15 mm/h； 女：<20 mm/h	—
FBG	fasting blood glucose	空腹血糖	3.9～6.1 mmol/L	—
FDG	fluorodeoxyglucose	氟代脱氧葡萄糖	—	—
FIB	fibrinogen	纤维蛋白原	2～4 g/L	—
FT3	free triiodothyronine	游离三碘甲腺原氨酸	3.1～9.1 pmol/L	—
FT4	free thyroxine	游离甲状腺素	10.3～25.7 pmol/L	—
GGT	gamma-glutamyl transferase	γ-谷氨酰转肽酶	男：11～50 U/L 女：7～32 U/L	5.0
GLB	globulin	球蛋白	旧制：2.0～2.9 g/dL 法定：20～29 g/L	10/0.1
GLU	glucose	血糖	3.9～6.1 mmol/L	—
HBV-DNA	hepatitis B virus deoxyribonucleic acid	乙型肝炎病毒的脱氧核糖核酸	<100 IU/mL	—
HGB（或 Hb）	hemoglobin	血红蛋白	男：旧制：12.0～16.5 g/dL 法定：120～165 g/L 新生儿：180～190 g/L 儿童：120～140 g 女：旧制：11.0～15.0 g/dL 法定：110～150 g/L	10/0.1
IBIL	indirect bilirubin	间接胆红素	旧制：0.1～0.8 mg/dL 法定：1.7～18.7 μmol/L	1.71/0.058
IFG	impaired fasting glucose	空腹血糖受损	6.1～7.0 mmol/L	—

缩写	英文名称	中文名称	参考值	换算因子
LDH	lactate dehydrogenase	乳酸脱氢酶	≤252 U/L	—
LDL-C	low density lipoprotein cholesterol	低密度脂蛋白胆固醇	旧制：65～175 mg/dL 法定：1.68～4.53 mmol/L	0.026/ 38.5
Lmp	last menstrual period	末次月经	—	—
MRI	magnetic resonance imaging	磁共振成像	—	—
NE	norepinephrine	去甲肾上腺素	旧制：104～548 pg/mL 法定：615～3 240 pmol/L	5.91/ 0.169
NPN	nonprotein nitrogen	非蛋白氮	旧制：20.0～35.0 mg/dL 法定：14.3～25 mmol/L	0.714
NSE	neuron-specific enolase	神经元特异性烯醇化酶	16 μg/L	—
PCR	polymerase chain reaction	多聚酶链技术	—	—
PET/CT	positron emission tomography/computed tomography	正电子发射断层显像／计算机断层摄影术	—	—
PLT	blood platelet	血小板计数；血小板数目	(125～350)×10^9/L	—
PSA	prostate specific antigen	前列腺特异性抗原	<4.0 ng/mL	—
PT	prothrombin time	凝血酶原时间	11～15 s	—
PTB	pulmonary tuberculosis	肺结核	疾病名	—

续附表

缩写	英文名称	中文名称	参考值	换算因子
PTH	parathyroid hormone	甲状旁腺激素	12～88 pg/mL	—
RBC	red blood cell	红细胞（旧称：红血球）	男：(4.0～5.5)×10¹² 个/L 女：(3.5～5.0)×10¹² 个/L 新生儿：(6.0～7.0)×10¹² 个/L	—
RF	rheumatoid factor	类风湿因子	<20 U/L	—
RLS	restless legs syndrome	不宁腿综合征	—	—
TBA	total bile acid	总胆汁酸	旧制:空腹 0.3～2.3 μg/mL 　　　餐后 1 h1.8～3.2 μg/mL 法定:空腹 0.74～5.64 μmol/L 　　　餐后 4.41～7.84 μmol/L	—
TBIL	total bilirubin	总胆红素	旧制：0.1/1.0 mg/dL 法定：1.7/17.1 μmol/L	17.1/ 0.058
TC	total cholesterol	总胆固醇	旧制：110/230 mg/dL 法定：2.9/6.0 mmol/L	0.026/ 38.5
TG	triglyceride	甘油三酯	旧制：20～110/mg/dL 法定：0.2～1.2 mmol/L	0.011/ 90.91
TP	total rotein	总蛋白	旧制：6.0～8.5 g/dL 法定：60～87 g/L	10/0.1
TSGF	tumor supplied group of factors	恶性肿瘤相关物质群（肿瘤特异性生长因子）	<64 U/mL	—
TSH	thyroid stimulating hormone	促甲状腺激素	男：0.3～4.5 mIU/L 女：0.4～5.0 mIU/L	—
TTT	thymol turbidity test	麝香草酚浊度试验	已淘汰	—

缩写	英文名称	中文名称	参考值	换算因子
UA	uric acid	血尿酸	旧制：男：2.5～7.0； 女：1.5～6.0 法定：男：150～416 $\mu mol/L$； 女：89～357 $\mu mol/L$	59.5/ 0.0 168
WBC	white blood cell	白细胞（曾称白血球）	$(5～9)\times10^9/L$ 其中中性粒细胞占 0.50～0.70， 嗜酸性粒细胞占 0.005～0.05， 嗜碱性粒细胞占 0.005～0.01， 单核细胞占 0.03～0.08， 淋巴细胞占 0.20～0.40	—
ZNTT	zine sulfate tur-bidity	硫酸锌浊度试验	已淘汰	—

362

图书在版编目（CIP）数据

国医大师朱良春全集. 医案选按卷／朱良春等编著. --长沙：中南大学出版社，2025.8. --ISBN 978-7-5487-6389-5

Ⅰ. R2；R249.7

中国国家版本馆 CIP 数据核字第 202593TM77 号

国医大师朱良春全集
医案选按卷
GUOYI DASHI ZHULIANGCHUN QUANJI
YIAN XUANAN JUAN

朱良春 等 编著

□出 版 人	林绵优	
□责任编辑	张碧金	
□责任印制	李月腾	
□出版发行	中南大学出版社	
	社址：长沙市麓山南路	邮编：410083
	发行科电话：0731-88876770	传真：0731-88710482
□印　　装	湖南省众鑫印务有限公司	

□开　　本	710 mm×1000 mm 1/16	□印张 25	□字数 382 千字
□版　　次	2025 年 8 月第 1 版	□印次 2025 年 8 月第 1 次印刷	
□书　　号	ISBN 978-7-5487-6389-5		
□定　　价	98.00 元		

图书出现印装问题，请与经销商调换